山东大学药学院院志

（2011–2021）

《山东大学药学院院志》编委会 编

山东大学出版社

SHANDONG UNIVERSITY PRESS

·济南·

图书在版编目（CIP）数据

山东大学药学院院志.2011-2021/《山东大学药学院院志》编委会编.—济南：山东大学出版社，2021.10

ISBN 978-7-5607-7190-8

Ⅰ.①山… Ⅱ.①山… Ⅲ.①山东大学药学院-概况-2011-2021 Ⅳ.①R-40

中国版本图书馆 CIP 数据核字（2021）第 223979 号

策划编辑　张韶明
责任编辑　李昭辉
封面设计　王秋忆

出版发行　山东大学出版社
社　　址　山东省济南市山大南路 20 号
邮政编码　250100
发行热线　（0531）88363008
经　　销　新华书店
印　　刷　东港股份有限公司
规　　格　787 毫米×1092 毫米　1/16
　　　　　21.25 印张　334 千字
版　　次　2021 年 11 月第 1 版
印　　次　2021 年 11 月第 1 次印刷
定　　价　98.00 元

前　言

　　《山东大学药学院院志（2011–2021）》编于山东大学药学院复建 50 周年之际，前起自 2011 年 7 月，后至 2021 年 7 月，为《山东大学药学院院志（1920–2011）》之续编。

　　本院志遵循编修前作的基本原则和惯例，以事实和资料为依据，去粗存精，由远及近，详略得当，力求做到资料真实全面，内容客观科学。本院志遵循了前作之体例和语言风格，以年纪事，采用章节体，先分类概括为章，后归类分述为节；横排门类，纵写史实，以时间为经，以事件为纬；根据内容和形式的要求，分别采用记、图、表等，以志为主，叙述了山东大学药学院 2011 年 7 月至 2021 年 7 月的沿革发展，图表作为补充，还列有人物传记等。院志中的数据以档案室所存资料和当事科室提供的资料为准，资料散佚不全的以当事人口述为准；统计表格中的数据以各科室的统计为准，统计不全面的截取 1 年或某个时间段内的统计资料，数据不很精确的予以说明。

　　弦歌不辍，薪火相传。2011 年 7 月至 2021 年 7 月的 10 年是山东大学药学院注重内涵式发展，全面提升综合办学水平，扎实落实"立德树人"根本任务并取得重大突破，强力蓄能的 10 年。经过一代代药学人同心协力地不懈奋斗，山大药学学科的综合实力已跻身于国内同类院校先进行列，并在多个领域处于世界领先地位，国际排名也在稳步提升，海内外学术地位和影响力不断增强。

　　本院志共分十二章，分别从发展概况、行政机构、师资队伍、人才培养、继续教育、科学研究、学科与平台建设、党群组织等多个方面补续了山东大学药学院近 10 年来的发展历程，极力展现了近 10 年来药学院科学发展、和谐发展、内涵发展和快速发展的发展脉络及时代成果，体现了山大药学学科的发展特色，力求达到"存史、资治、教化"和推动药学院向更高层次发展的目的。

承赖前驱奠定基业，继往开来再展宏图。院志记录的发展成就既是我们向为之付出努力和心血的全体药学人及长期以来关心、支持药学院发展的社会各界人士所交出的一份总结汇报；又是学院站在建党百年、建校百廿和学院复建半个世纪的历史交汇点上，向党和学校的教育事业交出的一份工作答卷；更是学院面向未来，面向第二个百年奋斗目标，面向"十四五"乘势而上、迈向新阶段、奋进新征程的壮志宣言。未来，山东大学药学院将继续凝聚四海八方之援力，博集百家万众之智长，担承起"强院兴校""强校兴国"的历史使命，始终把学院的发展与学校和国家教育事业的发展紧密联系在一起，抢抓战略机遇，将药学院推向更高、更快、更好发展的新阶段。

最后，祝愿药学院的发展事业蒸蒸日上！

《山东大学药学院院志》编委会主任

娄红祥

2021 年 7 月于济南

目　录

第一章　药学院发展概况

经过 10 年的发展，山东大学药学院的综合实力已跻身于国内同类院校的先进行列，在国内外的影响力也日益凸显。学院的各项管理制度正不断趋于完善，各项事业蓬勃发展。在全国第四轮学科评估中，学院的药学学科入选 A 类学科，药理学与毒理学进入 ESI 全球排名前 1‰，学科影响力逐年稳步上升，逐渐形成了天然药物、合成药物和生物药物等特色鲜明的研究方向，实现了从以研究所、教研室为单位的科研组织模式向现代化学术团队制度（PI 制）的转变，科研工作步入了跨越式高速发展阶段，承担国家重大、重点科研项目的能力及服务地方区域经济发展的能力显著增强。学院的人才培养工作取得了突飞猛进的发展，确定了致力于培养"懂医精药，善研善成"的最优秀本科生和最具创造力研究生的目标，形成了完整的本、硕、博药学人才培养体系，药学专业入选国家第一类特色专业和国家级一流本科专业建设点，研究生教育从以学术型为主逐渐发展为学术型与专业型研究生教育协同发展，创新创业人才培养改革、校企联合培养模式在全国也具有示范性意义。现将山东大学药学院最近 10 年的发展情况概述如下。

2011 年

2011 年，山东大学药学院药剂学专业被山东省教育厅批准为省级重点学科，张娜教授获得 2011 年"山东大学教学名师"称号；获批天然产物化学生物学教育部创新团队一支。

修订完成了药学、制药工程、临床药学三个专业的 2011 年版本科专业培养

1

方案。

新增烟台正方制药有限公司为"山东大学药学院实习基地"，新增青岛市市立医院为"山东大学药学院临床药学实习基地"。

制药工程领域工程硕士获"全国工程硕士研究生教育特色工程领域"荣誉称号，制药工程领域工程博士点正式获批。学院的博士学位论文首次获得"山东省优秀博士学位论文"称号。学院成为教育部全国药学专业学位研究生教育指导委员会首批成员单位。

完成了2011年耗资140万元的教学实验室建设任务。签署了山东大学－淄博生物医药研究院建设协议，组织了山东大学－淄博生物医药研究院的实验室规划和装修工作。组织申报了教育部天然产物化学生物学重点实验室。组织了山东省"十二五"重点建设学科和实验室的申报。药物化学、微生物与生化药学、药理学、药剂学四个重点学科和药物分子设计与创新药物研究重点实验室全部通过批准并开始建设。

筹建了 *Medicinal Research Reviews* 中国编辑部并举行了挂牌仪式，同时邀请国内外专家举办了药学论坛学术会议；与日本东京大学联合创刊的 *Drug Discovery &Therapeutics*（DDT）和 *BioScience Trends*（BST）两个刊物在山东大学药学院举行了挂牌仪式和学术活动，其中BST在2010年进入SCI收录期刊。

组织召开了2011年全国临床药学教育研讨会。7月，山东大学药学院－Tripos计算机辅助药物设计联合实验室举办了全国培训学习班。9月，协助中国药理学会成功举办了第十五届中国药理学会全国学术大会。10月，成功举办了第十二届全国肿瘤生物治疗学术会议，并获得了2013年全国药物化学学术会议的主办权。

与山东省药检所、宁夏医科大学药学院（山东大学对口合作单位）、淄博新达制药有限公司、烟台正方制药有限公司、淄博世博金都药业有限公司共5家企事业单位签署了全面合作协议。

成功举办了山东大学药学院建院91周年暨重建40周年庆典活动，赢得了社会各界的广泛赞誉。

2012 年

2012 年，李士雪任药学院党委书记，王凤山任药学院院长，刘新泳、方浩、张建、张娜任药学院副院长，刘丽娟任药学院办公室主任。

新增烟台毓璜顶医院为"山东大学药学院临床药学实习基地"。

重新修改了博士、硕士、专业学位 5 个培养类别不同专业的培养方案。对博士的培养年限和毕业学术成果要求进行了修改，规定了对专业学位研究生在专业实践环节的具体要求。

首次承办了山东大学优秀大学生夏令营项目，择优录取了 17 名来自"211 工程"高校的优秀大学生参加了夏令营活动。

成立了山东大学 – 淄博生物医药研究院理事会，组织了山东大学 – 淄博生物医药研究院的实验室规划、装修和仪器招标等建设工作。

10 月 23 日，澳大利亚南澳大学外事副校长奈杰尔·雷尔夫（Nigel Relph）率团再次来访，并举行了专题研讨会，签署了校际合作备忘录。根据备忘录，双方将共建联合健康研究中心，在合作科研和联合培养博士生方面进行合作。与烟台高新区的相关企业、淄博世博金都药业有限公司等 5 家企业签署了全面合作协议。

研究制定了《药学院关于落实中央"八项规定"，进一步改进工作作风有关规定》，并严格遵照执行。

方浩教授获"2012 年教育部新世纪优秀人才"称号，张娜教授被评为 2012 年山东大学优秀教师，王凤山教授被评为 2012 年度第四届山东大学"我心目中的好导师"，刘新泳教授获"优秀研究生导师"称号；娄红祥、徐文方、邵伟三人入选教育部国家精品开放课程专家库。

2013 年

2013 年，药学院党委书记李士雪教授调离学院，马宏峰担任药学院党委副书记，分管学生工作。

学院聘请齐都药业、辰欣药业和新华制药 3 个实习基地的 9 名不同药品生产岗位上的专业技术人员担任制药工程专业学生的实习指导教师。

张娜获得首届全国高校微课教学比赛优秀奖及首届山东省高等学校教师微课比赛一等奖，郭秀丽、向兰获得首届山东省高等学校教师微课比赛二等奖。

学院完成了药学硕士专业学位、制药工程领域工程硕士专业学位研究生的培养方案修订工作；组织了 5 门研究生全英语课程的首轮教学工作，顺利完成了研究生全英文课程体系建设项目的预期任务；经山东大学研究生院批准，在山东省淄博市食品药品检验所设立了首个山东大学药学院专业学位研究生工作站。

学院首次主办了研究生学术讲坛立项活动，聘请国内外知名专家为 102 名一年级研究生开展了学术前沿讲座。

11 月 10 日，全国执业药师能力与学历提升计划项目管理委员会在山东大学成立，并签署了 2014～2017 年合作协议。10 月，顺利通过了山东省教育厅成人高等教育药学品牌专业建设验收。继续教育课程"药物分析"获全国第十三届多媒体课件大赛一等奖。药学院 10 位教师被聘为国家执业药师工作专家。

山东省药物发现与化学生物学重点实验室、天然产物化学生物学教育部科技创新团队、山东省新药创制协同创新中心获准建设立项。山东大学和澳大利亚南澳大学联合共建的中澳健康科学研究中心揭牌成立。

4 月，在淄博高新区山东大学－淄博生物医药研究院组织召开了 2013 年药学院教学研讨会。11 月，成功举办了由中国药学会药物化学专业委员会和英国皇家化学会主办的 2013 年全国药物化学学术会议暨第四届中英药物化学学术会议。12 月，承办了国家自然科学基金委员会医学科学部七处（药物学和药理学）主办的 2013 年中国天然药物基础研究前沿论坛会议。

2014 年

2014 年，学院制定了《药学院领导班子党的群众路线教育实践活动整改方案》《药学院关于在党的群众路线教育实践活动中开展"四风"方面突出问题的专项整治工作方案》《药学院党的群众路线教育实践活动制度建设计划》。

因停办临床医学（七年制），故学院临床医学（药学方向，七年制）即七年制临床药学专业停办。

颁布实行了《山东大学药学院关于加强研究生学术规范的具体落实办法》，首次实行了答辩研究生科研原始实验记录审核制度。实行了研究生教育收费制度改革，学院 2014 级博士生实行博士研究生导师科研津贴发放新办法。

设立了瑞康优秀生源奖学金，新增了山东瑞康医药院级实践教学基地。

编制印刷了《山东大学药学院教学管理文件汇编》（2014 年版），制定实施了《山东大学药学院教学维持费使用规定》，使学院本科教学维持费的使用做到了有章可依。

学院的《优秀执业药师能力提升 e 计划》被列入教育部远程教育计划。学院开展的网络教育获得第七届山东省高等教育教学成果奖二等奖。"药物化学"与"分析化学"入选首批山东省成人高等教育精品资源共享课程。

6 月，成功举办了主题为"化学生物学与新药发现"的第十届中美华人化学家会议。11 月，成功举办了国家自然科学基金委"基于化学小分子探针的信号转导过程研究"重大研究计划 2014 年度学术交流会。11 月，成功举办了第一届中澳健康科学研究中心研讨会。

2015 年

2015 年，学院完成了药学学科"十三五"规划，药学学科被确定为"山东大学学科高峰计划"特色学科。

临床药学（五年制）本科专业被教育部批准自 2015 年开始招生。

学院与山东大学附属千佛山医院开展合作，在医院药学部设立了临床药学双聘岗位，实现了院内教师在临床医院的岗位双聘管理模式。

为加强青年教师人才梯队建设，设立了"药学院青年学者培育基金"。

承办了"海峡两岸四地免疫学研讨会"；举办了国家重点实验室第一届学术委

员会第二次会议；举办了第二届中澳健康科学研究中心联合论坛；参加了"山东省－南澳州合作发展论坛"，签署了中澳细胞治疗协同创新中心合作备忘录和"3.5＋0.5＋1.5"药学专业本硕连读项目协议。

2016 年

2016 年，刘新泳教授任院长，张建教授、张娜教授任副院长；陈鑫任学院党委书记，张慧、马宏峰任副书记；刘丽娟任院办公室主任，王小宁任院长助理。

山东大学"学科高峰计划"药学特色学科重点建设计划开始实施。"天然产物化学生物学教育部重点实验室"建设项目顺利通过了教育部验收。

成功举办了第三届中澳健康科学研究中心研讨会。接待了日本富山大学代表团来访。邀请近20名国外专家来院进行学术交流。流动岗特聘教授、美国西新英格兰大学孙树森副教授来校为本科生授课，获山东大学2016年暑期学校优秀项目。

成功组织了首届"齐鲁青年科技论坛"活动。李敏勇教授、赵维教授入选山东省"泰山学者"青年计划，李敏勇教授入选山东大学"齐鲁（仲英）青年学者"。学院为入选各类人才项目的教师提供配套科研经费，加强对青年教师的培养及队伍建设。

学院推进实施药学本科人才"三段式"培养模式，完成了学院教学指导委员会的换届工作，聘任教学医院药学专家为临床药学专业建设特聘专家和临床药学系副主任。参与了山东大学教育教学综合改革立项重点项目"医学类国际化拔尖创新人才培养试验计划"，设立了9项院级青年教师教研课题。完成了硕士、博士研究生培养方案的修订工作，完成了教育部学位中心开展的第四轮学科评估工作。

出版了网络教育本科教材一部（《药物治疗学》），3门课程获评山东大学齐鲁医学部2016年"精品培训课程"。

马宏峰获"山东省社会实践优秀指导教师"称号，学院被评为学校党风廉政建设责任制考核优秀单位、工会工作先进集体、本科学生思政教育与管理工作先进单位、学生资助工作先进集体、学生就业工作先进单位、国有资产清查工作先进单位、人口与计划生育工作先进单位。

2017 年

2017 年，学院审议通过了《药学院岗位业绩考核管理办法（2017 版）》《药学院突出贡献奖励基金暂行管理办法》《药学院药物生物学功能研究实验共享平台建设可行性分析报告》《药学院安全管理办法》《山东大学药学院学科自主专项经费使用管理暂行规定》等文件。

药学学科在全国第四次学科评估中获评药学一级学科（A－），并被纳入学校一流学科群建设规划。药物制剂与释药系统山东省高校重点实验室获得立项。

5 月，承办了"适应'健康中国'战略的药学类专业设置与教学改革研讨会"。9 月，承办了第二届"富山/亚非"创新药物研究学术研讨会。

9 月，药学院召开实验室安全工作会议，院长刘新泳与安全管理责任人现场签订了安全管理责任书。

9 月，美国辛辛那提大学詹姆斯·温克尔（James L. Winkle）药学院院长尼尔·麦金农（Neil MacKinnon）一行访问药学院，签署了院际合作备忘录，在教师互访、学生联合培养、科研等方面进行合作。11 月，学院师生 12 人赴南澳大学参加了第四届中澳健康科学研究中心研讨会。8 项课题获得第四轮基金资助。

山东省药学科学院和千佛山医院研究生实践基地获批首批"全国药学专业学位研究生培养示范基地"。制定实施了《山东大学药学院专业学位研究生专业实践管理细则（试行）》。

完成了临床药学七年制培养转轨，推进了对"综合大实验"和毕业论文的课程管理改革。

学院积极推进班主任制度，推行优秀生源奖学金政策，建立了本科生德育素质评价、特长奖学金、制药工程专业奖学金、诚创奖（助）学金等管理制度；新增了修身课堂、育贤讲堂等主题教育活动。

学院获得了"山东省高校无偿献血志愿服务先进集体""驻济高校无偿献血工作先进集体""济南市红十字优秀志愿服务队""校十佳志愿服务组织""校学生思政教育先进单位""校资助工作先进集体""校学生就业工作先进单位""校职业规划大赛优秀组织单位"等荣誉称号。

2018 年

2018 年，王凤山教授、刘新泳教授、沈月毛教授、娄红祥教授被聘为山东大学特聘教授；"药物化学生物学创新团队"获评山东大学"攀登计划"创新团队。

编写了学院 2018～2025 年发展规划，新建了"药物生物学功能研究实验共享平台"，举办了"山东大学博士研究生高端学术讲坛"，聘请国内外专家进行了 12 场次的专题讲座。首次成功组织"药学院研究生学术论坛"，对优秀的论文和报告进行奖励。启动了"药学学科优秀大学生暑期夏令营"活动，并充分利用网络平台进行招生宣传。

顺利完成了教育部高等学校药学类专业教学指导委员会的药学专业认证。完善了 3 个本科专业的培养方案，获得了 2018 年度实习教学工作先进单位一等奖。

推出了"药物设计学""生物药剂学与药物动力学""工业药物分析""认识身边的药用植物""生活中的物理化学"5 门慕课课程。举办了药学院青年教师教学比赛，获得了 2018 年度山东大学青年教师教学比赛优秀组织奖。

聘请 6 名国外专家教授作为流动岗教授。组织赴澳门参加第五届亚洲药学院院长论坛。组织赴新加坡参加第十二届国际药学教育联盟年会。与日本广岛国际大学、韩国檀国大学签署了全面合作备忘录。

贯彻执行党政联席会议制度，成立了药学院实验室安全督导委员会。制定实施了《药学院关于加强本科生班主任工作实施办法（试行）》，完成了第一届班主任考核及续聘工作。

修订了《药学院岗位绩效考核实施办法》，补充了岗位职责考核、团队协作及突出贡献奖励内容，对岗位绩效实行多元化的考核与管理。制定实施了《药学院非事业编岗位考核办法》《药学院非事业编人员试用期满考核规定》。制定实施了《药学院教职工福利费使用办法》《山东大学药学院博士后研究人员出站考核规定》。

2019 年

2019 年，修订完善了《党委会议议事规则》《党政联席会议制度》，扎实推进"不忘初心、牢记使命"主题教育。

制定了《实验室安全责任事故认定和处罚细则》《实验室安全督导管理办法》等文件，建立了院领导定期巡查实验室的制度，举办了实验室安全微视频大赛，成立了研究生安全自管会。

成立了药学院发展战略咨询委员会，刘新泳获得"泰山学者特聘专家"称号。

作为牵头单位申报的生物与医药工程博士学位授权点获批。制药工程领域工程硕士学位授权点调整为生物与医药领域工程硕士学位授权点。

王海钠副教授在"全国高等学校药学类专业青年教师微课教学大赛"中获特等奖，张颖杰副教授、韩秋菊副教授、刘永军副教授获一等奖，林贵梅副教授获二等奖。王海钠副教授、张颖杰副教授、刘永军副教授在 2019 年全国药学院校教学学术研讨会暨高等学校药学专业青年教师教学能力大赛决赛中获特等奖，韩秋菊副教授获一等奖。

召开了本科教学指导委员会议，会议通过了《山东大学临床药学专业毕业实习大纲》《山东大学临床药学专业本科毕业论文（设计）大纲》。药学专业获评山东大学 2019 年优秀专业。刘新泳获聘山东省药学类专业教学指导委员会主任委员。

承办了教育部高等学校药学类专业教学指导委员会（大）药学专业教学指导分委员会第二次会议。承办了第十二届全国大学生药苑论坛。药学专业获批国家级一流专业建设点。主办了第六届中澳健康科学研究中心研讨会。

与鲁商集团合作共建山东大学药学科学院，与益康药业股份有限公司签订了全面合作协议。牵头与山东省药学科学院、齐都药业合作共建了山东省工研院新药创制协同创新中心。设立了达因优秀生源奖学金、则正研究生奖学金、诚创奖（助）学金。

2020 年

2020 年，王秋生任学院党委书记，王巍巍任副书记，方浩任药学院副院长，张海燕任药学院副处级组织员。

学院成立了疫情防控工作领导小组和工作小组，制定了《药学院疫情防控工作方案》，建立了工作网络，确保疫情防控无疏漏。制定了《药学院信息公开制度》《实验室安全责任事故认定和处罚细则》《实验室安全督导管理办法》等文件，以切实加强安全稳定工作。

顺利召开了党员大会，完成了党委换届选举。教师党支部全面落实"双带头人"党支部书记配备，学院搭建了 3 个"双带头人"教师党支部书记工作室。

药学学科入选山东省"高峰学科"。成立了山东大学医学发展委员会药学专班，制定了《山东大学药学学科发展改革工作方案》，建设了山东大学药物创新研究中心。山东省新药创制协同创新中心获评山东省示范协同创新中心。启动了山东大学药物创新研究院建设工作。

举办了 2020 年第三届全国药学院院长高峰论坛。承办了中国药学会药学教育专业委员会 2020 年全体委员会议暨新时期临床药学教育和创新药物人才培养研讨会，山东省药学会高等药学教育专业委员会成立预备会议、成立大会暨学术会议，2019～2022 年山东省药学类专业教学指导委员会第一次全体委员会议。承办了全国药学专业学位改革创新发展暨中国药学硕士专业学位教育 10 周年交流研讨会。

"药理学"和"天然药物化学"两门课程入选首批国家一流本科课程。齐都药业、山东省食品药品检验研究院入选"第二批全国药学专业学位研究生培养示范基地"。教学成果"行业企业与高校研究生联合培养实践基地的建设与实践"第一位完成人刘新泳教授、第二位完成人张建教授获评全国药学硕士第一届教学成果奖二等奖。

在实验室安装了网络远程监控系统，建立了实验室楼宇门禁人脸识别测温系统。完成了实验室安全责任书的签订工作，开始有序推进 6S 实验室规范化管理实施工作。

在 2020 年度 KPI 八项考核中，药学院在人才培养（研究生）、队伍建设、社会服务、国际合作、学生工作方面获得 5 个 A，在人才培养（本科）、学科建设、科学研究方面获得 3 个 B，为历史最好成绩，被学校评为优秀单位。

2021 年

2021 年，鞠建华任药学院院长，方浩任药学院常务副院长，李敏勇、王小宁、沈涛任药学院副院长，张春河任药学院副处级组织员。

制定了《山东大学药学院党政联席会议议事规则》《山东大学药学院党委会会议议事规则》《山东大学药学院博士后研究人员出站考核规定（2021 年修订）》《山东大学药学院关于加强本科学生班主任工作的实施办法》《山东大学药学院国有资产管理办法》《山东大学药学院招生复试专项劳务费发放管理办法（暂行）》《药学院继续教育教学支出管理办法》《药学院大型设备管理办法和收费标准》等文件。

学院对教师队伍管理模式进行了改革，推行学术团队（PI）新型科研管理形式，建立了 17 支学术团队，充分发挥了学术带头人在学科建设和队伍建设中的核心作用。

山东大学药品监管科学研究院作为非实体机构，挂靠药学院。与山东则正医药技术有限公司联合建立了校内非实体研究机构"山东大学则正医药儿童药物研发创新中心"，与山东大学齐鲁医院联合成立了非实体科研机构"山东大学临床药理研究所"。在鲁南制药等企业挂牌了药学院社会实践基地。

第二章　行政机构

第一节　行政机构沿革

药学院（系）历届行政领导如表2-1所示。

表2-1　药学院（系）历届行政领导一览表

校院（系）名称	时间	主任或院长	副主任或副院长	院长助理	备注
山东大学药学院	2007.12～2012.12	王凤山	邵　伟 刘新泳 方　浩	张　建	王凤山的任职时间从2007年12月开始，刘新泳、方浩的任职时间从2008年1月开始，张建的任职时间从2010年10月开始
	2012.12～2016.6	王凤山	刘新泳 方　浩 张　建 张　娜	—	张建、张娜的任职时间从2012年12月开始；王凤山于2015年7月调任山东大学齐鲁医学部副部长，2016年6月不再兼任院长；刘新泳的任职时间从2016年6月开始；方浩于2016年6月调任山东大学齐鲁医学部科研与国际交流处副处长
	2016.6～2021.5	刘新泳	张　建 张　娜 方　浩	王小宁 李敏勇 王海钠	王小宁的任职时间从2016年10月开始，李敏勇、王海钠的任职时间从2018年4月开始，方浩的任职时间从2020年7月开始
	2021.5～	鞠建华	方　浩 李敏勇 王小宁 沈　涛	王海钠	鞠建华的任职时间从2021年5月开始，方浩于2021年5月任常务副院长，李敏勇、王小宁、沈涛的任职时间从2021年5月开始

学院近 10 年的历届办公室主任如下：

2011 年 12 月~2012 年 12 月，帅翔任药学院办公室主任（副处级）。

2012 年 12 月~2019 年 1 月，刘丽娟任药学院办公室主任（副处级）。

2019 年 12 月~2020 年 9 月，周洪任药学院办公室主任（正科）。

2020 年 9 月至今，韩杰任药学院办公室主任（正科）。

药学院（系）历届办公室人员如表 2-2 所示。

表 2-2　药学院（系）历届办公室人员一览表

校院（系）名称	时间	主任	成员	备注
山东大学药学院	2011.12 ~ 2012.12	帅　翔	刘丽娟　周　洪　徐　东　张泰松　李　冬　郑　华　刘法磊　张嵩迎	张嵩迎于 2012 年 7 月来院担任本科生辅导员，刘丽娟于 2012 年 12 月任药学院办公室主任
	2012.12 ~ 2019.1	刘丽娟	周　洪　李　冬　徐　东　张泰松　郑　华　刘法磊　张嵩迎　封　达　周现民　李智贤	刘法磊 2014 年 7 月离职；郑华于 2016 年 7 月调山东大学齐鲁医学院研究生处工作；张泰松于 2016 年 7 月调山东大学齐鲁医学院教务处工作；徐东于 2017 年 12 月调山东大学齐鲁医学院科研与国际交流处工作；封达于 2017 年 7 月~2018 年 7 月担任本科生辅导员（保资）；周现民于 2018 年 7 月来院担任本科生辅导员；李智贤于 2018 年 7 月~2019 年 7 月担任本科生辅导员（保资）；张嵩迎于 2018 年 10 月调党委办公室、校长办公室工作
	2019.1 ~ 2019.12	无	周　洪　韩　杰　李　冬　周现民　李智贤　朱嘉铭	韩杰于 2019 年 4 月由齐鲁医学院办公室调入，担任研究生教务秘书；李智贤于 2019 年 7 月读研究生；朱嘉铭于 2019 年 7 月担任本科生辅导员（保资）；刘丽娟于 2019 年 12 月退休；周洪于 2019 年 12 月任药学院办公室副主任

续表

校院（系）名称	时间	主任	成员	备注
山东大学药学院	2019.12~2020.9	周洪	韩杰 李冬 曹一斐 周现民 董芹 苏子洋 刘晓燕 朱嘉铭 张诗迎	曹一斐于2019年12月由学科建设与发展规划部调入，担任党务秘书；朱嘉铭于2020年7月读研究生；韩杰于2020年9月任药学院办公室主任；周洪于2020年9月任药学院工会主席；董芹于2020年9月来院担任实验室安全管理员；苏子洋于2020年9月来院担任研究生教务秘书；刘晓燕于2020年9月来院担任本科生辅导员；张诗迎于2020年9月担任研究生辅导员（保资）
	2020.9~	韩杰	周洪 李冬 魏宏 周现民 刘晓燕 董芹 苏子洋 刘晓燕 张诗迎	曹一斐于2021年1月调护理与康复学院；魏宏于2021年1月由机械工程学院调入

第二节　学术委员会和学位委员会

学术委员会的职能是学术决策、学术评议、学术审议、学风维护和民主监督。学术委员会由学术造诣高、学风端正、坚持原则的教授或其他正高级专业技术人员组成。药学院2011~2021年历届学术委员会名单如表2-3所示。

表2-3　药学院2011~2021年历届学术委员会名单

届	主任委员	副主任委员	委员	秘书
第五届	沈月毛	—	娄红祥、刘新泳、王凤山、张建、徐文方、赵忠熙、向兰、王磊、郭秀丽、翟光喜	王小宁
第六届	娄红祥	刘新泳、沈月毛	方浩、郭秀丽、黄桂华、李敏勇、刘新泳、娄红祥、沈月毛、王凤山、向兰、臧恒昌、张娜、张建	王小宁
第七届	娄红祥	刘新泳、沈月毛	张娜、方浩、李敏勇、张彩、郭秀丽、向兰、臧恒昌、翟光喜、栾玉霞、邢杰	王小宁

药学院（系）学位评定分委员会人员情况如表2-4所示。

表2-4 药学院（系）学位评定分委员会人员情况

届	第十届	第十一届	第十二届	第十三届
文件信息	药学院调整 2013年4月	药学院调整 2016年9月	药学院调整 2018年5月	药学院调整 2021年6月
主席（主任委员）	王凤山	刘新泳	刘新泳	方 浩
副主席 （副主任委员）	刘新泳 赵忠熙	王凤山 张 建	娄红祥 张 建	娄红祥 张 建
委员	娄红祥 张 建 沈月毛 徐文方 向 兰 王 磊 郭秀丽 翟光喜	沈月毛 王凤山 张 娜 方 浩 李敏勇 王 磊 郭秀丽 向 兰 臧恒昌 黄桂华	沈月毛 王凤山 张 娜 方 浩 李敏勇 郭秀丽 向 兰 臧恒昌 黄桂华 赵 维	沈月毛 王凤山 张 娜 方 浩 李敏勇 郭秀丽 向 兰 臧恒昌 黄桂华 赵 维 鞠建华
秘书	方 浩	王小宁	王小宁	沈 涛

第三节 教学指导（督导）委员会

近10年教学指导委员会人员情况如表2-5所示。

表2-5 近10年教学指导委员会人员情况

年份 职务	2012年	2016年	2017年	2018年	2019年	2020年
主任委员	王凤山	刘新泳	刘新泳	刘新泳	刘新泳	刘新泳
副主任委员	张 娜 方 浩 张 建	张 娜	张 娜	张 娜	张 娜	张 娜

续表

职务＼年份	2012年	2016年	2017年	2018年	2019年	2020年
委员	王磊 向兰 孙隆儒 孟昭力 赵桂森 娄红祥 郭秀丽 黄桂华 崔慧斐 臧恒昌 翟光喜	王凤山 王磊 方浩 向兰 孙隆儒 张建 赵桂森 娄红祥 郭秀丽 黄桂华 崔慧斐 臧恒昌 翟光喜	王凤山 王海钠 方浩 向兰 孙隆儒 张建 赵桂森 娄红祥 郭秀丽 黄桂华 崔慧斐 臧恒昌 翟光喜	马宏峰 王凤山 王海钠 方浩 向兰 孙隆儒 张建 赵桂森 赵维 娄红祥 郭秀丽 黄桂华 崔慧斐 臧恒昌 翟光喜	马宏峰 王凤山 王海钠 王晓林 方浩 向兰 孙隆儒 张建 赵桂森 赵维 娄红祥 郭秀丽 黄桂华 崔慧斐 臧恒昌 翟光喜	王凤山 王秋生 王海钠 王巍巍 方浩 向兰 孙隆儒 张建 赵桂森 赵维 娄红祥 郭秀丽 黄桂华 崔慧斐 臧恒昌 翟光喜
秘书	张泰松	郎爱东	孙姣	李龙骁	李龙骁	李龙骁

近10年教学督导委员会人员情况如表2-6所示。

表2-6　近10年教学督导委员会人员情况

职务＼年份	2012年	2016年	2017年	2018年	2019年	2020年
主任委员	张娜	张娜	张娜	张娜	张娜	张娜
委员	王凤山 王磊 方浩 向兰 孙隆儒 刘新泳 张建 孟昭力 赵桂森 娄红祥 郭秀丽 黄桂华	王凤山 王磊 方浩 向兰 孙隆儒 刘新泳 张建 赵桂森 娄红祥 郭秀丽 黄桂华	王凤山 王海钠 方浩 向兰 孙隆儒 张建 赵桂森 赵维 娄红祥 郭秀丽 黄桂华	马宏峰 王凤山 王海钠 王唯红 方浩 刘新泳 向兰 孙隆儒 张建 李荀 邵伟 赵桂森 赵维	马宏峰 王凤山 王海钠 王唯红 方浩 刘新泳 向兰 孙隆儒 张建 邵伟 赵桂森 赵维	王凤山 王海钠 王巍巍 王唯红 方浩 刘新泳 向兰 孙隆儒 张建 邵伟 赵桂森 赵维

职务　　年份	2012 年	2016 年	2017 年	2018 年	2019 年	2020 年
委员	崔慧斐 臧恒昌	崔慧斐 臧恒昌	崔慧斐 臧恒昌	娄红祥 郭秀丽 黄桂华 崔慧斐 韩秀珍 臧恒昌 翟光喜	娄红祥 郭秀丽 黄桂华 崔慧斐 韩秀珍 臧恒昌 翟光喜	娄红祥 郭秀丽 黄桂华 崔慧斐 韩秀珍 臧恒昌 翟光喜
秘书	张泰松	郎爱东	孙　姣	李龙骁	李龙骁	李龙骁

第二章　行政机构

第三章　师资队伍建设

第一节　教职工队伍概况

2011年以来，药学院教职工人数实现了一定的增长，教授和副教授数量得到了较大提升。截至2021年6月30日，全院共有教职工113人，其中专任教师76人，实验技术人员24人，管理人员13人，教授、副教授比例占总人数的61%。专任教师中，具有博士学位的占97.4%，每位专业学术带头人均具有海外学习经历。2011~2021年药学院教职工情况统计如表3-1所示。

表3-1　2011~2021年药学院教职工情况统计一览表

年份	教职工总人数	专任教师					实验技术人员					管理人员
		合计	教授	副教授	讲师	助教	合计	应用研究员	高级实验师	实验师	助理实验师	
2011	91	59	30	19	9	1	22	3	14	5	0	10
2012	93	60	30	19	10	1	21	2	13	6	0	12
2013	94	60	29	19	11	1	22	2	14	6	2	12
2014	94	61	30	19	11	1	22	3	13	6	0	11
2015	91	60	28	19	12	1	22	3	12	6	1	9
2016	85	56	25	22	9	0	22	3	12	6	1	7
2017	87	57	27	22	8	0	22	4	11	5	2	8
2018	92	61	32	23	6	0	23	4	11	6	2	8
2019	102	69	38	24	7	0	23	4	10	6	3	10
2020	111	74	41	26	7	0	24	4	10	6	4	13
2021	113	76	45	24	7	0	24	4	11	7	2	13

第二节　师资培养与结构比例

近 10 年来，学院紧紧围绕学科发展和高素质学生培养，将"外引"与"内培"相结合，建设了一支结构合理、梯次清晰、素质优良的教师队伍，并通过开展思想政治教育、青年教师托举沙龙、导师培训会、教师经验交流会、观看优秀教师教学工作视频等多种形式的教育活动，强化了"以人为本，以促进学生健康发展为中心"的科学教育观和"为人师表，尊重学生，教书育人，乐于奉献"的师德观念，培养了教师严谨治学的优良师风。

近 10 年来，学院教师队伍的结构有了较大的发展和优化，主要表现在年龄结构逐步年轻化，老、中、青均衡发展，拥有博士学位和海外学习经历的人数逐年增加并日益普遍。药学院教师队伍情况如表 3-2 所示。

表 3-2　药学院教师队伍情况一览表

年份	教师总数	35 岁及以下	36~45 岁	46~55 岁	56~60 岁	60 岁以上	具有博士学位的人数	具有海外学习经历的人数
2011	59	13	15	28	3	0	46	33
2012	60	12	18	24	6	0	48	34
2013	60	13	17	22	7	1	48	38
2014	61	14	17	23	6	1	50	41
2015	60	12	19	23	6	0	50	41
2016	56	10	17	26	4	0	51	42
2017	57	14	16	24	2	1	54	44
2018	61	12	21	22	5	1	59	50
2019	69	19	21	22	7	0	67	56
2020	74	21	24	19	10	0	72	58
2021	76	21	24	16	14	1	74	59

在人才引进方面，学院大力引进中青年学者，尤其是自 2018 年以来，为实施"人才强校"战略，山东大学全面推进人事人才工作体制机制改革，学院以此为契机开始广纳人才，引进培养了一批优秀的青年人才。截至 2021 年，学院共引进国家级人才 3 名，省部级人才 8 名。药学院 2011~2021 年引进各类人才情况如表 3-3 所示。

表 3-3 药学院 2011~2021 年引进各类人才一览表

引进时间/年	姓名	人才称号
2010~2015	赵忠熙	国家特聘专家
2018		泰山学者海外特聘专家
2012~2015	刘磊	山东大学齐鲁青年学者
2014	赵维	泰山学者青年专家
		山东大学杰出中青年学者
		山东大学齐鲁青年学者
2017	姜新义	山东大学齐鲁青年学者
	李孝训	山东大学齐鲁青年学者
2018	赵保兵	泰山学者青年专家
		山东大学齐鲁青年学者
	张志岳	山东大学齐鲁青年学者
2019	蔡容	山东大学齐鲁青年学者
	张涛	泰山学者青年专家
		山东大学齐鲁青年学者
	余志义	泰山学者青年专家
		山东大学齐鲁青年学者
	单刚	泰山学者青年专家
		山东大学齐鲁青年学者
	秦承雪	国家级高层次青年人才
		泰山学者青年专家
		山东大学杰出中青年学者
		山东大学齐鲁青年学者

续表

引进时间	姓名	人才称号
2020	金 康	泰山学者青年专家
	刘 武	山东大学齐鲁青年学者
	康东伟	山东省优秀青年科学基金获得者
		山东大学齐鲁青年学者
2021	董 婷	山东大学齐鲁青年学者
	鞠建华	国家杰出青年基金获得者
	赵 坤	山东大学齐鲁青年学者

在队伍建设和管理方面，学院积极探索和尝试新型的现代化教师队伍管理模式。2020 年，学院对教师队伍的管理模式进行了改革，启动了学术团队（PI）新型科研管理形式，初步建立了 17 支学术团队，以充分发挥学术带头人在学科建设和队伍建设中的核心作用。药学院学术团队（PI）如表 3 - 4 所示。

表 3 - 4　药学院学术团队（PI）一览表（按姓氏笔画排序）

序号	学术团队名称	团队 PI	团队成员
1	抗菌和抗肿瘤药物研发	马淑涛	刘兆鹏（Co - PI）、刘超、李翔
2	生物药物与糖类药物研发	王凤山	生举正（Co - PI）、蔡容、崔慧斐、刘纯慧、蒋文洁、刘秀美、张新科
3	人工智能药物设计与化学生物学研究	方 浩	金康、杨新颖、张颖杰、侯旭奔
4	病毒及重大慢性疾病药物研发	刘新泳	吴敬德、展鹏、康东伟
5	可视化和光控调节导向新药研究	李敏勇	余志义（Co - PI）、单刚、马朝、杜吕佩
6	中药药效物质与开发利用	沈 涛	王小宁（Co - PI）、任冬梅、向兰（Co - PI）、温学森、陈沪宁
7	天然产物合成生物学与化学遗传学	沈月毛	鲁春华、赵保兵、李瑶瑶
8	炎症性疾病与免疫治疗	张 建	秦承雪（Co - PI）、张涛（Co - PI）、刘武、韩秋菊
9	功能化创新药物递送研究	张 娜	黄桂华、张志岳、刘永军
10	临床药学	赵 维	郑义、郝国祥、王海钠
11	呼吸创新药与高端制剂研究	赵忠熙	赵桂森

续表

序号	学术团队名称	团队 PI	团队成员
12	智能材料与药物精准递送	姜新义	李孝训（Co-PI）、刘继田、唐龙骞
13	天然产物化学与生物学研究	娄红祥	孙隆儒、程爱霞、范培红、常文强、徐泽军、董婷
14	纳米药物制剂与肿瘤诊疗	栾玉霞	姜悦、刘后梅
15	药物智能制造技术研究	臧恒昌	林贵梅、聂磊、李连
16	药物靶向递送与高端制剂研发	翟光喜	李凌冰、叶磊、杨小叶

药学院代管学术团队（PI）如表3-5所示。

表3-5　药学院代管学术团队（PI）一览表

序号	学术团队名称	联络人	团队成员
1	药物代谢及效应	邢杰、郭秀丽（Co-PI）	厉保秋、郎爱东、焦波、韩秀珍

药学院2011~2021年教师获得校级以上荣誉称号如表3-6所示。

表3-6　药学院2011~2021年教师获得校级以上荣誉称号一览表（按姓氏笔画排序）

姓名	获何荣誉称号	批准时间/年	批准部门
王小宁	山东大学课堂教学效果优秀教师	2004	山东大学
王凤山	国务院政府特殊津贴专家	2013	国务院
	泰山学者特聘专家	2013	山东省人民政府
	山东大学特聘教授	2018	山东大学
王海钠	山东大学课堂教学质量优秀教师	2015	山东大学
	齐鲁医学优秀教师	2017	山东大学
	全国高等学校药学类专业青年教师微课教学大赛特等奖	2019	全国药学专业学位研究生教育指导委员会
	全国高等学校药学专业青年教师教学能力大赛特等奖	2019	全国药学专业学位研究生教育指导委员会
	山东大学教学成果二等奖	2020	山东大学
	首届山东大学教师教学创新大赛一等奖	2021	山东大学
	山东省课程思政教学名师	2021	山东省教育厅

姓名	获何荣誉称号	批准时间/年	批准部门
方 浩	中国药学会"施维雅青年药物化学奖"	2011	中国药学会
	教育部新世纪优秀人才	2012	教育部
	山东省科技进步三等奖（第2位）	2013	山东省科技厅
	山东省杰出青年科学基金获得者	2013	山东省科技厅
	山东大学青年教学能手	2014	山东大学
	山东大学"我最喜爱的老师"	2014	山东大学
	山东大学教师课堂教学比赛二等奖	2014	山东大学
	第九届华人药物化学大会优秀报告奖	2014	中国药学会
	山东省研究生优秀科技创新成果奖	2015	山东省教育厅
	山东大学我心目中的好导师	2016	山东大学
	山东省科技进步三等奖（第2位）	2017	山东省科技厅
	全国药学高等学校临床药学专业青年教师教学能力大赛一等奖	2018	教育部高等学校药学类专业教学指导委员会
	全国药学高等学校临床药学专业青年教师微课教学大赛一等奖	2018	教育部高等学校药学类专业教学指导委员会
	山东省高等教育教学成果一等奖（第7位）	2018	山东省教育厅
	山东大学本科教学优秀奖	2019	山东大学
	山东省高等教育优秀教材	2020	山东省教育厅
厉保秋	国家科学技术进步奖二等奖	2011	国务院
	山东半岛国家自主创新示范区"蓝色汇智双百人才"	2018	山东省科学技术厅
叶 磊	青年学者未来计划	2020	山东大学
生举正	山东大学课堂教学质量优秀教师	2015	山东大学
	山东省科技进步奖二等奖	2018	山东省人民政府
	山东大学齐鲁青年学者	2019	山东大学
向 兰	山东大学青年教师课堂教学比赛最佳表达奖	2012	山东大学
	山东大学教师课堂教学比赛优秀奖	2014	山东大学
	山东大学课堂教学质量优秀教师	2015	山东大学
	齐鲁医学优秀教师	2017	山东大学齐鲁医学院

第三章 师资队伍建设

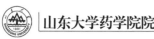
续表

姓名	获何荣誉称号	批准时间/年	批准部门
刘永军	全国药学高等学校临床药学专业青年教师教学能力大赛二等奖	2018	教育部高等学校药学类专业教学指导委员会
	全国高等学校临床药学专业青年教师微课教学大赛一等奖	2018	教育部高等学校药学类专业教学指导委员会
	全国高等学校药学类专业青年教师微课教学大赛特等奖	2019	教育部高等学校药学类专业教学指导委员会
	全国高等学校药学类专业青年教师教学能力大赛特等奖	2019	教育部高等学校药学类专业教学指导委员会
	山东大学教学能手	2020	山东大学
	山东大学教学比赛一等奖	2020	山东大学
刘后梅	山东大学青年教师教学比赛三等奖	2020	山东大学
刘秀美	山东省优秀硕士学位论文指导教师	2020	山东省教育厅
刘纯慧	山东省优秀硕士学位论文指导教师	2018	山东省教育厅
刘 武	山东大学齐鲁青年学者	2020	山东大学
刘 超	山东大学青年未来学者	2020	山东大学
刘新泳	山东大学优秀研究生指导教师	2012	山东大学
	山东省科技进步奖一等奖	2012	山东省人民政府
	山东大学2012年度爱岗敬业十大模范人物	2012	山东大学
	山东省医学领军人才	2015	山东省人民政府
	国家科技进步二等奖（第3位）	2015	国务院
	2016年山东高等学校优秀科研成果奖一等奖	2016	山东省教育厅
	山东大学第十届"我心目中的好导师"	2018	山东大学
	山东大学特聘教授	2018	山东大学
	泰山学者特聘专家	2019	山东省人民政府
	第十届山东省优秀科技工作者	2020	山东省人力资源和社会保障厅、山东省科学技术协会
	第一届全国药学专业学位研究生教育教学成果奖二等奖	2020	全国药学专业学位研究生教育指导委员会
	中国医药教育协会科技创新奖三等奖	2020	中国医药教育协会
	山东大学2019年校级教学成果奖一等奖	2020	山东大学

姓名	获何荣誉称号	批准时间/年	批准部门
孙隆儒	山东省课程思政教学名师	2021	山东省教育厅
李孝训	山东大学齐鲁青年学者	2017	山东大学
李 连	"中药制造测量控制关键技术与仪器产业化应用"科学技术奖二等奖	2019	中国仪器仪表学会
	山东大学未来学者计划	2020	山东大学
李敏勇	教育部新世纪优秀人才	2011	教育部
	山东大学课堂教学质量优秀教师	2014	山东大学
	山东省杰出青年科学基金获得者	2015	山东省科技厅
	泰山学者青年专家	2016	山东省人民政府
	山东大学齐鲁青年学者	2016	山东大学
	山东大学杰出中青年学者	2019	山东大学
	山东大学优秀研究生指导教师	2019	山东大学
	山东省优秀研究生指导教师	2020	山东大学
李瑶瑶	山东大学未来计划学者	2016	山东大学
吴敬德	山东省药学会科学技术奖一等奖	2012	山东省药学会
余志义	泰山学者青年专家	2019	山东省人民政府
	山东大学齐鲁青年学者	2019	山东大学
沈月毛	山东大学第九届"我心目中的好导师"	2017	山东大学
	山东大学特聘教授	2018	山东大学
沈 涛	山东大学未来计划学者	2015	山东大学
	山东大学齐鲁医学部青年教师讲课比赛二等奖	2015	山东大学
	山东大学课堂教学质量优秀教师	2015	山东大学
	山东大学青年教师讲课比赛二等奖	2017	山东大学
	山东大学青年教学能手	2018	山东大学
	齐鲁医学优秀教师	2018	山东大学齐鲁医学院
	山东大学青年教学能手	2019	山东大学
	青年教师教学比赛一等奖	2019	山东大学
	山东大学齐鲁青年学者	2020	山东大学
	山东大学优秀班主任	2021	山东大学
张志岳	山东大学齐鲁青年学者	2018	山东大学

续表

姓名	获何荣誉称号	批准时间/年	批准部门
张 建	山东大学优秀共产党员	2016	山东大学
	山东大学"三八"红旗手	2017	山东大学
	山东大学第九届"我心目中的好导师"	2017	山东大学
张 娜	山东大学第五届"教学名师"	2011	山东大学
	山东大学优秀教师	2012	山东大学
	山东省首届高校微课比赛一等奖	2013	山东省教育厅
	全国首届高校微课比赛优秀奖	2013	教育部全国高校教师网络培训中心
	山东省研究生优秀成果奖三等奖指导教师	2020	山东省教育厅
	山东省研究生优秀成果奖一等奖指导教师	2020	山东省教育厅
张 涛	山东大学齐鲁青年学者	2019	山东大学
	泰山学者青年专家	2019	山东省人民政府
	青年教师教学比赛三等奖	2020	山东大学
张颖杰	第十七届中国药学会-施维雅青年药物化学奖	2014	中国药学会
	全国高等学校药学类专业青年教师微课教学大赛特等奖	2019	教育部高等学校药学类专业教学指导委员会
	全国高等学校药学类专业青年教师教学能力大赛决赛特等奖	2019	教育部高等学校药学类专业教学指导委员会
	山东大学青年教师教学比赛一等奖	2019	山东大学
	山东大学青年教学能手	2019	山东大学
	山东省第七届"超星杯"高校青年教师教学比赛决赛一等奖	2020	山东省教育厅
	山东大学本科优秀毕业论文（设计）指导奖	2020	山东大学
范培红	山东大学课堂教学效果优秀教师	2016	山东大学
	山东省优秀硕士论文指导教师	2018	山东省教育厅
	山东大学优秀硕士学位论文指导奖	2018	山东大学
	山东大学课程思政优秀教学案例一等奖	2020	山东大学
	山东省课程思政教学名师	2021	山东省教育厅
林贵梅	山东大学"三八"红旗手	2012	山东大学

姓名	获何荣誉称号	批准时间/年	批准部门
林贵梅	山东大学第六届教学能手	2012	山东大学
	山东大学课堂教学质量优秀教师	2014	山东大学
	山东省第二届高校青年教师教学竞赛优秀奖	2015	山东省教育厅
	山东大学齐鲁医学部青年教师讲课比赛一等奖	2015	山东大学
	齐鲁医学优秀教师	2017	山东大学
	全国高等学校药学类专业青年教师微课教学大赛二等奖	2019	教育部高等学校药学类专业教学指导委员会
金 康	泰山学者青年专家	2018	山东省人民政府
郑 义	齐鲁医学院首届专业学位研究生课程应用案例大赛三等奖	2018	山东大学齐鲁医学院
	山东大学青年教师教学比赛三等奖	2019	山东大学
单 刚	泰山学者青年专家	2019	山东省人民政府
	山东大学齐鲁青年学者	2019	山东大学
赵 坤	山东大学齐鲁青年学者	2021	山东大学
赵忠熙	国家特聘专家	2011	中共中央组织部、人社部
	泰山学者海外特聘专家	2011	山东省人民政府
赵保兵	泰山学者青年专家	2018	山东省人民政府
	山东大学齐鲁青年学者	2018	山东大学
赵桂森	课堂教学效果优秀教师	2016	山东大学
赵 维	泰山学者青年专家	2016	山东省人民政府
	山东大学齐鲁青年学者	2018	山东大学
	山东大学杰出中青年学者	2021	山东大学
郝国祥	山东大学2013年度优秀班主任	2014	山东大学
	山东大学齐鲁医学部青年教师讲课比赛三等奖	2015	山东大学
	全国临床药学专业青年教师教学基本功竞赛（北方赛区）三等奖	2016	全国药学专业学位研究生教育指导委员会
	全国临床药学专业青年教师基本功竞赛决赛优秀奖	2016	全国药学专业学位研究生教育指导委员会

续表

姓名	获何荣誉称号	批准时间/年	批准部门
郝国祥	山东大学 2016 年度课堂教学效果优秀教师	2017	山东大学
	山东大学青年教师教学比赛三等奖	2018	山东大学
	山东大学优秀"课程思政"教学设计案例一等奖	2019	山东大学
	山东大学青年教师教学比赛二等奖	2019	山东大学
	山东大学第十二届青年教学能手	2019	山东大学
	山东大学青年教师教学比赛一等奖	2020	山东大学
	山东大学第十三届青年教学能手	2020	山东大学
	山东大学首届教师教学创新大赛一等奖	2021	山东大学
侯旭奔	山东大学青年教师讲课比赛三等奖	2020	山东大学
姜 悦	山东大学"同屏在线、共振育人"在线直播教学比赛三等奖	2020	山东大学
	山东大学青年学者未来计划	2020	山东大学
姜新义	山东大学齐鲁青年学者	2017	山东大学
	山东省医学科技二等奖（3/6）	2019	山东省医学科技奖奖励委员会
	国际先进材料协会（IAAM）科学家奖	2021	国际先进材料协会（IAAM）
娄红祥	山东大学特聘教授	2018	山东大学
秦承雪	泰山学者青年专家	2018	山东省人民政府
	山东大学齐鲁青年学者	2019	山东大学
	山东大学杰出中青年学者	2020	山东大学
栾玉霞	中国药学会-石药集团青年药剂学奖	2011	中国药学会
	山东省优秀学士学位论文指导教师	2011 2017	山东省教育厅
	山东大学优秀硕士学位论文指导教师	2013 2016 2018 2019 2020	山东大学
	山东大学课堂教学质量优秀教师	2015	山东大学
	山东省优秀硕士学位论文指导教师	2018 2019 2020	山东省教育厅

姓名	获何荣誉称号	批准时间/年	批准部门
栾玉霞	山东省研究生优秀成果一等奖/二等奖指导教师	2019	山东省教育厅
	山东大学齐鲁医学优秀教师	2020	山东大学
郭秀丽	山东大学青年教学能手	2014	山东大学
	山东大学教师课堂教学比赛一等奖	2014	山东大学
	山东大学课堂教学质量优秀教师	2014	山东大学
	齐鲁医学优秀教师	2017	山东大学
	山东大学优秀"课程思政"教学设计案例一等奖	2018	山东大学
	山东大学"三八"红旗手	2019	山东大学
	山东省高等医学院校课程思政示范案例一等奖	2021	山东省高等医学教育研究中心
	教育部课程思政教学名师	2021	教育部
展 鹏	山东省优秀博士学位论文	2011	山东省教育厅
	教育部全国优秀博士学位论文提名	2012	教育部
	山东大学2015届优秀本科毕业论文指导教师	2015	山东大学
	第十九届中国药学会–施维雅青年药物化学奖	2016	中国药学会
	山东大学青年教师讲课比赛三等奖	2017	山东大学
	山东大学齐鲁医学院银丰优秀青年教师科研奖	2017	山东大学齐鲁医学院
	2019年度医学教育和医学教育管理百篇优秀论文二等奖	2020	中华医学会医学教育分会、中国高等教育学会医学教育专业委员会
	2020年山东大学优秀"课程思政"教学设计案例一等奖	2020	山东大学
	山东大学"同屏在线、共振育人"在线直播教学比赛一等奖	2020	山东大学
	山东省杰出青年科学基金获得者	2020	山东省科技厅
	山东大学齐鲁青年学者	2020	山东大学
常文强	山东省优秀青年科学基金获得者	2020	山东省科技厅

续表

姓名	获何荣誉称号	批准时间/年	批准部门
康东伟	山东省优秀青年科学基金获得者	2020	山东省科技厅
	山东大学齐鲁青年学者	2021	山东大学
董婷	山东大学齐鲁青年学者	2021	山东大学
韩秀珍	山东大学课堂教学效果优秀教师	2016	山东大学
	山东大学工会工作先进个人	2016	山东大学
	山东大学优秀"课程思政"教学设计案例三等奖	2018	山东大学
	山东大学优秀"课程思政"教学设计案例二等奖	2019	山东大学
	山东大学优秀"课程思政"教学设计案例二等奖	2020	山东大学
韩秋菊	第三届中国免疫学会青年学者奖	2012	中国免疫学会
	全国高等学校药学类专业青年教师微课教学大赛一等奖	2019	全国药学专业学位研究生教育指导委员会
	全国药学院校教学学术研讨会暨高等学校药学专业青年教师教学能力大赛一等奖	2019	全国药学专业学位研究生教育指导委员会
	山东大学第十二届青年教学能手	2019	山东大学
	山东大学优秀"课程思政"教学设计案例一等奖	2019	山东大学
	山东大学青年教师教学比赛一等奖	2019	山东大学
程爱霞	山东大学青年教师教学比赛优秀奖	2016	山东大学
焦波	山东大学课堂教学效果优秀教师	2016	山东大学
蔡容	山东大学齐鲁青年学者	2019	山东大学
翟光喜	泰山产业领军人才	2019	山东省人民政府
	山东省科技进步二等奖	2020	山东省人民政府
	山东省科技进步一等奖	2015	山东省人民政府
	全国高等学校科学研究优秀成果奖——科技进步二等奖	2015	教育部
	第二届医药院校药学中药学世界大学生创新创业暨实验教学改革大赛特等奖	2018	教育部高等学校药学类专业教学指导委员会

续表

姓名	获何荣誉称号	批准时间/年	批准部门
鞠建华	中科院人才学者	2008	中国科学院
	国家杰出青年科学基金获得者	2014	国家自然科学基金委员会
	"创新人才推进计划"中青年科技创新领军人才	2014	科技部
	"国家万人计划"科技创新领军人才	2016	中组部
	广东特支计划"南粤百杰"杰出人才	2016	广东省人民政府
	国务院政府特殊津贴专家	2020	国务院

第四章　本科教育

第一节　本科教育概况

2014 年，七年制临床医学（药学方向）停招。

2015 年，临床药学（五年制）开始招生。

2018 年，制药工程专业停招；同年，药学专业完成了教育部高等学校药学类专业教学指导委员会的专业认证。

2019 年，药学专业入选国家级一流本科专业建设点。

2020 年，临床药学（五年制）专业入选国家级一流本科专业建设点。

学院的历年招生情况可参见本书后面的附表部分。

第二节　专业设置与培养方案

一、专业设置

2014 年，七年制临床医学（药学方向）停招。2015 年，临床药学（五年制）开始招生。2018 年，制药工程专业停招。截至 2021 年，在校生人数为 535 人。

二、培养方案

学院各专业的培养方案在不同的历史时期有其各自的特点，基本上 4 年重新修订一次。目前，药学专业和临床药学（五年制）专业的最新版培养方案为 2020

年版，制药工程专业的最新版培养方案为 2017 年版。

（一）药学专业

1. 培养方案（2014 年版）

专业简介：药学是以化学、生物学和医学为主要理论指导，研究、开发、生产、使用和管理药物的一门学科。药学的任务包括：药物及其制剂的研发和生产；药物作用及机理的阐述；药品质量标准的制订与质量控制；药物的合理使用、监督和管理等。药学专业发展至今，已形成了一个较为完备的科学知识体系，包含药物化学、药物分析学、药理学、药剂学、生药学、微生物与生化药学、临床药学、药事管理等主干学科。

培养目标：药学专业培养具有良好的职业道德和人文素养，具有创新意识和创业精神，掌握药学学科基础知识、基本理论和基本技能，能够在药物研发、生产、检验、流通、使用和管理等药学专业领域，从事药物发现和评价、药物制剂设计与制备、药品质量标准研究和质量控制、药品管理以及药学服务等工作的高素质的专门人才。

培养要求：学生应达到国家思想政治教育以及职业素质等方面的要求，具有社会责任感和职业道德、较强的创新和创业意识、团队合作精神、人际沟通交流能力以及终身学习和自主学习的能力。通过课堂教学、实验训练和实习等环节，使学生掌握药学基础学科的基本理论与方法；掌握药学的基本知识与实验技能；掌握药学相关方面的知识及能力；了解现代药学的发展动态；具有设计和制备药物、选择药物分析方法、进行新药药理实验与评价等方面的能力。

2. 培养方案（2017 年版）

专业简介：药学是以化学、生物学和医学为主要理论指导，研究、开发、生产、使用和管理药物的一门学科。药学的任务包括：药物及其制剂的研发和生产；药物作用及机理的阐述；药品质量标准的制订与质量控制；药物的合理使用、监督和管理等。药学发展至今，已形成了一个较为完备的科学知识体系，包含药物化学、药物分析学、药理学、药剂学、生药学、微生物与生化药学、临床药学、药事管理等主干学科。

培养目标：药学专业培养具有良好的职业道德和人文素养，具有创新意识和创业精神；掌握药学学科基础知识、基本理论和基本技能；能够在药物研发、生产、检验、流通、使用和管理等药学专业领域，从事药物发现和评价、药物制剂设计与制备、药品质量标准研究和质量控制、药品管理以及药学服务等工作的高素质专门人才。

培养要求：学生应达到国家思想政治教育以及职业素质等方面的要求，具有社会责任感和职业道德、较强的创新和创业意识、团队合作精神、人际沟通交流能力，以及终身学习和自主学习的能力。通过课堂教学、实验训练和实习等环节，使学生掌握药学基础学科的基本理论与方法；掌握药学的基本知识与实验技能；掌握药学相关方面的知识及能力；了解现代药学的发展动态；具有设计和制备药物、选择药物分析方法、进行新药药理实验与评价等方面的能力。具体来说，毕业生应达到以下几个方面的知识、素质和能力要求：

（1）具有坚定的民族精神和开阔的国际视野、强烈的社会责任感和使命感，人格健全，身心健康。

（2）掌握数学、基础医学等方面的基础知识和计算机技术。

（3）掌握药学学科的基础知识、基本原理和基本实验技能，能够设计针对药学相关技术领域的复杂问题的解决方案，能够在药品开发环节中体现创新意识，考虑社会、健康、安全、法律、文化以及环境等因素。

（4）能够基于科学原理和科学方法，利用现代技术手段进行实验研究，具有对实验现象进行观察、记录、分析和报告的能力，解决药学相关实践中的复杂问题。

（5）能够基于药学相关背景知识进行合理分析，评价药物研发、生产、检验、流通、使用和管理等药学专业领域的专业实践和复杂问题解决方案对社会、健康、安全、法律以及文化的影响，理解应承担的责任，并评价其对环境、社会可持续发展的影响。

（6）具有人文社会科学素养、社会责任感，能够在药学相关实践中理解并遵守职业道德和规范，履行责任。

（7）能够在多学科背景下的团队中承担个体、团队成员以及负责人的角色，能够就药学技术领域的复杂问题与业界同行及社会公众进行有效沟通和交流，并具备一定的国际视野，能够在跨文化背景下进行沟通和交流。

（8）具有自主学习和终身学习的意识，有不断学习和适应发展的能力，能及时了解药学及相关学科最新理论、技术及国际前沿动态。

本专业学制为四年，按计划要求完成学业者授予理学学士学位。

3. 培养方案（2020 年版）

专业简介：药学是以化学、生物学和医学为主要理论指导，进行药物的研究、开发、生产、使用和管理的一门学科。药学的任务包括：药物及其制剂的研发和生产；药物作用及机理的阐述；药品质量标准的制订与质量控制；药物的合理使用、监督和管理等。药学专业发展至今，已形成了一个较为完备的科学知识体系，包含药物化学、药物分析学、药理学、药剂学、微生物与生化药学、天然药物化学、临床药学、药事管理等主干学科。

山东大学药学专业始于 1920 年的齐鲁大学药科，历经 1952 年和 1955 年的院校调整，于 1971 年重建山东医学院药学系，1985 年更名为山东医科大学药学系，1997 年更名为山东医科大学药学院，2000 年更名为山东大学药学院。本专业拥有药学一级学科博士学位授予点，为国家级一流本科专业建设点、教育部第四轮学科评估 A－学科、国家级第一类特色专业建设点和山东省高等学校品牌专业建设点、山东大学首批学科高峰计划特色学科、山东大学双一流建设学科和优秀专业。

本专业目前有专任教师 62 人，其中教授 38 名，副教授 25 名；拥有国家级人才 5 人，省部级人才 11 人，齐鲁青年学者 11 人。通过引育并举机制，形成了一支年龄梯队与学缘结构合理、德才兼备的教学队伍。本专业采用大类招生，大一春季学期末进行专业分流。

培养目标：致力于建设具有"创新性、国际性、引领性"的世界一流药学专业，以培养最优秀的药学本科生为目标，为我国创新药物研发、生产、使用和管理等领域提供人才支撑、智力支持和科技服务。

药学专业培养具有良好的职业道德和人文素养，具有创新意识和创业精神；

掌握药学学科基础知识、基本理论和基本技能；能够在药物研发、生产、检验、流通、使用和管理等药学专业领域，从事药物发现和评价、药物制剂设计与制备、药品质量标准研究和质量控制、药品管理以及药学服务等工作的创新型药学拔尖人才，至少50%的毕业生继续在相关学科深造。

毕业要求：学生应达到国家思想政治教育以及职业素质等方面的要求，具有社会责任感和职业道德、较强的创新和创业意识、团队合作精神、人际沟通交流能力，以及终身学习和自主学习的能力。通过课堂教学、实验训练和实习等环节，使学生掌握药学学科的基本理论与方法；掌握药学的基本知识与实验技能；掌握药学相关学科的知识及能力；了解现代药学的发展动态；具有设计和制造药物、选择药物分析方法、进行新药药理实验与评价等方面的能力。具体来说，毕业生应达到以下几个方面的知识、素质和能力要求：

（1）具有坚定的民族精神和开阔的国际视野、强烈的社会责任感和使命感，人格健全，身心健康。

（2）具有人文社会科学素养、社会责任感，能够在药学相关实践中理解并遵守职业道德和规范，履行责任。

（3）掌握数学、物理学、基础医学等方面的基础知识、技能和相关的计算机技术。

（4）掌握药学学科的基础知识、基本原理和基本实验技能，能够针对药学相关技术领域的问题，提出解决方案并实践，同时考虑社会、健康、安全、法律、文化以及环境等因素。

（5）能够基于科学原理和科学方法，综合利用现代技术手段进行实验研究，具有对实验现象进行观察、记录、分析和报告的能力，能够在药品研究开发各环节体现创新意识，解决药学相关实践中的复杂问题。

（6）能够基于药学相关背景知识对药物研发、生产、检验、流通、使用和管理等药学领域的专业实践和复杂问题解决方案进行合理分析，评估其对社会、健康、安全、法律以及文化的影响，理解应承担的责任，并评价其对环境、社会可持续发展的影响。

（7）能够在多学科背景下的团队中承担个体、团队成员以及负责人的角色，能够就药学技术领域的复杂问题与业界同行及社会公众进行有效沟通和交流，并具备一定的国际视野，能够在跨文化背景下进行沟通和交流。

（8）具有自主学习和终身学习的意识，有不断学习和适应发展的能力，能及时了解药学及相关学科的最新理论、技术及国际前沿动态。

（9）具有发现问题、解决问题及开展药学专业相关科学研究的能力，有良好的科学思维和学术素养。

其中，人文社科类知识的掌握主要通过通识教育课程完成，数理、计算机及医学类基础知识的掌握主要通过基础平台相关课程完成，专业知识和技能主要通过专业课、专业实验和实践以及特殊设计的教学环节和教学活动来完成，开展科学研究能力主要通过创新实验、药学综合实验、毕业论文等环节来完成。素养和能力培养除了通过高阶的课堂教学活动完成外，还将通过社会实践、社团活动、学科竞赛和大学生创新创业活动等素质拓展计划，以及学术报告、校园文化体育活动、对外交流等共同完成。

本专业学制为四年，按计划要求完成学业者授予理学学士学位。

（二）临床药学专业

1. 培养方案（2014 年版）

专业简介：临床药学是指药学与临床医学相结合，直接面向患者，以患者为中心，研究与实践临床药物治疗，提高药物治疗水平的综合性应用学科。

培养目标：培养具有临床药学基础知识、基本理论和技能，能够从事以合理用药为核心的全程化药学服务工作的专门人才。

培养要求：学生应具有较强的创新意识、沟通能力和合作精神，终身和自主学习的能力。掌握与合理用药相关的化学、生物学、医学、药学等学科的基本知识，熟悉疾病的发生机制、诊断与处置方法，掌握药物治疗学的基本理论。具备系统收集患者信息，规范书写用药病历，提供药物信息服务、用药指导、治疗药物监测和个体化治疗方案设计等临床药学服务，开展药品管理、药物利用评价，检索和阅读文献的能力。

本专业学制为五年，按计划要求完成学业者授予理学学士学位。

2. 培养方案（2017 年版）

专业简介：临床药学是指药学与临床医学相结合，以患者为中心，研究药物在人体内的作用规律、人体内药物相互作用过程与实践临床药物治疗，提高药物治疗水平的综合性应用学科。

培养目标：培养具有临床药学基础知识、基本理论和基本技能，能够从事以合理用药为核心的全程化药学服务工作的高素质专门人才。

培养要求：学生应达到国家思想政治教育、身体心理素质、文化素质、业务素质以及职业素质等方面的要求，珍视生命，关爱患者，具有社会责任感和职业道德、较强的创新意识、人际交流能力和团队合作精神，以及终身学习和自主学习的能力。毕业生应达到以下几个方面的知识、素质和能力要求：

（1）能够将与临床药学相关的化学、生物学、医学基础知识、药学基础知识用于解决药物治疗学问题。

（2）能够理解疾病的发生发展及诊断、药物的作用机制、药物的药动学及药效学，能够分析药物治疗学问题，并得出有效结论。

（3）能够全面、系统地收集患者的信息，分析药物在人体不同状态下的药动学及药效学规律，开展药品（质量）管理和药物利用评价，借助药物不良反应监测、治疗药物监测等手段，综合应用临床药物治疗学的知识与理论进行个体化给药方案设计，并考虑社会、伦理、法律、经济等因素。

（4）能够基于科学原理和科学方法，检索和阅读中外文文献，运用循证药学的理论，收集和评价药物情报，利用现代技术手段进行实验研究和临床研究，预测、模拟及优化治疗方案，解决药物治疗实践中的复杂问题。

（5）具有人文社会科学素养、社会责任感，能够在药物治疗实践中理解并遵守法律、职业道德和规范，履行责任，规范药物治疗行为及文书书写，并能够评价药物治疗实践及研究其对社会、法律、文化、环境的影响。

（6）能够在多学科背景下的团队中承担个体、团队成员以及负责人的角色，能够就药物治疗领域的复杂问题与业界同行、治疗团队成员、患者及其家属、社会公众进行有效沟通和交流，并具备一定的国际视野，能够在跨文化背景下进行沟通和交流。

（7）具有自主学习和终身学习的意识，有不断学习和适应发展的能力，能及时了解药物治疗及相关学科的最新理论、技术及国际前沿动态。

本专业学制为五年，按计划要求完成学业者授予理学学士学位。

3. 培养方案（2020 年版）

专业简介：临床药学是指药学与临床医学相结合，以患者为中心，研究药物在人体内的作用规律、人体内药物相互作用过程与实践临床药物治疗，提高药物治疗水平的综合性应用学科。

山东大学的临床药学专业始于 2003 年开始招生的七年制临床药学专业，2015年开始招收临床药学五年制本科专业学生。山东大学药学院 2006 年参与建设了首批原卫生部临床药师培训基地，现有的 5 家临床药学实习基地均是国家卫生健康委临床药师培训基地。依托的药学院拥有药学一级学科博士学位授予点。入学时采用大类招生，大一春季学期进行专业分流。

培养目标：临床药学专业培养具有良好的职业道德、人文素养和社会责任感，具有创新意识、创业精神和沟通能力；具有自主学习和终身学习的意识；具有临床药学基础知识、基本理论和基本技能，能够从事以合理用药为核心的全程化药学服务工作的高素质拔尖专门人才。致力于建设具有"创新性、国际性、引领性"的世界一流临床药学专业，以培养最优秀的临床药学本科生为目标，为我国创新药物研发、使用和管理等领域提供人才支撑、智力支持和科技服务。

毕业要求：学生应达到国家思想政治教育、身体心理素质、文化素质、业务素质以及职业素质等方面的要求，珍视生命，关爱患者，具有社会责任感和职业道德、较强的创新意识、人际交流能力和团队合作精神，以及终身学习和自主学习的能力。毕业生应达到以下几个方面的知识、素质和能力要求：

（1）能够将与临床药学相关的化学、生物学、医学基础知识、药学基础知识用于解决药物治疗学问题。

（2）能够理解疾病的发生发展及诊断、药物的作用机制、药物的药动学及药效学，能够分析药物治疗学问题，并得出有效结论，具备审核处方或用药医嘱、调配处方进行用药指导的能力。

（3）能够全面、系统地收集患者的信息，分析药物在人体不同状态下的药动学及药效学规律，开展药品（质量）管理和药物利用评价，借助药物不良反应监测、治疗药物监测等手段，综合应用临床药物治疗学的知识与理论进行个体化给药方案设计，并考虑社会、伦理、法律、经济等因素。

（4）能够基于科学原理和科学方法，检索和阅读中外文文献，运用循证药学的理论，收集和评价药物情报，利用现代技术手段进行实验研究和临床研究，预测、模拟及优化治疗方案，理论联系实际，并进行创新拓展，解决药物治疗实践中的复杂问题。

（5）具有人文社会科学素养、社会责任感，能够在药物治疗实践中理解并遵守法律、职业道德和规范，履行责任，规范药物治疗行为及文书书写，并能够评价药物治疗实践及研究其对社会、法律、文化、环境的影响。

（6）能够在多学科背景下的团队中承担个体、团队成员以及负责人的角色，能够就药物治疗领域的复杂问题与业界同行、治疗团队成员、患者及其家属、社会公众进行有效沟通和交流；具备对患者和公众进行药品基本知识宣传、合理用药指导及健康教育的能力；并具备一定的国际视野，能够在跨文化背景下进行沟通和交流。

（7）具有自主学习和终身学习的意识，有不断学习和适应发展的能力，能及时了解药物治疗及相关学科的最新理论、技术及国际前沿动态。

本专业学制为五年，按计划要求完成学业者授予理学学士学位。

（三）制药工程专业

1. 培养方案（2014年版）

专业简介：本专业是综合运用化学、药学、化学工程与技术、生物工程等相关学科的原理及方法，研究解决药品规范化生产过程中的工艺、工程、质量与管理等问题的工学学科。药品生产包括原料药和制剂的制造。制药工程专业是适应药品生产需求、以培养从事药品制造的高素质工程技术人才为目标的工科专业。

培养目标：本专业致力于培养能适应我国制药工业发展和我国现代化建设需要的制药工程专业技术人才。毕业生掌握制药工程专业知识、基本原理、基本技能、研究方法和管理知识，具有高度的社会责任感、良好的道德修养和健康的心理素质，具有创新创业精神、经济观念、法制观念、环保意识、团队精神、国际视野和管理能力，能在制药及其相关领域的生产企业、科研院所和管理部门等单位从事产品开发、工程设计、生产管理和科技服务等工作或进入本学科及相关学科继续深造。

培养要求：通过课堂教学、实验训练和实习等环节，使学生系统地把握本专业的基本理论和基本知识，受到良好的工程实践基本练习，具有系统分析、设计、开发与研究的基本能力，了解制药工程领域和现代药学的发展动态。

本专业学制为四年，按计划要求完成学业者授予工学学士学位。

2. 培养方案（2017年版）

专业简介：本专业是综合运用化学、药学、化学工程与制剂技术、生物工程等相关学科的原理及方法，研究解决药品规范化生产过程中的工艺、工程、质量与管理等问题的工学学科。药品生产包括原料药和制剂的制造。制药工程专业是适应药品生产需求、以培养从事药品制造的高素质工程技术人才为目标的工科专业。

培养目标：本专业致力于培养能适应我国制药工业发展和我国现代化建设需要的制药工程专业技术人才。毕业生要求掌握制药工程专业知识、基本原理、基本技能、研究方法和管理知识，具有高度的社会责任感、良好的道德修养和健康的心理素质，具有创新创业精神、经济和法制观念、环保意识、团队精神、国际视野和管理能力，能在制药及其相关领域的生产企业、科研院所和管理部门等单位从事产品开发、工程设计、生产管理和科技服务等工作的高素质专门人才。

培养要求：学生应达到国家思想政治教育以及职业素质等方面的要求，具有社会责任感和职业道德、较强的创新和创业意识、团队合作精神、人际沟通交流和国际交往能力，以及终身学习和自主学习的能力。通过课堂教学、实验训练和实习等环节，使学生掌握自然科学、工程学、药学等制药工程学科的基本理论与方法；掌握应用制药工程专业的基本知识与实践技能，分析并解决制药实践的复杂问题；具有较强的产品质量意识，具备从事药品、药用辅料、医药中间体以及其他相关产品的技术开发、工程设计和药品质量管理等方面的能力。具体来说，毕业生应达到以下几个方面的知识、素质和能力要求：

（1）能够将数学、自然科学、工程基础和专业知识用于解决制药工程技术领域的复杂工程问题。

（2）能够应用数学、自然科学和工程科学的基本原理，识别、表达并通过文献研究分析制药技术领域的复杂工程问题，以获得有效结论。

（3）能够设计针对制药技术领域的复杂工程问题的解决方案，设计满足特定需求的工艺流程，并能够在药品开发环节中体现创新意识，考虑社会、健康、安全、法律、文化以及环境等因素。

（4）能够基于科学原理和科学方法，利用现代技术手段进行实验研究，预测、模拟及优化制药工艺和技术，解决制药实践中的复杂工程问题。

（5）能够基于制药工程相关背景知识进行合理分析，评价制药技术领域的专业工程实践和复杂工程问题解决方案对社会、健康、安全、法律以及文化的影响，并理解应承担的责任。

（6）能够将制药工程原理和经济决策方法用于药品的设计、生产及管理，并评价其对环境、社会可持续发展的影响。

（7）具有人文社会科学素养、社会责任感，能够在制药工程实践中理解并遵守工程职业道德和规范，履行责任。

（8）能够在多学科背景下的团队中承担个体、团队成员以及负责人的角色，能够就制药技术领域的复杂工程问题与业界同行及社会公众进行有效沟通和交流，并具备一定的国际视野，能够在跨文化背景下进行沟通和交流。

（9）具有自主学习和终身学习的意识，有不断学习和适应发展的能力，能及时了解制药工程最新理论、技术及国际前沿动态。

本专业学制为四年，按计划要求完成学业者授予工学学士学位。

第三节 课程体系

2014 年，学院再次调整了学生培养方案，药学专业的毕业要求为修满 162.5 学分，其中必修课 78.5 分，选修课程 37 分，实践 47 学分。平均学分绩点达到 70 分即可获得理学学士学位（见附表 1）。

临床药学（五年制）专业的毕业要求为修满 180 学分，其中必修课 77.5 分，选修课程 26.5 分，实践 76.5 学分。平均学分绩点达到 70 分即可获得理学学士学位（见附表 4）。

制药工程专业的毕业要求为修满 162.5 学分，其中必修课 83 分，选修课程 26.5 分，实践 53 学分。平均学分绩点达到 70 分即可获得工学学士学位（见附表 7）。

2017 年，药学专业的毕业要求为修满 160 学分，其中必修课 98 分，选修课程 28.5 分，实践 33.5 学分。平均学分绩点达到 70 分即可获得理学学士学位（见附表 2）。

临床药学（五年制）专业的毕业要求为修满 190 学分，其中必修课 128.25 分，选修课程 21.5 分，实践 30.25 学分。平均学分绩点达到 70 分即可获得理学学士学位（见附表 5）。

制药工程专业的毕业要求为修满 160 学分，其中必修课 116 分，选修课程 28 分，实践 16 学分。平均学分绩点达到 70 分即可获得工学学士学位（见附表 8）。

2020 年，药学专业的毕业要求为修满 160 学分，其中必修课 121 分，选修课程 11 分，实践 16 学分。平均学分绩点达到 70 分即可获得理学学士学位（见附表 3）。

临床药学（五年制）专业的毕业要求为修满 190 学分，其中必修课 122.5 分，选修课程 9.5 分，实践 58 学分。平均学分绩点达到 70 分即可获得理学学士学位（见附表 6）。

第四节　教材建设与精品课程建设

2020 年，方浩主编的《药物设计学》被评选为山东省高等教育优秀教材。截至 2021 年，学院教职员工共主编或参编教材 51 部，其中国家级规划教材 7 部（见附表 9）。

2012 年，"生药学"课程网站获得山东大学 2012 年"课程中心优秀课程网站"称号。娄红祥、徐文方、邵伟三人入选教育部国家精品开放课程专家库。

截至 2021 年，学院开设的国家级、省级一流课程共计 5 门，国家级、省级思政示范课程共计 2 门。药学院的山东大学精品课程如表 4-1 所示。

表 4-1　药学院的山东大学精品课程

课程名称	负责人	认定年度	级别
药物设计学	方　浩	2012 年	国家级精品资源共享课程
药理学	郭秀丽	2012 年	山东省精品课程
药学综合实验	张　娜	2019 年	山东省一流本科课程
药理学	郭秀丽	2020 年	国家级一流本科课程
天然药物化学	孙隆儒	2020 年	国家级一流本科课程
药理学	郭秀丽	2021 年	教育部课程思政示范课程
天然药物化学	孙隆儒	2021 年	山东省普通本科教育课程思政示范课程
药物分析	王海钠	2021 年	山东省普通本科教育课程思政示范课程
药物治疗学	赵　维	2021 年	山东省一流本科课程
药事管理学	臧恒昌	2021 年	山东省一流本科课程

第五节　暑期学校

2013 年，"药学前沿学术讲座"获得山东大学重点支持，并获得资助经费 3 万元，获评山东大学 2013 年暑期学校优秀项目。

2015 年，学院开展的暑期学校"药物经济学"项目获山东大学 2015 年暑期学校优秀项目二等奖。

2016 年，学院聘请美国西新英格兰大学药学院助理教授、急诊医学临床药学专家孙树森老师开设了国际化课程"药学科学进展"。同年 7 月，药学院副院长张娜、党委副书记马宏峰、本科教学秘书郎爱东走访了各个临床实习医院和制药企业，还邀请山东大学齐鲁医学部教务处徐延宝副处长一起前往山东省立医院和山东大学附属儿童医院，与实习医院领导、分管负责人、带教指导教师和学生进行了座谈，充分听取了各方面的意见，了解了教与学的进展，及时解决了存在的问题，探讨了如何更好地以带促教，调动带教老师的积极性，加强与制药企业的沟通与合作。

2017 年 7 月，山东大学齐鲁医学院教务处教务张泰松，药学院院长刘新泳，党委副书记张慧，党委副书记马宏峰，院长助理王小宁，辅导员张嵩迎、封达、李倩，本科教学秘书孙姣走访了各个临床实习医院和制药企业，与实习医院领导、分管负责人、带教指导教师和学生进行了座谈，充分听取了各方面的意见，了解了教与学的进展，及时解决了存在的问题，探讨了如何更好地以带促教，调动带教老师的积极性。

2018 年 7 月，药学院副院长张娜、党委副书记张慧、党委副书记马宏峰、本科教学秘书李龙骁、辅导员周现民走访了各个临床实习医院和制药企业，与实习医院领导、分管负责人、带教指导教师和学生进行了座谈，充分听取了各方面的意见，了解了教与学的进展，及时解决了存在的问题，探讨了如何更好地以带促教，调动带教老师的积极性。

第六节　国家大学生创新创业训练计划项目

"十一五"期间，教育部为推动创新型人才培养工作而实施了全国大学生创新性实验计划，这是教育部第一次在国家层面上实施的，直接面向大学生立项的创新训练项目。该计划自2006年开始试点，2007年进入正式实施阶段。山东大学入选教育部公布的全国第一批大学生创新性实验计划项目学校之一。国家大学生创新性实验计划旨在探索并建立以问题和课题为先导的教学模式，带动广大学生在本科阶段得到科学研究与发明创造方面的训练。参与计划的学生要对科学研究或发明创造有浓厚兴趣，在导师的指导下自主设计、自主完成创新实验项目，并自主进行创新实验项目的过程管理。项目遵循"兴趣驱动，自主实验，鼓励创新，培养能力，重在过程"的原则，实行学校遴选推荐，国家立项资助，学校监督管理、检查验收，充分发挥了学校的主体作用，已在全国高校中形成广泛而浓厚的创新教育氛围。药学院高度重视大学生创新教育，依托学院教学指导委员会，全程指导和参与创新教育活动，形成了教学与科研相结合、课内课外相结合、校内校外相结合的创新教育机制，融知识传授、能力培养、素质教育于一体，旨在全面培养学生的创新思维和创新能力，目前本科生的参与率已达100%。

药学院大力支持学生开展大学生科技创新基金立项活动。截至2021年，本科生有465项大学生科技创新项目获得各级立项资助，其中国家级大学生创新性实验计划99项，校级32项，院级309项。

第七节　教学改革

一、召开了多种类型的教学研讨会

（一）全国临床药学教育研讨会

2011 年 7 月 16 日，受教育部、卫生部委托，全国临床药学教育研讨会在山东大学趵突泉校区举行，来自全国近 30 所设立临床药学专业的院校领导和专家代表参加了本次研讨会。

（二）教育部高等学校药学类专业教学指导委员会（大）药学分委会第二次委员会议

2019 年 11 月 22 日，山东大学药学院承办了教育部高等学校药学类专业教学指导委员会（大）药学专业教学指导分委员会第二次会议，教育部高等学校药学类专业教学指导委员会主任委员、中国药科大学副校长姚文兵教授，山东大学党委副书记仝兴华教授出席了会议并致辞，分委会全体委员出席会议。会议由分委会副秘书长、浙江大学药学院副院长范骁辉教授主持。

在会议现场，仝兴华代表山东大学对会议的召开表示祝贺，对与会专家表示欢迎。他向与会专家介绍了山东大学的办学历史、优势学科以及山东大学本科教育工作情况、药学学科发展历程和特色，表示将在教指委和分委会的支持下，努力提升药学专业的办学水平和药学人才培养质量，为新时代高等药学教育改革发展贡献力量。姚文兵教授对山东大学承办本次会议表示了感谢，回顾了山东大学药学教育对中国药学事业发展做出的贡献，肯定了山东大学药学专业的学科建设水平。他作了教指委 2019 年工作进展的报告，希望（大）药学分委会在教指委的指导下，充分发挥"参谋部""咨询团""指导组""推动队"的作用，全面提升（大）药学专业的办学质量和人才培养能力。分委会秘书长、四川大学华西药学院党委书记黄园教授作了（大）药学专业分委员会2019年度工作报告。与会人员就（大）药学专业发展方向、药学专业"一流专业"建设、药学专业人才培养方案的调整、提升药学教育国际化等内容进行了热烈的讨论。

（三）第十二届全国大学生药苑论坛

2019年11月22日至24日，学院承办了第十二届全国大学生药苑论坛，来自全国110余所院校的近600名师生参加。

11月23日上午，论坛举行开幕式。山东大学齐鲁医学院党工委书记刘洪渭，山东省教育厅高教处四级调研员仇宝艳，教育部高等学校药学类专业教学指导委员会副主任委员、安徽医科大学原党委书记李俊先后致辞。刘洪渭表示，山东大学在118年的办学历史中形成了鲜明的办学特色，近年来学校以"立德树人"为根本，以学科为龙头，以改革为动力，扎实推进"中国特色、世界一流、山大风格"的世界一流大学建设，形成了"追求卓越、只争朝夕"的良好氛围，各项事业蓬勃发展。他向与会代表介绍了山东大学药学教育取得的成效，表示将认真向兄弟院校学习，不断提高教育教学水平和人才培养质量，不断推动学校的"双一流"建设。仇宝艳希望此次论坛能够让优秀的人才脱颖而出，展示全国药学生的风采风貌。李俊介绍了药苑论坛举办的背景和意义，并寄语参加论坛的学生，勇做学术道路上的追梦人、科研领域的同路人，把自己的成果通过更多的途径、更广的渠道、更丰富的形式，辐射到更广阔的领域，实现更大的价值。山东大学药学院院长刘新泳主持了论坛开幕式。

本次论坛设有"药学科学"和"药学服务"两个子论坛，对学生的创新成果和优秀论文进行了展示和评选。"药学科学"子论坛参赛从药剂学、中药学、生化药学、药物分析、药理学、药物化学、制药工程七个领域中进行选题，参赛对象为在药学类本科创新创业项目中表现突出的本科生团队。"药学服务"子论坛紧密结合学生在药学服务实践中的经历和心得，围绕"以患者为中心"的药学服务进行选题。来自全国110余所高校的195名本科生提交了自己的成果展示壁报和参赛论文，经过壁报交流、论文评选、学生答辩等环节，评选出了优秀壁报奖17个，优秀论文奖40个，创新成果三等奖98个，创新成果二等奖58个，创新成果一等奖 37 个，创新成果特等奖 2 个。

（四）中国药学会药学教育专业委员会 2020 年全体委员会议暨新时期临床药学教育和创新药物人才培养研讨会

2020 年 9 月 12 日，中国药学会药学教育专业委员会 2020 年全体委员会议暨新时期临床药学教育和创新药物人才培养研讨会在济南召开。本次会议由中国药学会主办，山东大学承办，采用线上线下相结合的方式召开。中国药学会药学教育专业委员、山东大学有关领导以及药学教育领域的相关专家出席了会议，来自全国的近 390 余名代表参加了此次会议。在会议开幕式上，山东大学齐鲁医学院党工委书记刘洪渭教授，中国药学会药学教育专业委员会主任委员、中国药科大学副校长姚文兵教授致辞。中国药学会药学教育专业委员会副主任委员、南方医科大学副校长刘叔文教授主持了会议开幕式。开幕式结束后，会议进行了专家报告环节。姚文兵教授，副主任委员、浙江大学科学技术研究院院长杨波教授，副主任委员、四川大学华西药学院党委书记黄园教授，副主任委员、哈尔滨医科大学药学院党委书记孙建平教授，委员、中山大学药学院副院长毕惠嫦教授分别作了《战"疫"对药学教育改革与发展的思考》《创新药物人才培养知与行——浙大药学院的十年探索》《坚守立德树人初心，开启最好本科教育新征程》《后疫情时期临床药学教育的思考》《湾区四校药学创新人才培养的探索》的主题报告。

9 月 12 日下午，在中国药学会药学教育专业委员会 2020 年全体委员会议上，主任委员姚文兵教授总结了 2019 年中国药学会药学教育专业委员会的工作，并部署了 2020 年的工作计划和重点工作。与会委员就新冠肺炎疫情对临床药学教育的启示、创新药物人才的培养路径、"十四五"期间药学专业的建设建议等展开了讨论。

（五）山东省药学会高等药学教育专业委员会成立大会暨学术会议

2020 年 10 月 9 日至 10 月 10 日，由山东省药学会主办，山东大学药学院承办，山东新华制药股份有限公司协办的山东省药学会高等药学教育专业委员会成立大会暨学术会议在济南召开，来自山东省各高校、医疗机构、科研院所、制药企业等近 35 家单位的候选委员及代表 70 余人参加了本次会议。

10月9日晚召开了委员选举大会，选举大会由山东省药学会秘书处张震主任主持，会议按照山东省药学会章程组织了选举工作并进行了大会表决。经选举，山东大学药学院院长刘新泳教授当选为第一届山东省药学会高等药学教育专业委员会主任委员，山东第一医科大学副校长姚庆强教授、中国海洋大学医药学院院长吕志华教授、青岛大学药学院院长王克威教授、山东中医药大学药学院院长张永清教授、烟台大学药学院院长王洪波教授、山东医学高等专科学校副校长葛淑兰教授当选为第一届专委会副主任委员。

10月10日召开了山东省药学会高等药学教育专业委员会成立大会暨学术会议，山东省药学会理事长李泮海、中国药科大学副校长姚文兵教授、山东大学校长助理易凡教授、专委会全体委员等出席开幕式，李泮海为专委会主任委员、副主任委员颁发了聘书。开幕式结束后召开了学术会议，会议邀请姚文兵教授、沈阳药科大学教务处处长夏焕章教授、浙江大学药学院副院长范骁辉教授、复旦大学药学院副院长张雪梅教授、山东大学本科生院院长刘传勇教授、山东大学药学院副院长张娜教授作了学术报告。专家们分别围绕着我国高等药学教育的发展现状和改革趋势、多样化药学人才培养的探索与实践、新时代药学拔尖人才培养的知与行、复旦大学"2+X"本科培养体系建设、生理学混合式教学改革探索、山东大学药学一流专业建设探索等主题进行了精彩演讲。

10月10日下午，吕志华教授、王洪波教授、葛淑兰教授、青岛大学药学院副院长孙勇教授、山东中医药大学药学院副院长容蓉教授分别以"蓝色药库"战略驱动的药学创新人才培养的探索与实践、产学研一体化育人机制创新与实践、药学类专业技术技能人才培养的实践与思考、青岛大学药学专业应用创新型人才培养、药学专业建设情况介绍为题作了学术报告。

（六）2019～2022年山东省药学类专业教学指导委员会第一次全体委员会议

2020年10月10日，山东省药学类专业教学指导委员会第一次全体委员会议在山东大学召开。山东大学药学院院长刘新泳教授、山东中医药大学药学院院长张永清教授、青岛科技大学夏亚穆教授、山东齐都药业有限公司董事长兼总经理郑家晴、中国海洋大学医药学院院长于广利教授、青岛黄海制药有限责任公司副总经理安良、潍坊医学院张维芬教授、滨州医学院王巧云教授、济宁医学院药学院院长王慧云教授、山东师范大学刘玉法教授等委员会委员出席了会议。教指委主任委员刘新泳教授主持了会议。

（七）山东省药学会高等药学教育专业委员会成立大会预备会议

2020 年 6 月 12 日，由山东大学药学院承办的山东省药学会高等药学教育专业委员会成立大会预备会议在趵突泉校区召开。山东大学药学院院长刘新泳致辞，山东省药学会理事长李洋海、山东省药学会秘书处主任张震、齐鲁医学院教务处副处长王立祥出席了会议，会议由山东大学药学院副院长张娜主持。来自山东大学、山东第一医科大学、中国海洋大学、青岛大学、山东中医药大学、烟台大学、山东医学高等专科学校共 7 所院校的药学院院长、教学副院长参加了会议。

二、药学专业实验的教学改革

2018 年，学院开设了"药学综合实验"课程，通过对药学综合大实验的学习，让学生将课堂上所学的理论知识综合运用到实践中，在实验中遇到问题会运用理论知识解决，完成了从理论到实践再到理论的过程，做到了融会贯通，学生的综合实践能力得到了明显提高。本课程还有助于让学生发现自己的专业爱好、特长及薄弱环节，提高综合素质。学生在实践中学习了研究性、创新性学习方法，提高了学习的自觉性和创新能力，并加强了团队合作精神，为未来的社会适应能力奠定了坚实的基础（实验大纲详见附表 10）。

三、制定教学管理系列文件

2014 年，学院整理了《山东大学药学院教学管理文件汇编》。

2018 年，为了进一步规范教学过程，学院制定了系列管理文件，对理论课、实验课及实践教学的各个环节进行了质量监控。其中，理论课教学管理文件有《山东大学药学院教师本科教学工作管理办法》《教研室主任工作岗位职责》，实验课教学管理文件有《山东大学药学院学生实验守则》《实验室主任工作岗位职责》，实践教学管理文件有《山东大学药学院学生申请校外生产实习意见》《山东大学药学院学生申请校外专题实习的意见》《山东大学药学院关于"综合大实验"课程管理的规定》，教学研究管理文件有《山东大学药学院骨干教师教学改革与研究项目管理办法》《山东大学药学院青年教师教学改革与研究项目管理办法》。

四、青年教师讲课比赛

药学院获评山东大学 2012 年青年教师课堂教学比赛优秀组织单位。

2015 年 5 月 28 日，举行了药学院青年教师讲课比赛，3 位老师获得一等奖，5 位老师获得二等奖。

2016 年 6 月 29 日，举行了药学和临床药学青年教师讲课比赛。郝国祥获特等奖，林贵梅、李荀、展鹏、生举正、冯瑞华获一等奖，程爱霞、韩秋菊、李瑶瑶、郑义获二等奖。

2017 年 11 月 28 日，举办了青年教师教学比赛，共计有 23 位来自药学院及教学医院的青年教师参加了比赛，邵伟教授、崔慧斐教授、郭秀丽教授、王海钠副教授、韩秀珍副教授担任评委，比赛由副院长张娜主持，山东大学齐鲁医学院教学促进与发展中心副主任王立祥出席了比赛。

2018 年 11 月 14 日，举办了药学院青年教师教学比赛，共计 22 位来自药学院及教学医院的青年教师参加了比赛。邵伟教授、赵桂森教授、范培红副教授担任评委，比赛由副院长张娜主持。展鹏、刘永军、沈涛获特等奖，郝国祥、武海艳、郑义获一等奖，韩秋菊、刘后梅、李瑶瑶、冯瑞华获二等奖，常文强、姜悦、张颖杰获三等奖。

2020 年 10 月 27 日，举办了药学院 2020 年度青年教师教学比赛，向兰教授、崔慧斐教授、焦波副教授、张颖杰副教授、韩秋菊副教授担任评委，刘后梅、郝国祥、侯旭奔、刘永军、张涛获一等奖，张志岳、姜悦、蔡容、叶磊、常文强获二等奖，李孝训、徐泽军、刘超、李翔、刘继田获三等奖。

五、承担的教改课题

近 10 年来药学院承担的教学改革项目如表 4-2 所示。

表4-2 近10年来药学院承担的教学改革项目一览表

序号	项目名称	课题来源	主持人	时间	经费/万元
1	现代药物分析学课程群建设的研究	山东省教育厅	王唯红	2012	2
2	《计算机辅助药物设计实验》电子指导书的研制	山东大学	方 浩	2013	1
3	基于网络环境下药理实验教学示范课程的构建及教学改革研究	山东大学	韩秀珍	2013	1
4	课堂内外结合，提高学生沟通能力	山东大学	郝国祥	2013	0.2
5	《临床药剂学》实验教材的编写	山东大学	黄桂华	2013	1
6	制药工程实践平台的建设与培养学生创新能力的研究	校级教学成果奖	黄桂华、邵 伟、臧恒昌、李爱国、席延卫	2013	—
7	剪尾法测定凝血时间小鼠固定器的制作	药学院	纪建波	2013	0.3
8	创新设计实验-中药有效成分的富集合与分析	药学院	季 梅	2013	0.3
9	基于行为学分析系统平台的实验项目开发	药学院	焦 波	2013	0.3
10	"制药工程+企业管理"双专业校企联合人才培养模式研究	山东大学	李雨嘉	2013	1
11	药学专业物理化学课程实践教学体系的改革与实践	山东大学	林贵梅	2013	1
12	构建创新教育体系多层面培养创新人才	校级教学成果奖	邵 伟、张泰松、李雨嘉、方 浩、黄桂华	2013	—
13	生物信息软件与在线数据库在 Gene Clone 课程中实例演示的研究与实践	山东大学	生举正	2013	0.2
14	充分利用校外资源，提高生药学教学水平	药学院	温学森	2013	0.5
15	热分子技术在药剂学实验中的应用	药学院	席延卫	2013	0.3
16	生药学视频公开课程建设	校级	向 兰	2013	0.3
17	基于课程中心平台的生药学课程群网络辅助教学方法综合改革与实践	山东大学	向 兰	2013	2
18	制药工程专业"质量受权人计划"人才培养模式研究	山东大学	臧恒昌	2013	1

续表

序号	项目名称	课题来源	主持人	时间	经费/万元
19	药学专业本科毕业论文过程管理的研究	山东大学	张泰松	2013	1
20	生物大分子作用仪 Biacore3000 在药物靶标活性化合物筛选方面的深度开发及利用	药学院	张新科	2013	0.3
21	《药用植物野外实习》电子指导书的研制	山东大学	赵　宇	2013	0
22	"计算机辅助药物设计"课程建设	山东大学	方　浩	2014	0.5
23	提高药理学双语教学效果的关键因素	山东大学	郭秀丽	2014	1
24	基于"通过设计促进理解"理论的《药事法规》网络课程设计	山东省	郝国祥	2014	1
25	药学专业无机化学教学方法的探讨	山东大学	李　荀	2014	0.3
26	生药学课程群支干课程"中药鉴定学"网站的建设	山东大学	向　兰	2014	0.3
27	医学院 MBBS 项目留学生有机化学全英文教学研究	药学院	杜吕佩	2015	0.3
28	合理用药科普类课程"生活中的用药知识"的设计与开设	药学院	郝国祥	2015	0.5
29	借助校园无线网络平台探索药学《无机化学》的教学新模式	药学院	李　荀	2015	0.3
30	以学生自主创新能力持续发展为目标的 CDIO 模式实践体系研究	药学院	林贵梅	2015	0.5
31	"课程中心平台"在本科教学中的应用探索	药学院	沈　涛	2015	0.5
32	课程中心平台在本科教学中的应用探索	药学院	沈　涛	2015	0.5
33	生物信息学在生物技术药物课程中应用的研究与实践	药学院	生举正	2015	0.5
34	以学生和需求为中心的药学本科人才"三段式"培养模式研究	山东大学	王凤山	2015	60
35	山东省临床药学教育调研项目	部级	王凤山	2015	2
36	BOPPPS 模式在药物分析课程教学中的应用	药学院	王海钠	2015	0.3
37	天然药物化学数字教材的制作及应用	药学院	王小宁	2015	0.3
38	GMP、6S 管理在实验教学中的探索与实践	药学院	冯瑞华	2016	0.5
39	基于复合型药学人才培养的"大学生创新实验"教学改革与探索	药学院	韩秋菊	2016	0.3
40	形成性评价的策略研究	药学院	郝国祥	2016	0.5

序号	项目名称	课题来源	主持人	时间	经费/万元
41	构建基于云班课的虚拟学习社区及其促进在线学习粘性的研究	药学院	李 荀	2016	0.5
42	药学专业物理化学（实践）教学模式研究与探索	药学院	林贵梅	2016	0.5
43	生物信息学在生物技术药物与基因克隆课程中应用的研究与实践	药学院	生举正	2016	0.5
44	研究型案例教学法在药学本科教学中的应用	药学院	展 鹏	2016	0.5
45	创新实验经历对药物分析课程教学效果的影响及启发	药学院	郑 义	2016	0.3
46	项目式实验教学在天然药物化学实验课中的应用	药学院	常文强	2017	0.3
47	利用形成性教学反馈促进教与学	药学院	范培红	2017	0.8
48	《药物设计学》	山东大学	方 浩	2017	2
49	微视频在注射剂和颗粒剂实验中的应用	药学院	冯瑞华	2017	0.5
50	BOPPPS教学法在药理学课程课堂教学中的应用研究	山东大学齐鲁医学院	郭秀丽	2017	1
51	药理学BOPPPS教学设计与实训课程建设	药学院	郭秀丽	2017	1.5
52	基于OBE教学模式的免疫药物学综合大实验改革探讨	药学院	韩秋菊	2017	0.5
53	信息化环境下基于SPOC的药理学混合教学模式探索与课程建设	药学院	韩秀珍	2017	0.5
54	基于BOPPPS教学模式的合理用药科普选修课程课堂教学优化研究	山东大学齐鲁医学院	郝国祥	2017	2
55	给予成果导向教育理念的"生活中的用药知识"课程设计	药学院	郝国祥	2017	0.8
56	利用"MOOCs"理念提高药剂实验教学质量	药学院	黄桂华	2017	0.5
57	《临床药理学实验》讲义	药学院	焦 波	2017	0.5
58	混合式学习社区在药学类"无机化学"课程中的应用与效果评价	山东大学齐鲁医学院	李 荀	2017	2
59	融入PBL和翻转课堂的云教育模式探讨	药学院	李 荀	2017	1.5
60	以学生自主创新能力持续发展为目标的CDIO模式实践体系研究	山东大学齐鲁医学院	林贵梅	2017	2

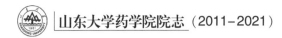

续表

序号	项目名称	课题来源	主持人	时间	经费/万元
61	"药学综合实验（药剂学方向）"课程建设	山东大学齐鲁医学院	林贵梅	2017	1
62	基于结果导向的药学综合实验成绩评价体系的建立——以药剂学方向为例	药学院	林贵梅	2017	1.5
63	微信公众平台在分析化学教学中的应用	药学院	刘后梅	2017	0.5
64	药学本科人才"三段式"培养标准化教学体系建设、研究与实践	山东大学齐鲁医学院	刘新泳	2017	8
65	模块化、多元化教学模式在制药工程专业药物分析教学中的探索与应用研究	药学院	刘秀美	2017	1.5
66	网络视频课在"工业药剂学"课程中的探索与研究	药学院	刘永军	2017	0.8
67	药学院学生素质拓展培养计划	山东大学齐鲁医学院	马宏峰	2017	0.6
68	生药学实验改革中"科研成果向本科实验教学转化"的探索	药学院	沈 涛	2017	0.8
69	生物信息学在课程中应用的研究与实践	药学院	生举正	2017	0.5
70	精准医学背景下临床药学专业"药物分析"课程混合式教学模式的研究与实践	山东大学齐鲁医学院	王海钠	2017	2
71	"药学综合实验"（药物分析方向）形成性评价体系教学资料库的建立	山东大学齐鲁医学院	王海钠	2017	1
72	主体间性视角下"药物分析"课程混合式教学的教学效果评价体系建设	药学院	王海钠	2017	1.5
73	基于QQ群的有机波谱解析与药学专业英语课程教学设计与研究	药学院	王小宁	2017	0.8
74	形成性评价体系在药学本科人才"三段式"培养"药学综合实验"高阶教学中的应用与效果评估	山东大学齐鲁医学院	向 兰	2017	4
75	"大学生创新实验"基本技能视频资料库的构建	山东大学齐鲁医学院	向 兰	2017	1
76	生药学实验课程中大健康产品开发创新创业模块构建及实践	药学院	向 兰	2017	1.5
77	关于分析化学实验教学内容及方法改革初探	药学院	杨新颖	2017	0.5

序号	项目名称	课题来源	主持人	时间	经费/万元
78	建构主义视角下思维导图在无机化学教与学中的应用	药学院	展　鹏	2017	0.8
79	研究型案例教学法在临床药学本科基础课程教学中的应用	山东大学齐鲁医学院	展　鹏	2017	1
80	开设药学综合大实验，建立创业创新教育新模式	山东大学资产部	张　娜	2017	5
81	药学专业创新创业教育实践基地建设	山东大学齐鲁医学院	张　娜	2017	4
82	新版《化学制药工艺学》教学课件的制作和完善	药学院	张颖杰	2017	0.3
83	药物晶型综合性实验	药学院	赵桂森	2017	0.5
84	临床药学专业"临床药物治疗学"课程建设	山东大学齐鲁医学院	赵　维	2017	4
85	计算机模拟–案例授课法在药剂学教学中的研究与应用	山东大学齐鲁医学院	翟光喜	2018	1
86	基于OBE教学模式的免疫药物学综合大实验改革探讨	山东大学齐鲁医学院	韩秋菊	2018	0.8
87	基于CBL的引导式教学在临床药理学教学中的实践与探索	山东大学齐鲁医学院	韩秀珍	2018	1
88	药学本科药剂实验教学改革与实验教材建设	山东大学齐鲁医学院	黄桂华	2018	1
89	后MOOC时代基于线上线下相结合的工业药物分析混合教学模式的设计与实践研究	山东大学齐鲁医学院	刘秀美	2018	1
90	基于三全育人理念的学生素质拓展培养模式研究与实践——以山东大学药学院为例	山东大学齐鲁医学院	马宏峰	2018	2
91	"参与式教学法"在大学生创新实验中的实践和探索	山东大学齐鲁医学院	张　建	2018	4
92	信息化环境下基于SPOC和CBL的临床药理学混合教学模式探索与实践	山东大学	韩秀珍	2019	4
93	阿司匹林对血小板聚集的影响（虚拟仿真）	山东大学	焦　波	2019	1
94	一流药学专业本科人才培养的综合改革与实践	山东大学	刘新泳	2019	3

第四章　本科教育

续表

序号	项目名称	课题来源	主持人	时间	经费/万元
95	"在线分支场景学习"在药剂学教学中的应用探索	山东大学	刘永军	2019	4
96	基于学科特点的三全育人体系构建与实践研究——以山东大学药学院为例	山东大学	马宏峰	2019	4
97	药物分析课程群多维度教学模式的创新与实践	山东大学	王海钠	2019	2
98	"药物分析"课程混合式教学模式的研究与实践	山东大学	王海钠	2019	4
99	研究型案例教学法在药学本科基础课程教学中的应用	山东大学	展鹏	2019	4
100	基于微课的翻转课堂在MBBS留学生有机化学实验教学中的应用研究	山东大学齐鲁医学院	张颖杰	2019	2
101	药物化学与药物设计学虚拟仿真实验	山东大学	方浩	2020	5
102	信息化环境下基于SPOC和CBL的临床药理学混合教学模式探索与实践	山东大学	韩秀珍	2020	2
103	形成性评价在合理用药选修课程中的应用对策研究	山东大学	郝国祥	2020	4
104	课程思政示范课程"生活中的用药知识"建设的探索与实践	山东大学	郝国祥	2020	2
105	基于"两性一度"的工业药物分析线上金课建设	山东大学	刘秀美	2020	4
106	天然药物化学设计性实验教学方法改革	山东大学齐鲁医学院	孙隆儒	2020	2
107	基于实验技能培训与专业技能竞赛的药学实验教学体系建设	山东大学齐鲁医学院	王海钠	2020	2
108	"药物分析"课程混合式教学模式的研	山东大学	王海钠	2020	2
109	启发式教学案例库的构建及其在留学生无机化学全英文教学中的应用	山东大学齐鲁医学院	展鹏	2020	4
110	研究型案例教学法在药学本科基础课程教学中的应用	山东大学	展鹏	2020	2
111	建设课程思政新体系构筑药学育人大格局	山东大学齐鲁医学院	张慧	2020	4

序号	项目名称	课题来源	主持人	时间	经费/万元
112	新医科背景下"齐鲁药学堂"人才培养体系研究	山东大学	张　娜	2020	30
113	新医科背景下"齐鲁药学堂"拔尖人才培养体系研究	山东省本科教学改革研究项目	张　娜	2020	5
114	新形态一体化教材《生物技术制药》的建设	山东大学	崔慧斐	2021	4
115	"天然药物化学"课程思政建设	山东大学	范培红	2021	2
116	《药理学》	山东大学	郭秀丽	2021	4
117	线上线下融合,开展"药学综合实验"研究性学习	山东大学	韩秋菊	2021	4
118	具有药学特色的有机化学课堂教学优化研究	山东大学	李孝训	2021	4
119	"物理化学"课程思政建设	山东大学	林贵梅	2021	2
120	天然药物化学线上线下混合式教学课程的建设	山东大学	孙隆儒	2021	4
121	基于落实拓展培养计划的德育素质评价实施路径研究	山东大学	王巍巍	2021	2
122	基于全过程学业评价与非标准答案考试的无机化学教学改革	山东大学	展　鹏	2021	4
123	"无机化学"课程思政建设	山东大学	展　鹏	2021	2
124	基于6S管理的实验室安全信息化联动联防平台建设	山东大学	张　娜	2021	20
125	临床药学卓越人才培养体系研究	山东大学	赵　维	2021	10

第八节　本科教学评估

2017年3月,药学院召开了本科教学审核评估核心组人员的二次会议,就下一阶段学院的本科教学审核评估工作进行了部署和研讨。根据各项目组的任务方向,学院下发了提交数据所需的78个表格和"山东大学2017年本科教学工作审核评估学院自评报告（模板）"，参会人员在现场针对各自小组的任务特点进行了分组研讨，张娜副院长亲自参与其中，并针对各组的工作特点提出了意见和建议。本次会议令各参会人员再次明确了分工及审核要点，明晰了审核评估数据采集及自评报告的时间节点，为下一阶段学院本科教学审核评估工作的顺利开展奠定了基础。

2017年5月，学院顺利完成了审核评估预评估。在该学期的迎评工作中，共召开全体职工大会3次，骨干教师培训了6次，迎评重点人群培训了2次；试卷、毕业论文等教学档案资料学院核查了3次，学校抽查了1次。实验室、教研室等环境整理检查了4次。各项工作基本达到了评估要求，专家对药学院的访谈工作顺利完成。

2017年10月，学院顺利完成了本科教学评估迎评的各项工作，完成了审核评估自评估报告，准备了各项支撑材料。学院以本科教学审核评估为契机，为学院专业建设和本科教学工作把脉、诊断和开方，有力地促进了学院药学三大专业的建设和发展。学院今后将继续坚持以教学为中心，全面深化改革，扎实推动学院本科教学工作迈上新台阶。具体表现在教学上，就是要加强狠抓教育教学管理，以教学工作为重心，以培养学生的创新精神和实践能力为重点；加强教学常规管理，深化课堂教学改革，认真落实课程计划，落实教学常规；狠抓教学常规工作，重务实，重实效，制定教学规章制度，做到严格要求、严格管理，努力提高课堂教学效率，切实加强"备、教、辅、改、评、析"的教学过程管理，加强集体备课，健全督导听课制度，做到随时跟踪，加强督导。

第九节 药学专业认证

教育部高等学校药学类专业教学指导委员会药学专业认证工作是2018年度学院的核心任务之一，学院多次召开了本科教学认证会议，布置迎评工作。学院成立了专业认证领导小组和工作小组，暑期完成了认证工作相关的材料整理和认证自评估报告。

2018 年 9 月 21 日，药学院召开了药学专业认证全院动员大会。2018 年 10 月 31 日和 2018 年 11 月 19 日，山东大学齐鲁医学院会同药学院，组织齐鲁医学院后勤保障部、人事处、学生处、财务与资产管理处等相关部门，分别召开了 2 次药学专业预认证工作协调会。11 月 7 日，顺利完成了专业认证预认证。在迎评工作中，召开了全体职工大会 1 次，核心课程研讨会 1 次，骨干教师培训了 6 次，迎评重点人群培训了 2 次；试卷、毕业论文等教学档案资料学院核查了 3 次，完成了自评估报告，准备了 55 项支撑材料。各项工作基本达到了认证要求。

2018 年 11 月 21 至 23 日，迎接了全国药学类本科专业认证评估专家委员会专家组对药学院药学专业认证的现场考察工作。专家组听取了药学院院长刘新泳教授关于山东大学药学院药学专业自评情况的汇报，实地考察了实验室环境和仪器设备情况，随机听取了 5 门次理论课程和 1 门次实验课，分别会晤了陈子江校长、职能部门领导、专业负责人、专任教师等 14 人次，会晤了学生 30 名，调阅了 10 门课程的试卷 630 份和 12 门实验课程的实验报告 567 份，调阅了近三届毕业生毕业论文 210 份，电话访谈毕业三年内的毕业生 18 位，走访了千佛山医院和齐都药业两家毕业生接收单位和实习基地。通过哌替啶的镇痛作用、DNA 的制备与分析及醋酸泼尼松片的 UV 法含量测定 3 个实验项目操作，考察了 12 名学生对药理学、药物分析和生化与生物技术实验基本技能的掌握情况。通过抗肿瘤单克隆抗体药物及其作用机制、纳米递药系统的优缺点及应用前景、临床上使用的抗肿瘤药物主要种类 3 个题目的综述报告及现场答辩，考察了 12 名学生对药理学、药剂学、药物化学等专业核心课程相关知识点的掌握及应用情况。

11 月 23 日下午，召开了山东大学药学专业认证专家组反馈会，专家组组长、中国药科大学副校长姚文兵教授代表专家组作了总体反馈。姚文兵教授表示，山东大学党政领导及药学院全体师生高度重视本次药学专业认证工作，相关部门和人员认真准备，常态化展示，"以评促建"的工作成效明显。山东大学药学院较为准确地理解、把握了认证工作的相关文件要求和指标内涵，认真总结了药学专业教育教学改革发展的思路定位和特色，按照指标体系对药学专业本科人才培养进行了全面自查，找出了存在的问题，提出了整改的对策，为药学专业进一步提高教学水平和人才培养质量打下了良好的基础。专家组还提出了四点建议：一是进一步明确专业培养目标，扩大本科生国际教育，完善具有山东大学特色的药学人才培养方案；二是进一步加强与制药企业的深度实质性合作，共同培养创新型药学人才；三是进一步扩大师资队伍建设，加强教学改革的顶层设计；四是进一步强化学生学习管理信息化建设和教学条件智慧化建设。

第十节　教学实验室发展概况

2012 年 12 月，张娜任药学实验教学示范中心主任。2014 年 1 月，随着学院中层领导班子的调整，药学实验教学示范中心各实验室主任也进行了相应的调整：赵桂森任药物发现实验室主任，黄桂华任药物制剂与制药工程实验室主任，杨新颖任药物分析实验室主任，焦波任药物评价实验室主任，马斌任药物分析测试中心主任。2019 年 3 月，王海钠任药学实验教学示范中心主任。

实验教学示范中心下属的药物分析测试中心是山东大学利用"985""211"以及"山东省重大新药创制平台"等项目资助建设的高水平药物分析测试共享平台，现有多台世界一流水平的大型精密仪器，设备总值 3000 万元人民币。分析测试中心目前拥有瑞士 Bruker 公司的 AVANCE 600 兆超导超屏蔽傅立叶变换核磁共振波谱仪、美国 Thermo Fisher 公司的 LTQ Orbitrap XL 型高分辨液质联用仪、美国 Applied Biosystems 公司的 API 5500 型三重四极杆液 – 质联用仪、美国 Waters 公司的 GCT 型高分辨气 – 质联用仪、英国 Applied PhotoPhysics 公司的 Chirascan 型圆二色光谱仪、美国 Thermo 公司的 NICOLET 6700/NXR FT – Raman 红外/拉曼联用仪和美国 Thermo 公司的 NICOLET iN10 型显微红外光谱仪等仪器。药物分析测试中心作为学校的公共服务平台之一，所有仪器向全校开放使用，积极为教学、科研和学科建设提供技术支撑和优质的服务。

药学院教职工积极参与实验室改革，2010 ~ 2021 年共申报了实验室软件建设项目近 30 项，药学院实验室及实验技术人员获校级以上教学荣誉近 10 项（见表 4 –3 和表 4 –4）。

表 4-3 2010~2021 年山东大学教学实验室软件建设项目一览表

编号	项目	负责人	截止时间	经费/万元
sy2010403	天然药物化学系列实验改革和教材编写	孙隆儒	2011.7	0.9
sy2010404	顶空气相色谱技术系列实验的研究	杨新颖	2011.7	0.6
sy2010405	气相色谱仪填充柱进样口的改造与安装	侯 准	2011.7	0.8
sy2011418	药学专业《药剂学》实验教材的编写	黄桂华	2012.12	0.7
sy2011419	基于 web 的生药墨线图和显微切片电子资源库的应用开发	向 兰	2012.6	0.7
sy2011420	高压匀质机微型热交换器的制作及高压阀座修复技术研究	李爱国	2012.9	0.8
sy2011421	计算机辅助药物设计实验讲义修订	李敏勇	2012.6	0.6
sy2012416	生物技术制药综合性实验教学录像制作	曹吉超	2013.12	0.6
sy2012417	小动物活体成像仪的深度开发研究与药物评价	程艳娜	2013.12	0.9
sy2012418	全自动干燥实验机的研制	温学森	2013.12	0.9
sy2012419	药物发现实验室安全手册编制	赵桂森	2013.12	0.6
sy2013412	《计算机辅助药物设计实验》电子指导书的研制	方 浩	2014.7	0.6
sy2013413	《药用植物野外实习》电子指导书的研制	赵 宇	2014.6	0.6
sy2013414	《临床药剂学》实验教材的编写	黄桂华	2014.12	0.6
sy2013415	基于 web 和实践相结合的药理学实验教学模式研究	韩秀珍	2014.12	0.6
sy2014406	全自动干燥实验机在生药学实验教学中的应用	温学森	2014.12	0.6
sy2014407	药物制剂实验 CAI 课件的制作——液体药剂	席延卫	2015.12	0.6
sy2015411	"中药数字标本馆"的研制及其在网络辅助教学中的应用	赵 宇	2016.5	0.6
sy2015412	树脂应用技术实验仿真教学课件开发	曹吉超	2016.5	0.6
sy2016301	制药工程实验室大型设备的管理、维护、应用与开发	黄桂华	2017.12	0.5
sy20172402	开设药学综合大实验,建立创业创新教育新模式	张 娜	2019.3	5
sy20173405	药物评价实验的授课形式改革	张新科	2018.6	1

续表

编号	项目	负责人	截止时间	经费/万元
sy20173406	基于 Google Earth 软件和趵突泉校区校园绿化的数字药用植物园建设	赵　宇	2018.6	1
sy20183405	基于微视频的翻转课堂在药物制剂新技术实验中的探索与应用	冯瑞华	2019.6	1
sy20193407	阿司匹林对血小板聚居的影响（虚拟仿真）	焦　波	2020.6	1
sy20211402	基于 6S 管理的实验室安全信息化联动联防平台建设	张　娜	2023.12	20

表 4-4　2010~2021 年实验技术人员获校级以上教学荣誉一览表

荣誉称号	获奖单位或人员	评奖部门	获奖时间
山东大学实验室软件项目优秀奖	侯　准	山东大学	2011
山东大学资产清查先进单位	药学院	资产与实验室管理部	2016
山东大学实验室工作先进个人	黄桂华	资产与实验室管理部	2017
山东大学实验室工作先进个人	侯　准	资产与实验室管理部	2017
大型仪器设备考核优秀单位二等奖	药学院	资产与实验室管理部	2018
山东大学实验室工作先进个人	赵　宇	资产与实验室管理部	2018
第二届医药院校药学中药学世界大学生创新创业暨实验教学改革大赛特等奖	翟光喜	教育部高等学校药学类专业教学指导委员会	2018
大型仪器设备考核优秀单位二等奖	药学院	资产与实验室管理部	2019
山东大学实验室工作先进个人	杨新颖	资产与实验室管理部	2019

第五章　研究生教育

第一节　研究生教育概况

自 2011 年以来，药学院的研究生教育有了突飞猛进的发展。药学院 2011 年成为全国第一批获得生物与医药领域工程博士学位授予权的培养单位；2017 年开始招收非全日制药学硕士；2019 年经过教育部工程领域学位点对应调整，药学院原制药工程领域工程硕士学位授权点调整为生物与医药领域工程硕士学位授权点。学院在 2012 年教育部开展的第三轮学科评估中名列第十，在 2016 年教育部开展的第四轮学科评估中排名并列第六位，获评等级 A -。

2011~2020 年，药学院的研究生教育从以学术型为主逐渐发展为学术型与专业型研究生教育协同发展。研究生招生专业增加了生物与医药（2020 年开始招生）、药学（2011 年开始招生）两个专业学位专业。学术型研究生招生规模每年稳定在 80 人左右（含博士 25 人左右），专业型研究生招生规模由开始的 19 人发展到现在的每年 120 人左右（含博士 8 人左右）。目前学院的研究生类型包含全日制学术型博士、全日制专业型博士、同等学力申请博士（2020 年停招）、留学生博士、全日制学术型硕士、全日制专业型硕士、非全日制专业型硕士（2017 年开始招生）、留学生硕士、在职攻读硕士学位（2017 年停招）、同等学力申请硕士。

2011~2020 年，药学院共招收硕士研究生 1230 人，授予学位 874 人；招收博士研究生 312 人，授予学位 244 人。现在校博士研究生 142 人，硕士研究生 475 人。

近年来，药学院致力于推进一流研究生导师队伍建设，学院现有博士研究生导师 40 人，硕士研究生导师 75 人，校外合作导师 68 人。目前，基本形成了以领军人才为核心，以优秀中青年留学回国人员为骨干的教学科研队伍。研究生导师均具有博士学位，学术带头人及学术骨干均具有一年以上海外学习或工作背景。

第二节　学位授予权情况

2011 年，药学院获得了生物与医药工程领域工程博士学位的授予权。2019 年，根据《国务院学位委员会关于下达工程硕士、博士专业学位授权点对应调整名单的通知》（学位〔2019〕5 号），制药工程领域工程硕士学位授权点调整为生物与医药领域工程硕士学位授权点。

自 2011 年以来，随着药学院的不断发展，拥有博士学位授予权的二级学科专业涵盖了药物化学、微生物与生化药学、药理学、药物分析学、药剂学、生药学、天然药物化学、免疫药物学 8 个专业，每年招收博士研究生 35 人左右；拥有硕士学位授予权的二级学科专业涵盖了药物化学、微生物与生化药学、药理学、药物分析学、药剂学、生药学、天然药物化学、制药工程学、临床药学、免疫药物学、药学、生物与医药 12 个专业，每年招收硕士研究生 180 人左右。

博士招生逐步推进"申请－考核"制招生方式。工程博士一直采用的是"申请－考核"制招生，普通博士是 2014 年开始试行"申请－考核"制，2020 年全面取消公开招考，均采用"申请－审核"制招生。

一、药学一级学科博士学位授权点的发展

2017 年，药学院药学博士学位点开展了学校自评估工作，参加自评估工作会议的专家有黄民（中山大学药学院）、高向东（中国药科大学生命科学学院）、于广利（中国海洋大学医药学院）、裴瑾（吉林大学药学院）、傅强（西安交通大学药学院），与会专家一致同意学院药学博士学位点、制药工程专业硕士学位点通过合格评估。

2018 年，学院药学博士学位点进行国家学位点合格评估，评估结果为合格。2020 年，学院药学一级学科参加教育部第五轮学科评估工作。

二、生物与医药领域工程博士（专业学位）学位授权点的发展

2011 年，为适应创新型国家建设需要，完善我国的工程技术人才培养体系，教育部发布了《工程博士专业学位设置方案》（学位〔2011〕10 号）的通知，药学院依托国家重大科技专项，申报了生物与医药工程领域工程博士专业学位授权点并顺利获批，2012 年招收了第一届工程博士 2 人。学院的生物与医药工程领域工程博士重点培养专业博士研究生解决生物与医药工业领域内重大应用性课题或新药创制研究的关键技术的综合能力，招生主要面向国家重点行业、国家科技重大专项项目、战略性新兴产业行业中的技术骨干。

2015 年，学院参加了全国工程专业学位研究生教育指导委员会组织的工程博士培养试点单位评估工作，并顺利通过了评估。

2018 年，教育部进行工程领域学位点对应调整。原生物与医药领域工程博士（专业代码085273）对应调整为生物与医药领域工程博士（专业代码086000）。

2019 年，在招收全日制定向技术骨干的基础上，生物与医药领域工程博士开始招收全日制非定向博士生。生物与医药领域工程博士的招生规模由最初的 2 人增加至每年 8 人左右。

三、药学硕士（专业学位）学位授权点的发展

2011 年，药学院正式开始招收全日制药学专业学位硕士研究生，首届招生人数为 19 人。在招收全日制药学硕士的基础上，2017 年开始招收非全日制药学硕士。药学硕士招生人数逐年增加，2020 年招生人数增加至 110 人（含非全日制 10 人）。学院药学硕士培养方向设置了工业药学、临床药学两个研究方向。

2014 年，学院参加了药学硕士专业学位授权点专项评估，评估结果为合格。

2020 年，学院参加了教育部组织的药学专业学位水平评估工作。

为推动药学专业学位研究生教育的规范发展和质量提升，药学院积极承办全国药学专业学位研究生教育指导委员会年会。2013 年，承办了全国药学专业学位研究生培养单位第二届年会；2020 年，承办了全国药学专业学位改革创新发展暨

中国药学硕士专业学位教育10周年交流研讨会。

四、制药工程领域工程硕士（专业学位）学位授权点的发展

自2011年起，制药工程领域工程硕士招生人数逐年减少，年均招生量在10人以下。

2018年，学院制药工程领域工程硕士学位授权点开展了国家学位点自评估，评估结果为合格。2019年，对应调整至生物与医药领域工程硕士学位授权点（专业代码086000）。

五、生物与医药领域工程硕士（专业学位）学位授权点的发展

2019年，经过教育部工程领域学位点对应调整，药学院作为牵头单位，联合山东大学国家糖工程技术中心、山东大学微生物技术国家重点实验室、生命科学学院、海洋学院、控制学院，将原制药工程制药工程（专业代码085235）、食品工程、轻工技术与工程、生物工程领域工程硕士学位授权点对应调整为生物与医药领域工程硕士学位授权点（专业代码086000）。

2020年，生物与医药领域工程硕士开始招生，药学院首届招生人数为25人。

六、在职研究生的培养

因国家招生政策变化，2016年在职攻读工程硕士专业学位研究生停止招生，2021年，同等学力申请博士停止招生。目前，在职研究生的招生类型仅有同等学力申请硕士，年均招生量为10~20人。

第三节　导师队伍

自2011年以来，学院共有148人担任研究生导师。目前，学院有博士研究生导师40人，硕士研究生导师75人。其中，有国家级高层次人才2人，国家杰出青年基金获得者3人，教育部新世纪优秀人才3人，山东省医学领军人才1人，

山东省自然科学杰出青年基金获得者 4 人，泰山学者 10 人，山东大学齐鲁青年学者 17 人。专业化、高水平的师资队伍为研究生的培养提供了保障。

自 2016 年以来，山东大学齐鲁医学院制定了《齐鲁医学院博士生招生人员认定科研要求》，对导师的科研项目、学术成果、可支配经费进行了详细规定，并对科学学位研究生导师和专业学位研究生导师的招生资格进行了分类认定。申请招收工程博士专业学位研究生的人员，原则上应有在研的横向课题或具有重要工程应用背景的纵向课题。申请招收专业学位硕士的导师须有一定相关工作经验，获得副高职称须 2 年以上。药学院博士研究生导师如表 5-1 所示。

表 5-1　药学院博士研究生导师一览表

专业	导师	导师聘任时间	专业	导师	导师聘任时间
药物化学	徐文方	2000	天然药物化学	娄红祥	2000
	刘新泳	2006.6		沈月毛	2009.4
	王炳和*	2007.12		刘　磊**	2012.6
	赵桂森	2007.6		程爱霞	2018.6
	李敏勇	2008.12		鲁春华	2019.6
	方　浩	2009.6		范培红	2019.6
	刘兆鹏	2011.6		李瑶瑶	2019.6
	马淑涛	2011.6		王小宁	2020.6
	李孝训	2018.6		任冬梅	2020.6
	单　刚	2019.6		鞠建华	2021.6
	余志义	2019.6	药理学	张庆柱	2003.12
	展　鹏	2020.6		郭秀丽	2015.6
药剂学	张　娜	2009.6		赵　维	2015.6
	翟光喜	2011.6		赵保兵	2018.6
	栾玉霞	2016.6		张　涛	2019.6
	姜新义	2018.6		秦承雪	2019.6
	张志岳	2019.6	免疫药物学	张　建	2006.6
	林贵梅	2019.6		张　彩	2009.6

续表

专业	导师	导师聘任时间	专业	导师	导师聘任时间
药物分析学	赵忠熙	2010.6	微生物与生化药学	王凤山	2001.12
	王磊	2012.6		吉爱国	2002.12
	邢杰	2012.6		凌沛学*	2003.12
	宋淳**	2012.6		臧恒昌	2015.6
	蔡容	2019.6		生举正	2019.6
	刘武	2020.12	生药学	沈涛	2019.6
	—	—		向兰	2020.6

注：*者为本院兼职导师；**者为已调离导师。

药学院硕士研究生导师如表5-2所示。

表5-2　药学院硕士研究生导师一览表

专业	导师	导师聘任时间	专业	导师	导师聘任时间
药物化学	徐文方	1992.12	药物分析学	王唯红	1999.12
	刘新泳	1998.5		郎爱东	2003.6
	赵桂森	1999.12		聂磊	2009.1
	王朴	2005.6		邢杰	2008.12
	方浩	2004.12		赵忠熙	2010.12
	马淑涛	2003.6		杨新颖	2014.12
	刘兆鹏	2005.12		王海钠	2014.12
	李敏勇	2008.12		宋淳**	2014.12
	李苘**	2008.12		王姝麒	2017.12
	顾国锋	2008.12		蔡容	2019.12
	王炳和*	2007		刘武	2020.12
	杜吕佩	2010.12	生药学	温学森	2001.9
	吴敬德	2012.12		向兰	2006.12
	展鹏	2014.12		沈涛	2015.12
	张颖杰	2015.12	药理学	张庆柱	2001.9
	李孝训	2017.12		焦波	2001.9
	单刚	2019.12		郭秀丽	2001.12
	余志义	2019.12		韩秀珍	2010.12
	金康	2020.12		史艳秋	2010.12
	侯旭奔	2020.12		刘兆华*	2014.12

专业	导师	导师聘任时间	专业	导师	导师聘任时间
药剂学	邵 伟	2001.9	药理学	孙德清*	2016.12
	郭瑞臣	2003.11		赵保兵	2018.12
	翟光喜	2001.12		张新科	2019.12
	黄桂华	2003.6		秦承雪	2019.12
	张 娜	2004.12		—	—
	李凌冰	2004.12	天然药物化学	娄红祥	1992.12
	栾玉霞	2008.12		沈月毛	2009.4
	林贵梅	2014.12		孙隆儒	2002.6
	刘安昌*	2014.12		任冬梅	2006.12
	郭瑞臣*	2014.12		程爱霞	2008.12
	姜新义	2017.12		王小宁	2008.12
	张志岳	2018.12		范培红	2010.12
	刘永军	2018.12		鲁春华	2010.12
	姜 悦	2020.12		李瑶瑶	2015.12
微生物与生化药学	王凤山	1994.12		刘 磊**	2012.12
	吉爱国	1997.12		常文强	2018.12
	凌沛学*	1999		徐泽军	2020.12
	崔慧斐	2001.9		张较真	2020.12
	靳 岚	2008.12	临床药学	苏乐群*	2001.9
	刘纯慧	2010.12		孙淑娟*	2003.6
	曹鸿志*	2010.12		黄 欣*	2010.12
	师以康*	2010.12		侯 宁*	2010.12
	生举正	2014.12		赵 维	2014.12
	朱希强*	2014.12		李 妍*	2014.12
制药工程学	臧恒昌	2001.12		俞淑文*	2014.12
	郭学平*	2001.12		完 强*	2016.12
	李 连	2020.12		徐 巍*	2016.12
免疫药物学	张 建	2002.8		武 静*	2020.12
	张 彩	2004.7		王荣梅*	2020.12
	韩秋菊	2019.12		—	—
	张 涛	2019.12		—	—

注： *者为本院兼职导师；**者为已调离导师。

第四节　培养方案

2011 年，学院首次制定了药学硕士（专业学位）培养方案。2012 年，学院首次制定了工程博士（专业学位）培养方案。其他类型硕博培养方案每隔一年修订一次。自 2020 级研究生开始，对国际留学生与国内学生采取趋同化管理，使用同一版培养方案。研究生培养方案主要由学习年限、课程学习、培养环节、学术成果和论文答辩组成。

一、学习年限

在目前的培养方案中，全日制硕士研究生学制为三年，博士生学制四年，硕博连读研究生为五年。全日制硕士研究生的学习年限可在相应基本学制基础上延长一年。非全日制硕士研究生、博士研究生、硕博连读研究生的学习年限可在相应基本学制基础上延长两年。

学术型博士以第一作者（山东大学为第一作者单位）在 SCI 收录期刊上发表与学位论文相关的 JCR 1 区学术论文（不含综述）1 篇，经导师、培养单位同意可申请提前毕业，最长提前时间不超过 1 年；硕士研究生在校期间曾获得校级以上部门优秀学术成果荣誉的硕士研究生，经导师、培养单位同意，可申请提前毕业（提前毕业时间不得超过一年）；硕博连读研究生和直博研究生不允许提前毕业。

二、课程设置

研究生的课程学习实行学分制管理模式，在校生必须达到培养方案所规定的基本学分方为合格。

研究生课程从学习要求上分必修课（学位公共课、学位基础课、学位专业课）、选修课（专业选修课、非专业选修课）和补修课程（跨学科研究生需补修的课程，不计学分）。导师根据研究生培养需要或课题研究方向，指导学生选择培养方案所列课程。

2020 版研究生课程设置见附表。

三、培养环节

现行的学术型研究生培养环节包括：前沿讲座、讨论班、中期筛选、海外学分、三助一辅、入学教育、社会实践（硕士）、转博资格考试（转博生）、预答辩（博士）。

现行的专业型硕士研究生培养环节包括：专业实践、中期筛选、创新创业教育、海外学分、入学教育。

现行的专业型博士研究生培养环节包括：前沿讲座、讨论班、预答辩、海外学分、入学教育。

四、学术成果

（一）硕士学术成果

1. 学术型硕士

2020 版之前的硕士培养方案对学术成果明确规定：在学期间须在国内重要学术刊物上发表 1 篇与学位有关的学术论文或申请 1 项发明专利，发表的文章一律以公开出版或出版清样为准，申请的专利以取得专利申请号为准。

2. 专业型硕士

2020 版之前的硕士培养方案对学术成果明确规定：在学期间须在国内重要学术刊物上发表 1 篇与学位有关的学术论文或申请 1 项发明专利或药学硕士研究生所承担的课题转让，发表的文章一律以公开出版或出版清样为准，申请的专利以取得专利申请号为准，课题转让合同文本及到位经费为准。

（3）2020 版培养方案对硕士生的毕业学术成果不做统一要求。

（二）博士学术成果

1. 学术型普通博士

（1）2012 版：博士研究生在学期间发表至少 2 篇与学位论文有关的 SCI 收录

论文，其中必须有 1 篇实验研究性论文被 SCI 收录（影响因子大于 2.0），当实验研究性论文影响因子大于 3.0 时，学术成果可不受发表论文的篇数限制。

（2）2014 版：博士研究生在学期间发表至少 2 篇与学位论文有关的实验研究性 SCI 收录论文，且两篇文章的累计影响因子不低于 4 分。当实验研究性论文在 SCI 二区及以上收录期刊发表且影响因子不低于 4 分时，发表论文不受篇数限制。

（3）2016 版：博士研究生在学期间发表至少 2 篇与学位论文有关的实验研究性 SCI 收录论文，且两篇文章的累计影响因子不低于 4 分。当实验研究性论文在 SCI 二区及以上收录期刊发表且影响因子不低于 4 分时，发表论文不受篇数限制。

（4）2018 版：普通博士研究生在学期间发表至少 2 篇与学位论文有关的实验研究性 SCI 收录论文，且累计影响因子不低于 4 分。当实验研究性论文在二区及以上收录期刊发表且影响因子不低于 3 分时，发表论文不受篇数限制。

（5）2020 版：博士研究生在学期间发表的创新成果需满足以下条件之一：至少 2 篇与学位论文有关的实验研究性 SCI 收录论文，累计影响因子不低于 4 分；至少 1 篇与学位论文相关的实验研究性 SCI 收录论文，论文影响因子单篇 3 分及以上，且 JCR 2 区及以上。

2. 工程博士（专业学位）

（1）2012 版：工程博士研究生在学期间所承担的课题成功地进行项目转让（转让费达 50 万元以上，以转让合同为准），工程博士研究生为第一项目完成人。或工程博士研究生在学期间所承担的课题获一项国家发明专利（以专利授权为准），工程博士研究生为第一发明人。

（2）2018 版：工程博士研究生在学期间所承担的课题成功地进行项目转让（转让费达 50 万元以上，以转让合同为准），工程博士研究生为第一项目完成人；或工程博士研究生在学期间所承担的课题获一项国家发明专利（以专利授权为准），工程博士研究生为第一发明人，山东大学为第一单位；或工程博士研究生在学期间以第一作者（第一单位为山东大学药学院），博士研究生导师为通讯作者，在 SCI 二区及以上收录的期刊上发表一篇与工程相关的学术论文且影响影子不低于 3 分，资格审查以见刊或在线发表为准。

（3）2020 版：工程博士研究生在学期间发表的创新成果需满足以下条件之一：

①工程博士研究生在学期间所承担的课题成功地进行项目转让（转让费达 50 万元以上，以转让合同为准），工程博士研究生为第一项目完成人。

②至少 2 篇与学位论文有关的实验研究性 SCI 收录论文。

③至少 1 篇 JCR 二区及以上与学位论文有关的实验研究性 SCI 收录论文。

④发表 1 篇与学位论文有关的实验研究性 SCI 收录论文，且符合下列情形之一：国家级科研成果奖或省部级科研成果一等奖（有获奖证书），省部级科研成果二等奖署名前 5 位，省部级科研成果三等奖署名前 2 位，获授权发明专利前 2 位（山东大学为第一单位）。

五、论文答辩

研究生学位论文应当是一篇完整的、系统的学术论文，应当表明作者具有独立从事科学研究工作的能力，并在科学或专门技术上做出了创造性成果。学位论文应当在导师的指导下由研究生独立完成，按照《山东大学授予博士、硕士学位工作细则》的规定和要求，组织进行学位论文的审阅和答辩工作，切实保证学位授予质量。

第五节 研究生培养措施

近年来，药学院多措并重，着力提高研究生人才的培养水平，主要包括以下措施。

一、持续优化研究生生源质量

学院进一步加大招生宣传力度，完善实施方案，积极开展"药学学科优秀大学生暑期夏令营"和生源拓展工作，做好本科生提前修读硕士生招生工作，利用企业资源设立优秀生源奖学金等，吸引优秀本科生推免、报考药学院；完善博士研究生招生制度，加大硕－博连读贯通力度，并做好"申请－审核"制招收博士研究生的工作，选拔最具创造力的研究生。

二、聚焦创新能力，持续提高研究生培养质量

学院开展了研究生暑期学校、博士论坛、求真论坛等学术活动；推动开展研究生教育教学研究工作；进一步加强学院全英文课程建设工作；深化改革专业学位研究生分类培养模式，充分发挥全国药学专业学位研究生培养示范基地的作用，促进产、学、研合作培养研究生的力度；多举措推进案例库课程建设，完善"药学综合实验与实践"课程建设，培育省部级及以上案例库和教学成果。

三、严格把关，保障研究生学位工作质量

依据山东大学授予硕士、博士学位工作细则和其他学校学院相关规定，按照培养方案，严格审核拟毕业学生的毕业申请，严格执行博士研究生预答辩制度、在职研究生院内专家预审查制度，提高学位论文外审通过率和优秀率。

四、推进导师团队建设

结合学院 PI 制改革，推进导师团队建设，完善校内外导师遴选制度，定期召开导师工作会议，提升导师指导研究生的能力。

五、提升国际化水平

结合海外学分制度，建设国际化元素丰富的药学领域发展前沿课程。响应山东大学的国际化办学战略，优化条件，鼓励研究生申请国家公派留学，支持导师派出研究生进行出国联合培养，在学校领导下优化研究生参加国际学术会议资助条件，并进一步加大留学生研究生招生力度。

第六节　专业学位培养改革

学院对药学专业学位研究生的教育围绕"健康中国"战略，面向人民生命健康，面向制药企业、医院和药品监管等医药行业的人才需求，坚持立德树人，致

力于培养政治素质过硬、职业道德高尚、专业素质高、创新能力强、"懂医精药、善研善用"、德才兼备的高层次、复合型应用型人才。

2011年以来，专业学位研究生逐年增多，学院坚持分类培养，深化专业学位改革；开设了药学综合实验与实践、生物与医药研究方法与技术进展、创新创业教育课等方法类、技术发展前沿类专业学位研究生课程，不断构建、完善、创新专业学位硕士研究生专业实践课程体系；注重与药学领域相关的行业企业建立研究生联合培养实践基地，先后与10家行业企业签订了合作协议，建立了研究生联合培养实践基地，培养了专业学位研究生的实践创新能力。其中，山东省千佛山医院、山东省药学科学院、山东齐都药业有限公司、山东省食品药品检验研究院被评为"全国药学专业学位研究生培养示范基地"。基于联合培养基地的教学成果方面，"行业企业与高校研究生联合培养实践基地的建设与实践"于2020年荣获首届全国药学专业学位研究生教育教学成果评选二等奖。学院还完善了专硕培养制度建设和过程监管，"双导师"育人全过程覆盖，提高了学生的创新创业实践能力。

药学院研究生联合培养基地如表5-3所示。

表5-3 药学院研究生联合培养基地一览表

实践基地名称	时间	级别	合作单位	所获荣誉
研究生创新实践基地	2007.12	省级	山东省药学科学院	2009年获批山东省第一批"山东省研究生联合培养基地"，2010年获评"山东大学优秀研究生社会实践基地"，2017年获评"全国药学专业学位研究生培养示范基地"
研究生临床药学实践基地	2007.12	省级	山东省千佛山医院	2017年获评"全国药学专业学位研究生培养示范基地"，2018年获评"山东省研究生教育联合培养基地项目"
研究生联合培养实践基地	2010.6	省级	山东省食品药品检验研究院	2018年获评"山东省研究生教育联合培养基地项目"，2020年获评"全国药学专业学位研究生培养示范基地"

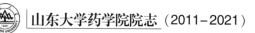
续表

实践基地名称	时间	级别	合作单位	所获荣誉
研究生联合培养实践基地	2013.3	校级	山东齐都药业有限公司	2020年获评"全国药学专业学位研究生培养示范基地"
研究生联合培养实践基地	2015.7	校级	瑞阳制药	—
研究生联合培养实践基地	2016.8	校级	山东达因海洋生物制药股份有限公司	—
专业学位研究生工作站	2013.9	校级	淄博市药检所	—
研究生社会实践基地	2018.9	校级	鲁南制药集团股份有限公司	—
专业学位研究生工作站	2018.8	校级	中国科学院上海药物研究所烟台分所	—
研究生联合培养实践基地	2021.5	校级	华润双鹤利民药业（济南）有限责任公司	—

第七节　培养成效

2011～2020年，学院有10名博士的学位论文获评山东省优秀博士学位论文，12名硕士的学位论文获评山东省优秀硕士学位论文；10项成果获山东省研究生优秀科技创新成果奖，4项成果获山东省研究生优秀成果奖，2项成果获山东省专业学位优秀实践成果奖；3名硕士的学位论文获评全国药学专业学位研究生优秀硕士学位论文，126名研究生获国家奖学金；另获山东省创新创业大赛金奖1项、银奖1项、三等奖1项。学生发表SCI及核心期刊论文1800余篇，授权专利380余项。

第六章　继续教育

第一节　继续教育概况

继续教育是大学人才培养体系的重要组成部分。药学院在办好本科教育和研究生教育的基础上，积极开展继续教育。近10年来，学院的网络教育实现了由规模化发展向高质量发展的转变，非学历教育稳步发展。

学院为加强教学环节管理，强化教学督导和教学质量监控，实行了教学质量量化管理。2013年，学院制定了《山东大学药学院继续教育工作的管理规定》；2021年，学院制定了《山东大学药学院继续教育教学支出管理办法》。

学院的继续教育工作由副院长分管，配备继续教育教学秘书负责具体工作。药学院历任继续教育工作管理人员如表6-1所示。

表6-1　药学院历任继续教育工作管理人员一览表

年度	分管领导	职务	职称	秘书
2008~2012	方　浩	副院长	教授	周　洪
2012~2021	张　建	副院长	教授	周　洪、王　真
2021年至今	沈　涛	副院长	教授	王　真

秉承"服务社会、服务于行业"的办学理念，结合学院学科优势，继续教育以提高在职人员、从业人员的知识、能力、素质为目的。近几年来，继续教育药学专业培养方案不断建设优化，目前已经形成了包括学历教育和非学历教育形式、特色鲜明的立体化教育体系。在建设过程中，学院主编教材10部，获得奖励多项（见表6-2）。

表6-2　2011年以来药学院继续教育获得奖励情况

名称	授奖单位	年份
山东大学网络教育先进集体	山东大学	2012
山东省成人教育特色课程"药物分析"	山东省教育厅	2012
山东省成人教育特色课程"药物化学"	山东省教育厅	2012
全国第十三届多媒体课件大赛一等奖"药物分析"	教育部	2013
山东省教学成果二等奖	山东省教育厅	2013
第一批山东省成人高等教育精品资源共享课程"药物分析"	山东省教育厅	2014
山东省省级教学成果奖二等奖	山东省教育厅	2014
中国远程与继续教育优秀案例库	全国高校现代远程教育协作组、中教全媒体	2018
山东省成人高等教育（继续教育）数字化课程"药物分析"	山东省教育厅	2019
学历继续教育优秀教学组织单位	山东大学	2021
学历继续教育先进个人	山东大学	2021
学历继续教育优秀教师	山东大学	2021

2014年，学院召开了"药学院首届继续教育"工作会议，总结了多年来学院继续教育的工作成绩，研讨了继续教育工作的发展动态。同年，在"全国首届高等药学继续教育论坛"会议上，学院的特邀报告《山东大学药学成人高等教育》受到了与会代表的高度重视。

2020年，教育部拟开展全国学历继续教育评估工作。为了做好此次评估工作，学院首先开展了专业建设自评自查工作，并撰写完成了《山东大学药学专业建设自评报告》和《山东大学药学专业建设实施方案》。

第二节 函授教育

2011～2015 年，学院的函授教育教学形式主要以面授为主，自学为辅。2015 年，山东大学对函授教育模式进行了改革，将函授教育与网络教育融合在一起，在函授教育和网络教育整合的基础上实现了培养计划、教学模式等各方面的统一。

第三节 网络教育

一、网络教育发展概况

在"学习者第一，崇尚人格，教育洞见，技术引领"的新办学理念的指导下，山东大学网络教育已经进入了以质量发展、内涵发展为目标的新阶段。2012 年，山东大学继续教育学院入围我国现代远程教育领域最具权威和影响的网络媒体——学习港网站发布的"年度十大热门现代远程教育试点高校"名单。药学网络教育经过了快速发展、规模发展的 10 年，结构调整初见成效，转型升级初步显现。近 10 年来，招生人数与在校生人数翻了四番，培养毕业生约 5.8 万人。

2016 年，教育部印发了《高等学历继续教育专业设置管理办法》，按照该办法规定，从 2018 年开始，专科层次将不再招收学生。学院全日制教育未开设的专业，继续教育将不能再招收学生；专业名称必须与教育部 2012 年颁布的专业目录一致，自主设置的专业将不能再招收学生。根据教育部的要求，本着"提升能力、职业需要"的原则，以构建应用型人才个性化培养方案为目的，2017 年、2019 年和 2020 年，学院分别对药学专业培养方案进行了建设、调整和优化，最终建设完成了药学专业的四个方向：药学服务方向（临床药学和药品调剂）、药品营销方向、制药工程方向、中药学方向。学生可根据个人兴趣、发展方向选择构建与自身需求相适应的培养方案。

学院始终把教学质量放在首位，培育向上的学习风气，不断引导师学生积极进取，许多学生在校期间取得了优异的成绩。山东大学网络教育学院于2013年组织了第一届山东大学网络教育"网上山大学习之星"评选活动，有9名药学专业学生获此荣誉，2014年有11名药学专业学生获此荣誉，2015年有13名药学专业学生获此荣誉。2011~2010年，药学专业优秀毕业生达3000名。

二、执业药师继续教育与学历提升计划

截至2021年，"执业药师能力与学历提升计划"项目已实施了13年。凭借山东大学丰富的教学资源和远程教育的优势，完善的专业教学培养方案，大批执业药师得到了学历提升。伴随着"健康中国"战略规划的实施，"执业药师能力与学历提升计划"项目也迈入了新的发展阶段。

2013年，全国"执业药师能力与学历提升计划"项目管理委员会在山东大学成立。山东大学与原国家食品药品监督管理总局认证中心签署了2014~2017年合作协议。全国执业药师"继续教育+学历提升"继续教育计划项目定位得到了提升，实施了全国"执业药师能力与学历提升计划"。同年，原国家食品药品监督总局执业药师认证中心主办了"药品安全与执业药师"第一期研讨会，旨在全面贯彻落实《国家药品安全"十二五"规划》的目标要求，提高对执业药师的管理工作水平，引导药学高等教育科学发展。会上，药学院王凤山、方浩、刘新泳、张建、张娜、崔慧斐、郭秀丽、王唯红、向兰、王小宁10位教师被聘为国家执业药师工作专家。

2014年，因为在开展"执业药师能力与学历提升计划"项目中工作出色，该项目被列入教育部《优秀执业药师能力提升e计划》远程教育计划。同年，与山东大学继续（网络）教育学院的合作项目"开放式、柔性化的中国执业药师人才培养模式创新与实践"获得第七届山东省高等教育教学成果奖二等奖。

2016年，学院召开了"执业药师能力与学历提升计划"教学模式创新与质量

保障研讨会,邀请学科专家、行业专家、实践专家深入探讨执业药师培养方案修订、实训基地建设、虚拟实验中心建设、药学服务人才培养等相关问题。

2017 年,国务院印发了《国务院关于印发"十三五"国家食品安全规划和"十三五"国家药品安全规划的通知》(国发〔2017〕12 号)。该文件明确指出,要健全执业药师制度体系,建立执业药师管理信息系统,实施执业药师能力与学历提升工程,强化继续教育和实训培养。文件明确将项目称为"执业药师能力与学历提升工程",并为该项目的发展提供了强有力的政策保障。

为了加强药学队伍建设,提升执业药师的服务能力,满足安全合理用药的要求,推进"执业药师能力与学历提升工程"项目的实施,自 2011 年至 2021 年,国家食品药品监督总局执业药师认证中心每年会在不同地区召开该项目的实施推进工作会议。"执业药师能力与学历提升工程"药监学习中心如表 6 – 3 所示。

表 6 – 3   "执业药师能力与学历提升工程"药监学习中心一览表

序号	省份	学习中心
1	浙江省	杭州江干人力资源发展中心
2		浙江省药品信息宣传和发展服务中心
3	黑龙江省	黑龙江省市场监督管理干部学校
4	广东省	山东大学深圳研究院
5	安徽省	安徽省中华职业专修学院
6	内蒙古自治区	赤峰市昭乌达中等职业技术学校
7	甘肃省	兰震培训学院
8	宁夏回族自治区	宁夏回族自治区药学会学习中心

三、山东省药学成人教育品牌专业建设

自药学专业被批准为山东省成人高等教育品牌专业建设点以来,学院积极开展成人高等教育人才培养模式和教学改革的研究与实践。经过建设,药学成人教育特色更加鲜明。2013 年,顺利通过了山东省教育厅成人高等教育品牌专业验收,建设工作成果得到了与会专家的高度评价,标志着山东大学药学类成人高等教育提升到了一个新的水平。

第四节　非学历继续教育

一、执业药师继续教育与考前辅导

山东大学药学院为执业药师培训中心之一，2011～2013年，受山东省药师协会委托，负责山东省内部分地市的执业药师继续教育培训工作，平均每年培训人数达4000余人。

2014年，执业药师继续教育培训网络学习平台升级，实现了注册、交费、学习等培训流程的统一，取消了培训中心到各地市进行现场培训的形式，培训平台则由山东省药师协会负责管理，各培训中心主要负责执业药师继续教育培训课程的建设工作。2014～2021年药学院负责建设的课程如表6-4所示。

表6-4　2014～2021年药学院负责建设的课程一览表

年度	课件名称	主讲教师
2014	消费者权益保护法修改解读	张法水
	麻醉药品、精神药品的管理与合理使用	李宏健
	社区获得性肺炎案例分析	孙淑娟
	心房颤动伴心功能不全案例分析	张雅慧
	执业药师的角色转换、未来发展与策略	康　震
	肿瘤生物治疗进展－细胞治疗	张　建
2015	药物治疗学（1）	张庆柱
	高血压联合用药组方原则及评价	张雅慧
	营养补充剂的选择与使用	郝国祥
	药物安全与风险防范	刘向红
	基础医学（1）	张　彩
	高血脂的合理用药	张雅慧

年度	课件名称	主讲教师
2016	耳鼻喉科疾病的诊断与合理用药	刘　健
	基础医学知识点（生理学部分）	张　彩
	缺血性脑血管病药物治疗	崔学艳
	执业药师业务规范解读	陆　浩
	中枢神经系统退行性疾病的药物治疗	张庆柱
2017	消化系统疾病的药物治疗	张庆柱
	案例：溃疡性结肠炎的合理用药	高田田
	剂型与疗效的关系	黄桂华
	基础医学概论免疫学	张　建
	眼科常见疾病的药物治疗学	杨少远
2018	儿童合理用药	郝国祥
	生物化学	韩秋菊
	吸入疗法的临床应用	杨　蕊
	执业药师与药物经济学评价应用	左根永
2019	基础医学概论（病理学部分）	张　彩
	不同类型口服缓控释制剂的设计与临床应用	黄桂华
	脑血管疾病讲义	崔学艳
	血液病药物治疗学	封丽丽、王　娜
	执业药师职业道德概论	杨同卫
2020	共价键结合机制药物的研究进展	方　浩
	抗菌药物常见不良反应	孙淑娟
	抗体药物	韩秋菊、张　建
	临床常见恶性肿瘤的靶向及免疫治疗药物合理应用	方英立
	慢性气道炎症性疾病的治疗药物与药学监护	杨　蕊
	皮肤性病学概述及常见皮肤病药物治疗	张　斌、牛贵业
	制剂新技术的研究进展及临床的应用	黄桂华

2021 年，学院接到国家药监局综合司关于印发《"堵塞监管漏洞、规范组织实施"执业药师继续教育专项整改方案》的通知，按照通知要求开展了整改工作，截至当年 6 月 30 日完成了山东省药师协会执业药师继续教育施教机构遴选项目、

山东省药师协会网络服务平台招租服务项目投标、年度课程建设等前期整改工作。

2013~2015 年，学院分别与漱玉平民大药房、济南市药监局、福建泉州市科技培训中心、济南兴宏程商务咨询有限公司合作，举办了执业药师考前辅导培训班，培训人数达 1000 人次。此外，还编写出版了《执业药师考前冲刺掌中宝》（西药）考试用书一套，并与原国家食品药品监督管理总局高级研修学院合作完成了执业药师考前辅导课程的建设工作。

二、临床药师培训

山东大学药学院/山东省千佛山医院、山东大学药学院/山东省立医院于 2006 年被批准成为全国第一批临床药师培训基地（全国共 19 家）。山东省千佛山医院也是全国第一批临床药师师资培训基地。自 2011 年至今，山东大学药学院/山东省千佛山医院、山东大学药学院/山东省立医院培训基地共培训临床药师、师资分别达 300 人次。在全国临床药师培训基地工作会议上，山东大学药学院/山东省千佛山医院被表彰为培训设置专业数量全国第一、累计培训学员数量全国第一、累计培训带教师资数量全国第一。

第七章 科研工作

近 10 年来，随着学科建设和人才引进的开展，学院的科学研究工作厚积薄发，发展迅速，取得了丰硕的成果，逐渐形成了以天然药物、合成药物和生物药物等特色鲜明的研究方向，从以研究所、教研室为单位的科研组织模式向现代化的学术团队制度（PI 制）转变，科研工作步入了跨越式高速发展阶段，承担国家重大重点科研项目的能力、服务地方区域经济发展的能力显著增强。

第一节 科学研究工作

药学院 2012～2021 年的科学研究工作概括如下：

2012 年，获批国家 973 项目 1 项，国家重大专项 1 项。获批国家自然科学基金项目 18 项，其中包括重大研究计划 1 项。获批教育部博士点基金、山东省自然基金和山东省科技发展等省部级项目 8 项，合同经费 141 万元。2012 年实到经费 3797 万元，其中纵向项目到账 3406 万元，横向项目到账 391 万元。组织申报了国家"十二五"重大科技专项——山东省重大新药创制综合性大平台建设专项，获得山东省大平台建设经费 2000 万元。与企业签署横向药物开发课题 10 余项，合同经费 500 余万元。

2012 年发表论文约 269 篇，其中 SCI、EI 收录论文 152 篇。论文的学术水平显著提高，至少有 15 篇影响因子（IF）大于 5 的文章。获授权国家发明专利 55 项。获得国家科技进步一等奖 1 项（第二单位）。

2013 年，获批国家科技重大专项子课题 1 项，合同经费 102 万元，实到经费 50 万元。获得国家 973 课题 3 项，合同经费 345 万元，实到经费 140.86 万元，往年 973 课题结转经费 26 万元。组织申报了 52 项国家自然科学基金课题，中标 16 项，其中面上项目 12 项，青年科学基金 4 项，合同经费 969 万元。组织申报的省部级项目获得合同经费 800 万元，实到经费 635 万元。2013 年，药学院纵、横向课题合同经费为 3000 余万元，实到经费 2006 万元，其中纵向项目实到经费 1300 万元，横向项目实到经费 706.4 万元。天然产物化学生物学教育部科技创新团队获得建设经费 300 万元。与企业签署横向药物开发课题 31 项，合同经费 1200 万元，实到经费 817 万元。

2013 年发表论文 200 余篇，其中 SCI 收录论文约 187 篇，有 15 篇文章的影响因子（IF）大于 5。申报国家发明专利约 60 项，获得国家授权发明专利 32 项。获得山东省科技进步三等奖 1 项（第二单位）、中国药学会－施维雅青年药物化学奖 1 项、山东省研究生优秀科技创新成果一等奖 1 项。成功举办了 2013 年全国药物化学学术会议和 2013 年中国天然药物基础研究前沿论坛会议。

2014 年，承担科技部 863 计划青年科学家专题项目 1 项，批准金额 114 万元，实到经费 51 万元。承担重大新药创制国家重大专项子课题 1 项，批准金额 139 万元，实到经费 78.79 万元。组织申报 27 项国家自然科学基金课题，中标 11 项，其中面上项目 8 项，国际（地区）合作与交流重点项目 1 项，该项目批准金额达 300 万元；青年科学基金项目 1 项，国际（地区）合作与交流项目 1 项，总批准金额 969 万元，较去年略有增长；新上国家基金实到经费 439.3 万元，往年结转经费 307.3 万元。组织申报山东省自然科学基金、山东省科技发展计划项目等省部级项目近 30 项，获得合同经费 200 万元，实到经费 100 余万元。2014 年，药学院纵、横向课题合同经费为 1600 余万元，实到经费 1700 余万元。与企业签署横向药物开发课题 28 项，合同经费 800 余万元，本年度实到经费 450 余万元。

2014 年发表科研论文 200 余篇，其中 SCI 收录论文约 150 篇。论文学术水平显著提高，有 23 篇文章的影响因子（IF）大于 5，如 *Biomaterials*（8.9）、*Angewandte Chemie International Edition*（11.7）、*Journal of Materials Chemistry B*（6.7）等。申报国家发明专利 54 项，获得已授权发明专利近 30 项。获得中国药学会－施维雅青年药物化学奖 1 项。

2015 年，组织申报 38 项国家自然科学基金课题，中标 8 项，其中面上项目 4 项，重点项目 1 项，批准金额 273 万元，青年科学基金项目 3 项，总批准金额 566 万元，当年学院国家基金项目实到经费 683 万元。组织申报山东省科技重大专项

（重大关键技术）项目 1 项（500 万元，药学院联合生命科学院申报）、山东省重大专项（300 万元，新兴产业）项目 1 项，并成功获批。组织申报山东省重点研发计划项目 10 项，成功获批 4 项，获得合同经费 49 万元。省级计划项目当年到账经费 849 万元。组织申报山东省自然科学基金 10 项，成功获批 4 项，获得合同经费 60 万元。省部级基金类项目当年到账经费 111 万元。2015 年药学院各类科研项目总合同经费为 3419 万元，其中纵向 1629 万元，横向 1790 万元。当年药学院实到总经费 2568 万元，其中纵向 2084 万元，横向 484 万元。与企业签署横向药物开发课题 17 项，合同经费 1790 万元，当年横向项目总到账经费 484 万元。

2015 年共发表科研论文 240 余篇，其中 SCI 收录论文 200 余篇，较去年增长 33%。影响因子（IF）大于 5 的文章 21 篇，论文学术水平显著提高。文章发表的期刊有 *Journal of Materials Chemistry B*（6.7）、*Biosensors and Bioelectronics*（6.409）、*Biosensors and Bioelectronics*（6.834）、*Drug Discovery Today*（6.691）、*Journal of Medicinal Chemistry*（5.447）、*Organic Letters*（6.364）等。获授权国家发明专利 29 项。获得国家科技进步奖三等奖 1 项（刘新泳）、山东省科技进步奖二等奖 1 项（臧恒昌）、山东高等学校优秀科研成果奖 – 普通本科自然科学类三等奖 2 项（王磊、李敏勇）。

2016 年，组织申报 34 项国家自然科学基金课题，中标 9 项，其中重点项目 1 项，面上项目 6 项，海外及港澳学者合作研究基金项目 2 项，国际（地区）合作与交流项目 1 项，总合同金额 837 万元。当年学院国家基金项目实到经费 971 万元，省部级基金类项目当年到账经费 20 万元。组织申报山东省重点研发计划项目 11 项，成功获批 7 项，合同经费 74 万元；参与申报山东省重点实验室建设计划项目 1 项，合同经费 230 万元；获批其他项目 4 项，合同经费 41.1 万元。校级课题立项 190 万元，实到 190 万元。2016 年药学院各类科研项目总合同经费 3062 万元，其中纵向 1412 万元，横向 1650 万元。当年药学院实到总经费 2384.31 万元，其中纵向 1906.31 万元，横向 478 万元。与企业签署横向药物开发课题 15 项，合同经费 1650 万元。当年横向项目总到账经费 478 万元。

2016 年共发表 SCI 收录论文 210 余篇，其中影响因子（IF）大于 5 的文章 31 篇，论文学术水平显著提高。文章发表的期刊有 *Progress in Polymer Science*（33.92）、*Angewandte Chemie International Edition*（11.71）、*Journal of Medicinal Chemistry*（5.447）、*Organic Letters*（6.364）、*Chemical Communications*（6.834）、

Drug Discovery Today（6.691）、*Analytical Chemistry*（5.922）、*Journal of Controlled Release*（8.407）。获授权国家发明专利 24 项，实用新型专利 1 项。获得国家科技进步奖二等奖 1 项（刘新泳，第三位）。

2017 年，组织申报 33 项国家自然科学基金课题，中标 12 项，其中面上项目 8 项，与外部学者合作研究基金项目 1 项，青年项目 3 项，总合同金额 542.7 万元。组织申报山东省自然科学基金项目 17 项，中标 7 项，总合同金额 90 万元。获批山东省重大科技创新工程项目 2 项，山东省重点研发计划项目 3 项，总合同金额 806 万元，其他项目 5 项。校级课题立项 75 万元，实到 75 万元。2017 年药学院各类科研项目总合同经费 4590.90 万元，其中纵向 1438.70 万元，横向 3152.20 万元。当年药学院实到总经费 3346.73 万元，其中纵向 1579.03 万元，横向 1767.70 万元。与企业签署横向药物开发课题 14 项，合同经费 3152.2 万元。当年横向项目总到账经费 1767.7 万元。

2017 年共发表 SCI 收录论文 160 余篇，其中影响因子（IF）大于 5 的文章 26 篇，论文学术水平显著提高。获授权国家发明专利 31 项。获山东省科技进步三等奖 1 项（李荀）。

2018 年，药学院组织申报国家自然科学基金项目 44 项，获批准立项国家自然科学基金面上项目 10 项，总合同经费 598 万元，较去年增长 10.3%；获批准立项国家自然科学基金重大研究计划 1 项，合同经费 300 万。获批科技部"重大新药创制"科技重大专项 2 项（臧恒昌、张建）。组织申报 2019 年山东省自然科学基金课题 16 项，其中山东省杰青基金项目 1 项，面上项目 10 项，博士基金 3 项，青年基金 1 项，培养基金 1 项。当年山东省自然科学基金实到经费 131 万元，较去年增长 81.9%。获批山东省重大科技创新工程项目 2 项（臧恒昌、赵忠熙），获批山东省重大基础研究项目 1 项（李敏勇），经费合计 580 万元。获批山东大学交叉学科培育项目 3 项（林贵梅、杨新颖、栾玉霞），经费 75 万元。2018 年药学院各类科研项目总合同经费 2773.22 万元，其中纵向 2368.63 万元，横向 404.59 万元。当年药学院实到总经费 2241 万元，其中纵向 1728 万元，横向 513 万元。与企业签署横向药物开发课题 20 项，合同经费 404.59 万元。当年横向项目总到账经费 513 万元。

2018 年共发表 SCI 收录论文 242 篇，其中影响因子大于 5 的文章 52 篇。组织申报国家发明专利 83 项，获授权专利 41 项。

2019 年，药学院新上科研项目总合同经费 7358 万元，其中纵向 2925 万元，横向 4433 万元。当年药学院科研实到总经费 4200 万元，其中纵向 2631 万元，横向 1569 万元。获批国家重点研发计划 1 项（臧恒昌），"重大新药创制"国家重大专项项目 2 项（刘新泳、娄红祥）。组织集中申报国家自然科学基金项目 52 项，较上年增长 52.9%。获批准立项国家自然科学基金面上项目 14 项，包括 7 项面上项目、7 项青年基金项目，总合同经费 540 万元。获批省基金 7 项，包括面上项目 4 项，青年基金 1 项，博士基金 2 项。获批省基金重大基础研究项目 1 项。申报山东省重点研发计划重大科技创新工程项目 10 项，获批 2 项（展鹏、姜新义），获批经费 700 万。签署横向课题 26 项，当年横向经费到账 1569 万元，其中抗痛风Ⅰ类新药 P－7 开发项目与山东海雅医药科技有限公司签署了 2000 万元合作协议，Ⅰ类新药舒心帕沙研发项目与山东齐都药业有限公司签署了 2000 万元的合作协议。

2019 年发表 SCI 收录论文 209 篇，获得授权专利 32 项。获得山东省科学技术进步奖二等奖 1 项，获奖人王凤山（第 2 位）、生举正（第 4 位）。获批山东大学青年交叉科学创新群体 2 个。

2020 年，药学院各类科研项目总合同经费 7099.92 万元，其中纵向 2444.57 万元，横向 4655.35 万元。当年药学院实到总经费 4432.4 万元，其中纵向 3139.71 万元，横向 1292.69 万元。获批国家重点研发计划课题 2 项，国家科技重大专项 1 项；国家自然科学基金共 14 项，包括国际合作项目 1 项、重大研究计划 1 项、面上项目 4 项、青年项目 8 项，总合同金额 635 万元。获批山东省重大科技创新工程 1 项、参与 5 项，山东省自然科学基金杰青 1 项、优青 2 项、面上 4 项、青年 6 项。获批"科技助力经济 2020"重点专项行业项目 1 项。签署横向课题 21 项，当年横向经费到账 1115.69 万元，其中抗多发性骨髓瘤 1 类新药 ZY－2 项目与山东齐都药业有限公司签署了 2000 万元合作协议，与山东汉肽生物医药有限公司签署了 1000 万元合作协议，糖类药物及生产关键技术的研究与开发与华熙生物科技股份有限公司签署了 1000 万元合作协议。发表 SCI 收录论文 200 篇，获得授权专利 30 项。

2012～2021 年药学院代表性科研奖励如表 7－1 所示。

表 7-1 2012~2021 年药学院代表性科研奖励一览表

序号	负责人	项目名称	成果种类等级	授奖部门	获奖时间
1	方 浩	兰索拉唑大品种和关键技术改造	山东省科技进步二等奖	山东省人民政府	2014 年
2	刘新泳	奥美拉唑系列产品产业化与国际化的关键技术开发	国家科技进步二等奖	国务院	2015 年
3	臧恒昌	基于斑马鱼模型的中药心血管活性评价技术与应用	山东省科技进步奖二等奖	山东省人民政府	2016 年
4	张建、张彩	NK 细胞新亚群发现与相关疾病机制研究	安徽省科学技术奖一等奖	安徽省人民政府	2017 年
5	黄桂华	骨髓炎骨缺损治疗新技术的研究和临床应用	云南省科学技术进步二等奖	云南省人民政府	2017 年
6	李 荀	涉案药物中毒死亡综合研判	山东省科技进步二等奖	山东省人民政府	2017 年
7	方 浩	万吨级盐酸二甲双胍绿色产业化与国际化的关键技术开发	山东省科技进步奖二等奖	山东省人民政府	2018 年
8	王凤山、生举正	结构均一糖链加工酶的筛选、制备及应用关键技术	山东省科技进步奖二等奖	山东省人民政府	2019 年
9	娄红祥	抗前列腺癌天然活性小分子得化学制备及作用机制研究	山东省科技进步奖二等奖	山东省人民政府	2020 年
10	翟光喜	特色儿童药关键技术体系构建及规模产业化	山东省科技进步奖二等奖	山东省人民政府	2020 年

第二节　药学博士后科研流动站

山东大学药学院为药学流动站的管理单位，在学校完善的博士后管理制度和运行机制的基础上，学院不断加强博士后的管理和服务工作。

2017年，学院为激发博士后人员的工作热情、积极性和创造性，将博士后人员的业绩考核情况纳入《药学院岗位绩效考核实施办法》中，给予达到考核条件的博士后及合作导师相应的奖励。

2018年，为了明确各类博士后的出站考核要求，学院制定了《山东大学药学院博士后研究人员出站考核规定》，并在2021年进行了修订，对博士后在站期间积极工作起到了很好的督促作用。

随着招收规模的不断扩大，学院博士后人数不断增加，截至2021年6月30日，学院共接收博士后研究人员102名，其中统招博士后31人，在职博士后36人，与工作站联合培养35人，已出站21人。药学博士后科研流动站自主招收（全职）博士后人员名单如表7-2所示。

表7-2　药学博士后科研流动站自主招收（全职）博士后人员名单

序号	姓名	性别	在站时间	合作导师	备注
1	李善仁	男	2013.8～2019.3	方　浩	—
2	田承森	男	2014.9～2017.6	李敏勇	—
3	谢　玮	女	2015.4～2019.9	沈月毛	—
4	李思颖	女	2015.9～2017.10	赵忠熙	—
5	马　朝	男	2016.6～	李敏勇	国际交流派出计划
6	宫　巍	男	2016.10～	王凤山	—
7	刘红蕊	女	2016.11～2018.8	刘兆鹏	—
8	陈晓迪	女	2017.3～2019.12	王凤山	—

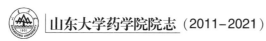

续表

序号	姓名	性别	在站时间	合作导师	备注
9	齐晓甜	女	2018.7～2020.10	孙 蓉	—
10	张晨露	女	2018.7～2019.3	沈月毛	退站
11	康东伟	男	2018.7～2020.10	刘新泳	特别资助类
12	宋晓佳	女	2018.10～	刘新泳	重点资助类
13	Faridoon	男	2018.11～2019.12	刘新泳	外籍博士后退站
14	李 慧	女	2019.1～	张 娜	特别资助类
15	杨 斐	女	2019.1～	刘新泳	特别资助类
16	赵华俊	男	2019.6～	张 建	特别资助类
17	郑泓波	女	2019.6～	娄红祥	特别资助类国际交流派出计划
18	Srinivasulu Cherukupalli	男	2019.7～	刘新泳	外籍博士后
19	许 莹	女	2019.10～2019.12	赵 维	退站
20	Kuldeep Singh	男	2019.10～2021.5	刘新泳	外籍博士后退站
21	Mohnad	男	2020.6～	姜新义	外籍博士后项目资助类
22	李 媛	女	2020.7～	赵保兵	重点资助类
23	高升华	男	2020.7～	刘新泳	重点资助类
24	李 靳	女	2020.7～	翟光喜	项目资助类
25	刘志芳	女	2021.3～	沈月毛	项目资助类
26	刘 娜	女	2021.4～	刘新泳	重点资助类
27	赵法宝	男	2021.4～	刘新泳	重点资助类
28	张 雪	女	2021.4～	沈月毛	项目资助类
29	牟伟伟	女	2021.6～	张 娜	特别资助类国际交流派出计划
30	周 岳	男	2021.6～	赵 维	重点资助类
31	吴月娥	女	2021.6～	赵 维	重点资助类

药学博士后科研流动站自主招收（在职）博士后人员名单如表7-3所示。

表7-3　药学博士后科研流动站自主招收（在职）博士后人员名单

序号	姓名	性别	在站时间	合作导师	现工作单位
1	钟传青	女	2013.2～2015.3	王凤山	山东建筑大学市政与环境工程学院
2	苏　静	女	2013.5～2016.2	李敏勇	齐鲁工业大学
3	曹立军	女	2013.12～2018.2	娄红祥	山东大学齐鲁医院
4	李晓星	女	2013.12～	娄红祥	山东大学齐鲁医院
5	武敬亮	男	2014.1～2020.11	张　娜	退站
6	薛庆旺	男	2014.6～2020.12	王　磊	退站
7	肖　鹏	男	2014.10～2021.5	沈月毛	退站
8	苏雨行	男	2015.1～2020.11	张　建	退站
9	朱　敬	女	2015.6～2021.6	娄红祥	山东大学
10	郑　义	女	2015.8～	赵　维	山东大学药学院
11	时海燕	女	2016.1～2020.3	赵　维	山东省千佛山医院
12	史　陇	男	2016.6～	刘新泳	山东大学齐鲁医院
13	史晓委	男	2016.7～	娄红祥	临沂大学
14	陆　榕	女	2016.9～	张　娜	山东大学威海分校
15	张念昭	男	2016.10～	娄红祥	山东大学齐鲁医院
16	马小洁	女	2016.11～	李敏勇	山东大学齐鲁医院
17	杨小凤	女	2016.12～2019.9	李敏勇	济南大学
18	刘永青	女	2016.12～2018.9	娄红祥	山东大学第二医院
19	刘后梅	女	2017.12～	刘新泳	山东大学药学院
20	李　翔	男	2017.12～2020.7	李敏勇	山东大学药学院
21	姜　悦	女	2017.12～	栾玉霞	山东大学药学院
22	孙　彬	男	2018.1～2020.9	刘新泳	聊城大学
23	曹洪欣	女	2019.3～	王凤山	山东大学齐鲁医院
24	王　娟	女	2019.7～	王凤山	山东大学齐鲁医院

续表

序号	姓名	性别	在站时间	合作导师	现工作单位
25	李天路	女	2020.1 ~	娄红祥	山东大学
26	任兰会	男	2020.1 ~	刘新泳	潍坊医学院
27	郝国祥	男	2020.1 ~	赵维	山东大学药学院
28	张威风	男	2020.2 ~	翟光喜	北京达因高科儿童药物研究院有限公司
29	张艳丽	女	2020.2 ~	娄红祥	山东大学齐鲁医院
30	曹晟达	男	2020.2 ~	方浩	山东大学齐鲁医院
31	林御星	男	2020.9 ~	李敏勇	山东大学第二医院
32	周晓君	女	2020.9 ~	秦承雪	山东省千佛山医院
33	夏红旻	女	2020.9 ~	娄红祥	山东省中医药研究院
34	董芹	女	2021.1 ~	臧恒昌	山东大学药学院
35	王聪	女	2021.1 ~	张娜	山东大学齐鲁医院
36	王永杰	男	2021.3 ~	娄红祥	山东大学第二医院

药学博士后科研流动站与工作站联合招收博士后人员名单如表7-4所示。

表7-4 药学博士后科研流动站与工作站联合招收博士后人员名单

序号	姓名	性别	进站时间	合作导师	工作站招收单位	备注
1	杨钊	男	2012.6 ~ 2015.6	王凤山、郑家晴	山东齐都药业有限公司	
2	陈少鹏	男	2014.6 ~ 2017.1	王凤山、李荣	山东海科化工集团	
3	王朋	男	2014.10 ~ 2020.9	王凤山、郑家晴	山东齐都药业有限公司	退站
4	孟雷	男	2015.1 ~	刘新泳、卢秀莲	辰欣药业股份有限公司	
5	宋博	男	2015.2 ~ 2017.8	吉爱国、宋奎良	山东中保康医疗器具有限公司	
6	邓光辉	男	2015.11 ~	刘新泳、卢秀莲	辰欣药业股份有限公司	
7	王婷	女	2016.6 ~	王凤山、冯泉珍	阜丰集团有限公司	
8	陈莹莹	女	2016.9 ~ 2021.1	娄红祥、胡清文	瑞阳制药有限公司	
9	臧兰兰	女	2017.8 ~	刘新泳、衡雪源	山东省临沂市人民医院	
10	王维剑	男	2017.11 ~ 2018.12	刘新泳、赵振桥	翔宇药业股份有限公司	退站

序号	姓名	性别	进站时间	合作导师	工作站招收单位	备注
11	张　震	男	2017.12～	刘新泳、卢秀莲	辰欣药业股份有限公司	
12	皮红军	男	2018.1～	刘新泳、Jeremy Turnbull	济宁高新区创业中心	
13	李晓静	女	2018.12～	方　浩、李光耀	聊城市人民医院	
14	李明丽	女	2018.12～	方　浩、卢秀莲	辰欣药业股份有限公司	
15	雷　康	男	2019.4～	李敏勇、李光耀	聊城市人民医院	
16	田金龙	男	2019.6～	刘兆鹏、刘　斌	山东轩竹医药科技有限公司	
17	邱立朋	男	2019.9～	刘新泳、赵振桥	翔宇药业股份有限公司	
18	闫　蜜	女	2019.9～	娄红祥、胡清文	瑞阳制药有限公司	
19	师艳秋	女	2019.9～	刘新泳、梁远军	济宁高新区创业中心	
20	于　康	男	2019.9～	娄红祥、张建礼	山东齐都药业有限公司	
21	张　涛	男	2019.9～	刘新泳、郑家晴	山东齐都药业有限公司	
22	张平平	女	2019.10～	张　娜、姚庆强	山东省医学科学院	
23	孙昌华	男	2019.12～	刘新泳、杨小平	山东绿叶制药有限公司	
24	时　静	女	2020.3～	娄红祥、胡清文	瑞阳制药有限公司	
25	连国栋	男	2020.6～	姜新义、李乐平	山东省立医院	
26	冯阿磊	女	2020.7～	刘新泳、郑家晴	山东齐都药业有限公司	
27	朱健康	男	2020.7～	刘新泳、郑家晴	山东齐都药业有限公司	
28	殷　斌	女	2020.12～	沈　涛、郑乾坤	得利斯集团有限公司	
29	孙丰银	男	2021.1～	刘新泳、张建礼	山东齐都药业有限公司	
30	王凤燕	女	2021.3～	娄红祥、郑家晴	山东齐都药业有限公司	
31	朱晓松	女	2021.3～	赵忠熙、车峰远	山东省临沂市人民医院	
32	高　源	男	2021.4～	刘新泳、赵振桥	翔宇药业股份有限公司	
33	李璐宁	男	2021.5～	臧恒昌、卢秀莲	辰欣药业股份有限公司	
34	陈洪元	男	2021.6～	王凤山、凌沛学	山东省药学科学院	
35	王文杰	男	2021.6～	赵　维、黄　悦	江苏先声药业有限公司	

第三节 博士后科研情况

在学院创新培育与引导机制的基础上，流动站的培养质量不断提高，博士后的自主创新能力、成果产出能力不断提升。2010～2011年，药学院博士后以第一作者或通讯作者的身份共发表SCI论文165篇，主持科研项目74项，发明专利26项。药学院获得博士后科学基金的情况如表7-5所示。

表7-5 药学院获得博士后科学基金的情况一览表

姓名	申获基金名称	基金级别名称	批准时间
张念昭	AR调节EMT促进膀胱癌浸润转移的机制研究	中国博士后科学基金二等	2013.4
李善仁	基于海洋链霉菌LZ35基因组测序发掘新型天然产物	中国博士后科学基金一等	2014.3
薛庆旺	基于信号放大构筑血糖仪便捷灵敏检测MiRNA方法的研究	中国博士后科学基金一等	2014.9
	基于脂质体的细胞内癌症相关MicroRNA的检测及成像研究	中国博士后科学基金特别	2015.7
郑义	基于定量药理学和遗传药理学的咖啡因在儿童呼吸暂停中的临床剂量预测	中国博士后科学基金二等	2016.1
田承森	异硫脲类CRAC通道阻滞剂的设计、合成与生物活性研究	中国博士后科学基金二等	2016.5
史陇	AGEs在糖尿病角膜上皮创伤愈合延迟中的作用研究	中国博士后科学基金二等	2016.11
朱敬	对三联苯Echosides生物合成假定蛋白EchC的结构与功能	中国博士后科学基金	2016.11
刘永青	基于干性通路探讨HRPC耐药机制及天然小分子联用策略	中国博士后科学基金二等	2017.6
史晓委	埃斯特菌对松材线虫胆碱能神经免疫调节系统的作用机制	中国博士后科学基金一等	2017.6
刘红蕊	中国博士后科学基金面上项目	中国博士后科学基金二等	2017.11

姓名	申获基金名称	基金级别名称	批准时间
杨小凤	智能型肿瘤组织靶向性近红外荧光探针的研究	中国博士后科学基金一等	2017.11
苏 静	海藻糖合酶分子进化及安全分泌表达的研究	中国博士后科学基金二等	2018.1
马小洁	基于生物发光的 PHLPP 在下咽癌中作用机制的研究	中国博士后科学基金二等	2018.5
姜 悦	光动力前药组装体用于精准递送替拉扎明以治疗实体肿瘤	中国博士后科学基金二等	2018.7
齐晓甜	柴胡皂苷治疗中性粒细胞减少症的药效及机制研究	中国博士后科学基金一等	2018.11
李 翔	纳米二氧化硅通过自噬途径引发斑马鱼神经毒性的机制	中国博士后科学基金一等	2018.11
康东伟	噻吩并嘧啶类 HIV-1 NNRTIs 的设计、合成与生物活性评价	中国博士后科学基金一等资助	2018.11
	基于 NNIBP "四点药效团" 模型的抗 HIV-1 候选药物的发现	中国博士后科学基金特别资助	2019.6
杨 斐	树枝状配体分子包覆无机纳米颗粒的自组装及性质研究	中国博士后科学基金重点	2019.7
李思颖	H2S 调控心肌细胞铁死亡在心肌毒性中的作用	中国博士后科学基金二等	2019.11
赵华俊	DC 胆固醇代谢对机体抗 HBV 应答的调节及机制研究	中国博士后科学基金	2020.7
李天路	第 68 批中国博士后科学基金面上资助	中国博士后科学基金一等资助	2020.11
李 媛	m6A 去甲基化酶 FTO 介导褪黑素防治老年性骨质疏松的分子机制研究	中国博士后科学基金二等资助	2021.6

第八章　学科与平台建设

经过近 10 年的发展，山东大学药学学科综合实力已跻身于国内同类院校先进行列，多个领域处于世界领先地位，国际排名稳步提升，在国内外的学术地位和影响力不断增强。

第一节　学科建设

山东大学药学学科现拥有药物化学 1 个国家重点（培育）学科和药物化学、微生物与生化药学、药剂学、药理学 4 个省级重点学科，拥有药学、生物与医药 2 个一级博士授权点和博士后流动站。在 2017 年的教育部第四轮学科评估中，山东大学药学一级学科评估结果为 A -，在全国 104 所参评高校中，与复旦大学、四川大学、中山大学、上海交通大学、第二军医大学等并列第 6 位，是山东大学排名最高的学科之一。在 2021 年软科中国大学专业排名中，山东大学药学学科排名全国第 8 位。二级学科药物化学在 2021 年世界大学排名中心（CWUR）的排名中位列全球第 9 位；二级学科药理学与毒理学在 2021 年 ESI 排名中位列第 70 位，进入前 0.7‰，在 2021 年美国新闻（U. S. News）全球排名中位列第 91 位，位列中国第 11 位。

第二节　重点实验室与工程技术研究中心建设

一、天然产物化学生物学教育部重点实验室

天然产物化学生物学教育部重点实验室是在天然药物化学研究所的基础上，依托于山东大学药学院，于 2012 年 1 月获教育部批准立项建设的，并于 2016 年 6 月顺利通过教育部科技司专家验收。实验室建设的宗旨是：面向国家重大需求和学科发展前沿，加强天然产物化学与分子生物学、细胞生物学、结构生物学等生命科学领域的学科交叉，建立以天然产物的"结构、合成、功能"三要素为支撑的完整的天然产物化学生物学研究体系，以高水平的科学研究支撑高质量的高等教育发展，为我国相关学科的跨越式发展提供科学技术支撑和人才保障。

天然产物化学生物学教育部重点实验室目前已形成了一支由众多优秀科研人员组成的、具有较强创新研究能力和多学科交叉融合的研究团队。研究队伍中有教授 21 人，其中杰出人才包括国家杰出青年科学基金获得者 2 名，教育部新世纪优秀人才 3 名，重大新药创制技术平台建设负责人 2 名，863 计划课题负责人 5 名，副教授 11 人，讲师 14 人。实验室现有包括 600 兆核磁共振波谱仪（带超低温探头）、API 4000 液相色谱/三重四极杆液相色谱质谱联用仪、气质联用仪、X 射线单晶衍射仪、超高速离心机、流式细胞仪、激光共聚焦显微镜等 70 台（套）仪器设备，总价值达 4500 万元，并具有可以利用的配套设施如山东大学高性能计算中心、学校大型仪器共享平台和计算机通信网络等。

天然产物化学生物学教育部重点实验室多年来致力于克服天然产物研究本身的两个问题，即天然产物研究的被动性和大多数天然产物天然功能的未知性，在科研工作中形成了以活性天然产物为核心的密切相关的几个研究方向，如活性天然产物的制备与生物学意义研究，活性天然产物的生物合成与调控机制研究，天

然产物化学探针与信号转导研究，基于化学生物学的药物发现研究。多年来，天然产物化学生物学教育部重点实验室紧紧围绕天然产物的天然功能、生物合成机制、生物学功能等科学问题，以发现活性天然产物作用的新靶点、揭示天然产物活性作用规律和新药创制为科学目标，构建以天然产物的结构、功能（天然功能和生理功能）、合成（生物合成和化学合成）三要素为支撑的天然产物化学生物学研究体系。在前期建设经费的支持下，团队成员相互协作，利用天然产物化学、有机化学、分子生物学、细胞生物学、结构生物学等多学科交叉的研究技术和方法，通过生物合成和有机合成，将发现活性天然产物的随机性和偶然性转化为理性设计与合成创造的主动性；通过靶点发现和活性验证，系统探讨天然产物的功能；以活性天然产物及其类似物为小分子探针，揭示生命过程的新规律，在苔藓及其内生真菌抗肿瘤、抗真菌活性代谢产物研究，放线菌等微生物来源的天然药物及其生物合成规律研究，活性寡糖分子合成及活性研究，基于有机硼酸的荧光探针研究，基于靶标的抗肿瘤、抗病毒、抗心脑血管疾病药物设计与合成研究等方面取得了一系列重要的研究进展。

实验室建设期间，主持了省部级以上课题 140 余项，总协议经费 1.178 亿元。其中，"国家重大新药创制"科技重大专项计划——综合性新药研究开发技术大平台项目 1 项，化学药候选药物项目 4 项，中药临床前研究项目 1 项，中药研究关键技术项目 1 项，国家"973 计划"课题 4 项，国家"863 计划"课题 3 项，"国家自然科学基金"杰青项目 1 项、重点项目 3 项、面上等课题 52 项。"天然产物化学生物学"教育部创新团队获 2017 年教育部"创新团队发展计划"滚动支持。

实验室先后发表 SCI 论文 400 余篇，授权国内外发明专利近百项，其中"奥美拉唑系列产品产业化与国际化的关键技术开发"于 2015 年 12 月获国家科技进步二等奖，"奥美拉唑大品种关键技术改造"于 2012 年 11 月获山东省科技进步一等奖，"兰索拉唑大品种技术改造"于 2014 年 2 月获山东省科技进步三等奖。实验室人员多次在国际学术会议上进行大会报告。实验室还成功开发了肝素、低分子肝素、透明质酸、注射用葛根素、蓝芩口服液等新药，其中在国内率先研发成功的透明质酸已作为药物应用多年，目前年创利税过亿元。

二、国家药品监督管理局药品监管科学研究基地（山东大学药品监管科学研究院）

山东大学药品监管科学研究院成立于 2019 年 7 月。在此基础上，山东大学于 2019 年 11 月被国家药品监督管理局批准为首批药品监管科学研究基地，同年 12 月 27 日正式挂牌运行，2021 年 5 月起挂靠药学院管理。

成立初期，山东大学药品监管科学研究院依托山东大学，整合了"政、产、学、研、用"相关机构，已经建设成为一个以大学、全国性社会团体组织、政府监管部门、研究院所、药品检验机构、医院、企业及大数据开发应用平台为一体的"药品监管科学研究联合体"。

山东大学药品监管科学研究院的共建单位包括中国药品监督管理研究会、山东省药品监督管理局、山东省食品药品检验研究院、山东省医疗器械产品质量检验中心、山东省食品药品审评认证中心、山东省药品不良反应监测中心、山东省药学科学院、山东大学齐鲁医院、山东大学第二医院、浪潮集团有限公司等全国性社会团体组织、政府机关、检验机构和科研机构及企业。各单位均在药品监管科学领域有着雄厚的研究基础，并与山东大学长期保持密切的合作关系。

山东大学药品监管科学研究院注重国际战略研究及国内实地调研相结合的研究方式，提出了具有现实意义和政策价值的真知灼见。目前，研究院已经承担或参与了多项国家药品监督管理局"中国药品监管科学行动计划"重点项目，并积极举办"药品监管科学协同创新大会"，邀请海内外相关高校、政府部门、企事业单位共商药品监管大计，共研药品监管科学，共谋协同创新之路，积极服务社会。

山东大学药品监管科学研究院本着优势互补、合作共赢的协同创新理念，在适当的地方研究机构设立研究中心，跳出理论，回归实践，再反馈理论，服务实践，以求实施更"接地气"的药品监管科学研究，获得更贴合实际的研究成果。与此同时，研究院积极承担药品监管领域的人才培养及社会培训任务。一方面，开展药品监管领域的研究生培养，于 2021 年正式开展交叉学科专业学位硕士研究生的招生工作；另一方面，开展了药品检查员队伍能力提升培训及制药企业药品质量控制技术与规范培训。

三、国家药品监督管理局药物制剂技术研究与评价重点实验室

药物制剂技术研究与评价重点实验室是山东大学联合山东省药学科学院、山东省食品药品检验研究院共同建设的国家药品监督管理局重点实验室，主要研究方向为通过对固体制剂的智能化过程分析控制的研究，建立缓控制剂全生命周期质量评价的智能控制关键技术。药物制剂技术研究与评价重点实验室主任由臧恒昌教授担任。

药物制剂技术研究与评价重点实验室建筑面积总计 3000 平方米，拥有大型精密仪器及辅助配套设备仪器设备共计 6173.3 万余元。实验室拥有药物制剂中试放大关键技术和完善的制剂中试平台，具有自动化和数字化的固体制剂设备；拥有液体制剂设备体系，如乳膏剂、冻干制剂中试设备；建设有药品上市前质量设计与评价研究平台、药品上市后质量研究平台、药品生命周期大数据连续性和完整性研究平台。

药物制剂技术研究与评价重点实验室现设有成员 85 人，其中实验室主任 1 名，学术带头人 4 名，高级职称者 55 人。另外，高级职称者占总人员的 65%，中级职称以上者占总人员的 94%。有博士研究生 5 人，研究方向广泛，所涉学科交叉，覆盖制药工程、药剂学、分析化学、药品检验等多个领域。

药物制剂技术研究与评价重点实验室坚持实行"开放、流动、联合、竞争"的运行机制，实行依托单位领导下的主任负责制，不断加强与各单位合作实现"产、学、研、用"紧密结合，通过技术转让，委托研究、技术咨询等方式，为创新药物制剂产业提供质量安全相关的应用技术服务，帮助监管部门提高监管的针对性和有效性。

四、山东省新药创制（示范）协同创新中心

山东省新药创制协同创新中心成立于 2013 年，是在教育部推出"高等学校创新能力提升计划"的背景下，为加快高校机制体制改革，转变高校创新方式，集

聚和培养一批拔尖创新人才，产出一批重大标志性成果，充分发挥高等教育作为科技生产力和人才资源重要结合点的独特作用，由山东大学牵头，联合山东省医学科学院、山东省药学科学院、济南高新区管委会、淄博高新区管委会、齐鲁制药有限公司、山东新华制药股份有限公司、山东齐都药业有限公司、山东辰欣医药股份有限公司、山东罗欣药业股份有限公司共同建设成立的，贯穿新药创制全过程，技术环节衔接紧密，与国际规范接轨的新药研究与开发的技术协同创新体系。

山东省新药创制协同创新中心面向山东省医药研发的重大需求，以政、产、学、研协同为手段，以科技创新创业为路径，以人才培养为根本，以机制体制创新为关键，以切实服务医药行业经济和社会发展为重点，依托山东大学现有学科基础和体制机制优势，通过机制体制改革创新，有效聚集省内外创新要素和资源，着力构建新药创制协同创新网络，形成了政府引导建设、大学主体运营、企业广泛参与的格局，全面提升了人才培养质量和核心创新能力，通过推动山东医药研发领域内高校、研究院所、产业化基地与重点企业的深度融合，实现了山东省医药行业经济转型升级与有特色创新创业型大学建设的协同发展，促进了山东省由医药大省向医药强省的根本转变，真正做到了"立足山东、服务山东、辐射全国、走向世界"。

山东省新药创制协同创新中心以防治恶性肿瘤、心脑血管疾病、感染性疾病、神经退行性疾病、糖尿病等重大疾病的新药创制为导向，经过协同和创新建设、优势资源的优化配置、整合集成与自主创新，全面完成了8个单元技术平台（先导化合物发现与优化平台、药物筛选平台、药效学评价平台、临床前药代动力学平台、新制剂与新释药系统平台、药物分析与质量控制平台和药物安全性评价平台、中药创新药物研究平台）硬件条件的完善强化，基本完成了条件配套完整、功能齐全、技术手段先进、衔接紧密的贯穿创新药物发现和产业化过程的平台建设目标。

2020年，山东省新药创制协同创新中心被山东省教育厅认定为山东省高等学校示范协同创新中心。

五、药物制剂与释药系统山东省高校重点实验室

截至 2021 年，药物制剂与释药系统山东省高校重点实验室共有全职教研人员 23 人，其中教授 12 人，副教授 7 人，博士学位获得者 13 人，博士研究生导师 7 人，包括教育部新世纪优秀人才、山东大学齐鲁青年学者各 1 人，主要学术带头人及学术骨干具有海外学习或工作经历，形成了层次合理的药剂学学术队伍。

药物制剂与释药系统山东省高校重点实验室先后承担"973"计划项目、"重大新药创制"国家重大科技专项、"传染病防治"国家重大科技专项、国家自然基金项目等国家级项目共 16 项，获得山东省科技重大专项、科技攻关项目、教育部留学归国人员启动基金项目和山东省自然基金项目等省部级项目计 8 项。累计到账各类经费 1837 万元，发表 SCI 收录论文 190 篇，获得国家发明专利授权 41 项；先后承担企业合作课题 15 项，为企业创造了良好的经济效益。

药物制剂与释药系统山东省高校重点实验室承担药学、制药工程、临床药学三个专业的多门课程。近年来，相关人员先后参编国家级"十二五"规划教材《药剂学》《生物药剂学与药物动力学》《物理化学》等 6 部，"药剂学"课程被评为省级精品课程。近 5 年来，共培养博士研究生 25 人，硕士研究生 223 人。

药物制剂与释药系统山东省高校重点实验室的研究方向包括注射制剂研究，新型缓控释和微纳米口服制剂研究，新型吸入制剂研究，透皮制剂研究，药物制剂评价研究。

第三节　平台建设

一、药物分析测试中心

药物分析测试中心是山东大学利用"985""211"以及"山东省重大新药创制平台"等项目资助建设的高水平药物分析测试共享平台，现有多台世界一流水

平的大型精密仪器，设备总值 3000 万元人民币。药物分析测试中心目前拥有瑞士 Bruker 公司的 AVANCE 600 兆超导超屏蔽傅立叶变换核磁共振波谱仪、美国 Thermo Fisher 公司的 LTQ Orbitrap XL 型高分辨液质联用仪、美国 Applied Biosystems 公司的 API 4000 型三重四极杆液－质联用仪、美国 Waters 公司的 GCT 型高分辨气－质联用仪、英国 Applied PhotoPhysics 公司的 Chirascan 型圆二色光谱仪、美国 Thermo 公司的 NICOLET 6700/NXR FT－Raman 红外/拉曼联用仪和美国 Thermo 公司的 NICOLET iN10 型显微红外光谱仪等仪器。药物分析测试中心人员综合素质高，具有坚实的科研能力和丰富的分析测试经验，承担着"十一五"国家科技支撑计划、国家科技基础性工作专项等多项国家级和省部级的科研课题，并获得了多项国家发明专利和科研成果。

药物分析测试中心作为学校的公共服务平台之一，所有仪器向全校开放使用，积极为教学、科研和学科建设提供技术支撑和优质的服务。近几年来，药学院的多篇高水平文章的分析数据中，大部分由药物分析测试中心的技术人员完成。同时，药物分析测试中心在确保为本校教学、科研服务的前提下，本着科学、公正、准确、满意的质量方针，积极服务山东，为山东省的医药产业、科研工作做出了贡献。

二、药物生物学功能研究实验共享平台

药物生物学功能实验共享平台是为了满足药学院科研发展需求而建立的公共服务平台，可以提供细胞水平和分子水平的药物生物学功能研究基本条件，面向全院开放，药学院教师和研究生均可申请使用该平台从事科研工作。

药物生物学功能实验共享平台划分为细胞生物学实验室、分子生物学实验室和精密仪器室。其中，细胞生物学实验室用于哺乳动物细胞的培养与形态、功能分析研究，分子生物学实验室用于物质分子机制研究，精密仪器室配备与生物学功能鉴定、分析相关的贵重仪器。

药物生物学功能实验共享平台设有细胞生物学实验室 3 间，共配备洁净工作台 16 台、生物安全柜 1 台、二氧化碳培养箱 8 台，并配有倒置显微镜、细胞计数

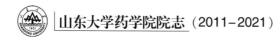

仪、多功能冷冻离心机、实验室标准型冷冻离心机、4 ℃冷藏箱和涡旋混匀仪；洗刷间内有纯水/超纯水一体机、制冰机、高压灭菌器及干燥箱供配套使用。

分子生物学实验室内配备超微量紫外－可见光分光光度计、基因扩增仪、吸收光酶标仪、核酸电泳系统、蛋白电泳系统、迷你离心机、分析天平、微孔板恒温振荡器、pH 计及干式恒温器等小型设备，用于核酸与蛋白质定量分析、聚合酶链式反应（PCR）、酶联免疫吸附剂测定（ELISA）、蛋白质免疫印迹（Western blotting）等实验。

精密仪器室现有分析型流式细胞仪、细胞外流量分析仪、实时荧光定量 PCR 仪、多模式微孔板检测系统、研究级倒置荧光显微镜及荧光成像仪用于细胞学与分子生物学的多种实验。

第九章　与国内外的交流与合作

近 10 年来，药学院对外交流与合作工作的规模和层次都在不断发展和深入，合作形式也在不断丰富。

第一节　与国内的交流与合作

2011~2021 年，药学院与国内外兄弟院校、科研院所等同行之间的交流合作不断扩大，合作形式包括师资培训、联合申报科研项目、联合开展科学研究、联合培养研究生、互派短期交流学生、积极参加和举办学术会议等。同时，与企业的合作也日益深化，包括联合申报科研项目、联合开展科学研究、共建新药研发基地和工程研究中心及实验室、设立企业奖学金、在企业设立学生实习和实践基地、建立医药产学研联盟等。

药学院举办国内会议的情况如表 9-1 所示。

表 9-1　药学院举办国内会议的情况

时间	会议名称	规模	地点
2013 年 11 月	2013 年全国药物化学学术会议暨第四届中英药物化学学术会议	900 人	济南
2013 年 12 月	中国天然药物基础研究前沿论坛会议	100 人	济南
2015 年 11 月	天然产物化学生物学教育部重点实验室第一届学术委员会第二次会议	100 人	济南

续表

时间	会议名称	规模	地点
2019 年 11 月	天然产物化学生物学教育部重点实验室第一届学术委员会第三次会议	100 人	济南
2019 年 4 月	制药工程与药品智能制造学术研讨会	200 人	淄博
2019 年 6 月	2019 年中国国际医养健康产业博览会（山东）暨高层峰会"药物与健康"分论坛	100 人	济南
2019 年 7 月	全国第一届水光谱组学学术研讨会	100 人	济南
2019 年 9 月	山东 – 上海药物化学学术交流会	100 人	临沂
2019 年 12 月	化学生物学高端论坛暨天然产物化学生物学教育部重点实验室第一届学术委员会第四次会议	100 人	莱芜
2020 年 12 月	第三届全国药学院院长高峰论坛	100 人	济南
2021 年 7 月	天然产物化学生物学教育部重点实验室第一届学术委员会第五次会议	100 人	济南

药学院与国内高校、企业合作建立的研发机构如表 9 – 2 所示。

表 9 – 2　药学院与国内高校、企业合作建立的研发机构

机构名称	合作企业	成立时间
山东大学药学科学院	山东省商业集团有限公司	2019 年 1 月
山东大学菏泽食品药品研究院	菏泽市经济技术开发区管委会、山东希力药业有限公司	2019 年 3 月
山东大学则正医药儿童药创新研究中心	则正（上海）生物科技有限公司	2021 年 4 月
山东大学 – 山东康佑医疗监测技术研发中心	山东康佑医疗科技有限公司	2021 年 6 月
山东大学 – 寿光富康制药药物粉体技术联合实验室	寿光富康制药有限公司	2021 年 6 月
山东大学 – 德升生物细胞治疗药物联合实验室	山东德升生物工程有限公司	2021 年 7 月

第二节　与国外的交流与合作

2011～2021年，药学院的国际交流与合作朝着多方面和深度化的方向迅速发展，教师出国交流、访学的数量逐年增多，通过短期专家、流动岗教授、齐鲁医学大讲堂等项目来院讲学的国外学者数量也不断增加。同时，具有海外经历的学生数量不断增加，来院攻读学位及短期交流的留学生数量也不断增加。交流与合作的范围不断扩大，合作对象分布在欧洲、美洲、亚洲、大洋洲等国家与地区，与国外高校及科研院所的合作方式也从专家与专家之间的交流转向机构与机构之间的交流，先后与美国堪萨斯大学、美国明尼苏达大学、美国佐治亚州立大学、英国巴斯大学、澳大利亚阿德莱德大学、澳大利亚南澳大学、瑞士日内瓦大学、比利时鲁汶大学共10所大学的药学院签订了全面合作协议，与美国明尼苏达大学药学院等20多所大学的药学院建立了合作关系。

药学院的对外合作与交流工作重要事项有：

2012年9月21日，澳大利亚南澳大学副校长奈杰尔·雷尔夫来访，商谈建立联合健康研究中心事宜。10月23日，奈杰尔·雷尔夫率团再次来访，并举行专题研讨会，签署了校际合作备忘录。

2012年12月13～16日，哈佛大学医学院青年学者代表团一行来访，访学期间药学领域专家任涛博士和肖泽宇博士与药学院教授代表举行座谈，并参观了药学院实验室。

2012年9月11～15日，王凤山院长率团赴日本富山大学进行学术访问，并研讨了联合申请课题事宜。

2012年11月27日至12月7日，王凤山院长率团赴澳大利亚参加国际药学教育联盟2012年大会，会议期间访问了莫纳什大学及悉尼大学药学院等。

2014年6月，举办了第十届中美华人化学教授会议。

2016 年 11 月 7 日，成功举办了第三届中澳健康科学研究中心研讨会，南澳大学的 16 名代表参加了会议，药学院有多名师生参加了会议，为中澳双方课题合作者提供了面对面交流的机会，并进一步促进了南澳大学和山东大学在健康科学领域的合作；对第四轮中澳中心基金项目进行了评审，共有 8 项课题获得资助。

2016 年 11 月，日本富山大学代表团来访，举行了三场学术报告，并进行了双方座谈，双方确定 2017 年由山东大学药学院承办第二届"富山/亚非"创新药物研究学术研讨会。

2017 年，山东大学被国际药学教育联盟列为正式会员（中国唯一）。

2017 年 9 月 5 日，美国辛辛那提大学药学院院长尼尔·麦金农一行访问药学院，双方签署了院际合作备忘录，将在教师互访、学生联合培养、科研等方面进行合作。

2017 年 9 月 25~26 日，学院承办的"富山/亚非"创新药物研究学术研讨会顺利召开，共有来自日本富山大学、山东大学及国内相关院校的 80 余位代表参加了研讨会。

2017 年 11 月 2 日，美国西新英格兰大学药学院院长埃文·罗宾逊（Evan Robinson）一行来访，双方签署了全面合作的框架协议，主要涵盖的内容是教师短期交流、学生交流和合作培养。

2017 年 11 月 10 日，药学院代表团赴澳参加第四届中澳健康科研中心研讨会，来自中澳双方的课题合作者就双方合作的研究成果进行了汇报，对第五轮中澳健康科学研究中心基金项目进行了评审。

2018 年 3 月 12 日，意大利罗马第二大学国际化办公室主任兼济南市章丘区招才引智顾问阿尔蒂尔先生以及济南中意技术转移中心负责人李悦一行来访药学院，济南市科协副主席胡辉、章丘副区长丁培云陪同访问，双方拟在药物化学及天然药化领域的学生互派、师资交流方面展开合作。

2018 年 5 月 1~4 日，刘新泳教授赴美国旧金山参加硅谷创业节，并参加了山东大学海外人才工作站签约活动。

2018 年 5 月 6 日，第五届中国药科大学国际留学生创新论坛在南京举行，山东大学刘新泳教授和展鹏副教授课题组埃塞俄比亚留学生、2016 级硕士研究生塞缪尔·迪斯塔（Samuel Desta）的"哌啶取代的喹唑啉衍生物作为有效 HIV－1 NNRTI 的设计、合成和评价"（Design，Synthesis and Evaluation of Piperidine－Substituted Quinazoline Derivatives as Potent HIV－1 NNRTIs）荣获个人汇报二等奖、墙报展示三等奖。

2018 年 6 月 4 日，南佛罗里达大学的史晓东教授、蔡健峰教授和李霄鹏教授在药学院新科研楼五楼报告厅先后举办了主题为"好奇心驱动的新反应性发现"（Curiosity Driven New Reactivity Discovery）、"AA 肽：从结构到功能"（AA peptides：From Structure to Function）、"复杂性增加的多层金属超分子的自组装"（Self－Assembly of Multi－Layered Metallo－Supramolecules with Increasing Complexity）的三场精彩的学术报告。

2018 年 6 月 5 日，山东大学药学院特邀美国威斯康星大学唐维平教授做了题为"开发用于碳水化合物合成的高效催化方法"（Development of Efficient Catalytic Methods for Carbohydrates Synthesis）的讲座。

2018 年 7 月 1～13 日，澳大利亚南澳大学药学院 5 名本科生来齐鲁制药进行为期两周的生产实习，实习期间学生团还参观了药学院实验室及医院药房等。

2018 年 7 月 8～12 日，刘新泳教授、王凤山教授赴澳门参加第五届亚洲药学院院长论坛。

2018 年 7 月 23 日，比利时皇家医学科学院院士皮特·赫德维恩（Piet Herdewijn）访问药学院，同与会教师就新药发现、活性评价、研究生培养等问题进行了深入交流。

2018 年 8 月 1～25 日，沈月毛教授赴美国内布拉斯加大学林肯分校、夏威夷大学进行访问交流。

2018 年 9 月 26～30 日，王凤山教授、刘新泳教授、张娜教授、郭秀丽教授、马淑涛教授以及博士生王天琪、杨晓霞、毕方超赴新加坡参加第十二届国际药学教育联盟会议。

2018 年 9 月 9～13 日，王凤山教授、李敏勇教授、刘兆鹏教授、王小宁副教授赴日本参加第三届"富山/亚非"创新药物研究学术会议。

2018年10月9日，日本广岛国际大学的益秀弥弘（Masuhide Yakehiro）校长率代表团访问药学院洽谈合作交流事宜，推动双方在科研合作、学生交换培养等方面达成了初步合作意向，为双方深入开展国际交流合作奠定了良好的基础。

2018年11月8~11日，药学院参与举办了第五届中澳中心会议，南澳大学副校长罗伯特·温克（Robert Vink）率代表团一行22人来校访问，参加第五届中澳健康科学研究中心研讨会。

2018年11月9日，法国皮尔法伯医药集团植物链活性成分研发主任伊夫·巴尔班（Yves Barbin）博士率代表团访问药学院洽谈合作交流事宜，双方在科研交流、学生实习等方面达成了初步合作意向，为双方深入开展校企合作奠定了良好的基础。

2018年12月，药学院教师向兰、林贵梅、刘永军、张颖杰、刘秀美赴美国辛辛那提大学访问。

2019年，药学院完成聘请教学流动岗教授2人（南澳大学副教授 Des Williams、弗吉尼亚联邦大学药学院终身教授 Shijun Zhang）、科研流动岗教授1人（西班牙高级科学研究委员会研究员、博士研究生导师 Luis Menéndez Arias），短期专家1人（美国亚利桑那大学农业与生命科学学院西南天然产物研究中心主任、发展中国家科学院院士 Leslie Gunatilaka）。

2019年2月13~17日，李敏勇教授赴德国参加亥姆霍兹国际联合实验室启动仪式，并在亥姆霍兹萨尔药物研究所做了学术报告。

2019年4月15~26日，澳大利亚南澳大学药学专业4名本科生赴山东大学药学院进行了为期两周的生产实习，实习期间，药学院先后安排留学生在鲁南制药集团、齐鲁医院、山东大学药学院等地进行了实地学习和交流。

2019年5月8~18日，高彦慧老师访问美国亚利桑那州坦佩 AZ Pack 实验室进行了学术交流。

2019年5月11~17日，康东伟博士赴美国参加第32届抗病毒研究国际会议（ICAR）。

2019 年 5 月 11 日，教育部长江学者、国家杰出青年基金获得者、澳门科技大学药学院首任院长朱依谆教授来药学院访学，并以"新药的发现：从药理到临床"为题作了前沿学术讲座。

2019 年 6 月 3 日，澳大利亚南澳大学药学院院长、南澳大学肿瘤研究院院长艾伦·博迪（Alan Boddy）、南澳大学药学院桑杰·加格（Sanjay Garg）教授、南澳大学投资公司人员来访，双方就合作基金的申报评选、本科生的短期互访项目、师资互访及本硕联合培养项目等进行了深入交流。

2019 年 6 月 6 日至 7 月 11 日，赵桂森教授赴美国德州大学 MD 安德森癌症中心王鲁华教授实验室进行抗套细胞淋巴瘤药物的合作开发研究。

2019 年 6 月 23 ~ 28 日，刘纯慧老师赴香港参加了 2019 年糖 - 戈登研究国际学术会议。

2019 年 7 月 7 ~ 19 日，美国西英格兰大学药学院孙树森副教授来访药学院，并承担山东大学暑期学校海外师资项目"药学科学进展"课程。

2019 年 7 月 14 ~ 29 日，澳大利亚南澳大学药学院 3 名本科生赴药学院及淄博齐都药业，与药学院本科生一同进行了为期两周的生产实习和学习交流。

2019 年 7 月 14 ~ 18 日，李敏勇教授访问考察了中国澳门大学中药质量研究国家重点实验室并做报告，探讨了合作事宜。

2019 年 9 月 6 日，英国曼彻斯特大学的相关人员来访山东大学齐鲁医学院，与药学院领导进行了座谈，就暑期学校、科研项目合作、师资培训、学生互换等方面的合作事宜进行了交流。

2019 年 7 月 9 ~ 15 日，张新科老师赴美国加州大学戴维斯分校访问学习。

2019 年 7 月 15 ~ 23 日，王姝麒老师赴美国哈佛大学医学院实验室参观学习。

2019 年 8 月 24 ~ 31 日，臧恒昌教授、聂磊教授赴美国加州圣地亚哥参加 2019 年秋季美国化学会全国会议暨博览会。

2019 年 9 月 3 日至 11 月 30 日，向兰教授、韩秀珍教授访问美国不列颠哥伦比亚大学进行学习交流。

2019 年 9 月 14 ~ 23 日，臧恒昌教授出访澳大利亚参加国际近红外光谱年会、

115

手持近红外光谱分析仪器论坛。

2019 年 9 月 22～23 日，国际抗病毒学会主席约翰·奈茨（Johan Neyts）教授受邀访问药学院。奈茨教授作了题为"抗病毒药物取得了很多成就，但还有很长的路要走"（Antivirals a lot has been achieved, yet a long way to go）的学术报告，并参观了药学院实验室，药学院院长刘新泳教授以及部分师生代表与奈茨教授进行了座谈。

2019 年 10 月 21 日，应药学院张娜教授邀请，著名药剂学家、美国北卡罗来纳大学教堂山分校黄力夫教授来访药学院，做了学术报告，并与药学院师生进行了交流。

2019 年 10 月 26 日，应药学院张志岳教授邀请，比利时根特大学布鲁诺·德·盖斯特（Bruno de Geest）教授来访药学院作学术报告，并与药学院师生进行了交流。

2019 年 11 月 4～16 日，李荀老师、郝国祥老师赴美国内布拉斯加大学参加师资培训。

2019 年 11 月 7～11 日，王凤山、刘新泳、张娜、崔慧斐、张颖杰、郭秀丽、黄桂华赴澳大利亚参加第六届中澳健康论坛。

2019 年 12 月 13 日，美国南佛罗里达大学史晓东（Xiaodong Shi）教授、大卫·默克勒（David J. Merkler）教授、阿尔扬·范德法特（Arjan van der Vaart）教授访问药学院并作了系列学术报告。

2019 年，学院全职引进一名外籍教师马克斯·耐肯内格。

2020 年 1 月，1 名本科生叶邓辉前往韩国成均馆大学参加寒假暑期学校。

2020 年 7 月，邀请美国西英格兰大学药学院孙树森副教授讲授暑期学校海外师资课程"药学科学进展"，因新冠肺炎疫情影响，课程以线上授课的方式完成。

2020 年 7 月，获批山东大学"国际学分－学生海外经历"院级项目立项，资助 16 名本科生、6 名研究生参加了美国北卡罗来纳大学的暑期学校项目（线上）。

2020 年 12 月，参加第七届中澳健康科学研究中心线上研讨会，课题合作者就双方合作的研究成果进行了汇报，本年度新增 2 项双边联合科研项目。

第十章　党群组织

第一节　党组织建设

一、党委机构沿革情况

2012 年 12 月，李士雪同志任药学院党委书记，李雨嘉同志任药学院党委副书记，赵翠萍同志不再担任药学院党委书记职务。

2013 年 5 月，马宏峰同志任药学院党委副书记，李士雪同志不再担任药学院党委书记职务。

2016 年 6 月，张慧同志任药学院党委副书记，李雨嘉同志不再担任药学院党委副书记职务。

2016 年 11 月，陈鑫同志任药学院党委书记（兼）。

2018 年 4 月，王晓林同志任药学院党委书记，徐文忠同志任药学院副处级组织员，陈鑫同志不再担任药学院党委书记职务。

2020 年 7 月，王秋生同志任药学院党委书记，王巍巍同志任药学院党委副书记，张海燕同志任药学院副处级组织员，王晓林同志不再担任药学院党委书记职务，马宏峰同志不再担任药学院党委副书记职务。

2021 年 5 月，张春河同志任药学院副处级组织员，张海燕同志不再担任药学院副处级组织员。

药学院（系）历届党委（总支）领导班子如表 10 - 1 所示。

表 10-1　药学院（系）历届党委（总支）领导班子一览表

校系名称	年月	书记	副书记	委员
山东大学药学院	2012.12~2013.5	李士雪	李雨嘉	张建、张娜、刘丽娟
	2013.5~2016.6		李雨嘉***、马宏峰	张建、张娜、刘丽娟
	2016.6~2016.10		张慧****、马宏峰	张建、张娜、刘丽娟
	2016.11~2018.4	陈鑫	张慧、马宏峰	王小宁、张建、张娜、周洪
	2018.4~2020.7	王晓林	张慧、马宏峰	王小宁、张建、张娜、周洪
	2020.7~	王秋生	张慧、王巍巍	王小宁、张建、张娜、韩杰

注：＊＊＊2013年5月至2016年5月书记空缺，由党委副书记李雨嘉同志主持工作。
　　＊＊＊＊2016年6月至2016年10月书记空缺，由党委副书记张慧同志主持工作。

二、党支部组成情况

2014年12月，基层党组织换届调整，因教工四支部党员人数较多，故将生化与生物技术药物研究所、药物分析测试中心党员独立成立教工五支部。郭秀丽任支部书记。同时，为便于研究生党支部管理，将研究生按年级划分为10个研究生党支部。本科生一支部、二支部重新整合调整为本科生党支部、临床药学党支部。

2017年4月，为更好地发挥党支部的战斗堡垒作用，把新形势下全面从严治党的各项要求真正落到实处，学院党委对研究生党支部进行了调整，取消了原来按年级划分的10个研究生党支部，按专业相近的原则成立了5个研究生新支部：药物化学研究所研究生（药物化学）成立研究生第一党支部，药物制剂研究所、生化与生物技术药物研究所研究生（药剂学、制药工程学、微生物与生化药学）成立研究生第二党支部，药物分析研究所、药物制剂与释药系统研究中心研究生（药物分析学）成立研究生第三党支部，生药学研究所、天然药物化学研究所研究生（天然药物化学、生药学）成立研究生第四党支部，药理研究所、免疫药物研究所研究生（药理学、免疫药物学、临床药学）成立研究生第五党支部，其他支部设置不变。因支部成员不足3人，故学院党委于2018年9月撤销临床药学党支部，原支部党员并入本科生党支部。2019年3月，为加强基层党的建设，经学院党委研究成立研究生第六支部委员会。

药学院各党支部书记如表10-2所示。

表 10-2 药学院各党支部书记一览表

支部名称 / 年份	教工一支部	教工二支部	教工三支部	教工四支部	教工五支部	行政支部	本科生支部	临床药学党支部	研究生一支部	研究生二支部	研究生三支部	研究生四支部	研究生五支部	研究生六支部
2014.12（换届调整）	赵桂森	黄桂华	聂磊	王小宁	郭秀丽	刘丽娟								
2017.4（换届调整）	赵桂森	生举正	王姝麒	沈涛	郭秀丽	李冬	封达	温士帅（至2018年9月并入本科生支部）	周忠霞	祝浩榛	刘院亭	范晟华	吴月娥	
2018.9	赵桂森	生举正	王姝麒	沈涛	郭秀丽	李冬	李智贤（至2019.10）	因支部成员不足3人，学院党委于2018年9月撤销临床药学党支部，原支部党员并入本科生党支部	周易	张获	王宁	杨文静	吴月娥	
2019.3								2019年3月，为加强基层党的建设，经学院党委研究成立研究生第六支部委员会						杨雪（至2019.10）
2020.4（换届调整）	李孝训	生举正	聂磊	沈涛	郭秀丽	李冬	周现民（2019.10~）	—	封达	杜微（至2020.12）刘金虎（2020.12~）	王宁（至2021.4）毛会秀（2021.4~）	马菁菁（2019.10~2020.10）唐凯俊（2020.10~）	夏爱清（2019.10~）	刘兰玲（2019.10~2020.12）许秀华（2020.12~）

119

三、开展的主要工作与活动

2011 年 10 月 16 日，山东大学药学院建院 91 周年暨重建 40 周年庆典大会在山东大学趵突泉校区体育馆隆重举行，中国工程院院士丁健、中国科学院院士邓子新、山东省政协副主席王乃静、山东大学党委常务副书记尹薇等共同为庆典揭幕。会上还为学院重建 40 年来为学院发展做出贡献的 43 位老教师颁发了山东大学药学院成立 91 周年暨重建 40 周年建设与发展贡献奖；为我国生化药物研究领域的开创者张天民教授、抗癌药物卡铂的研制者王慧才教授颁发了育才功勋奖。

2014 年 12 月，药学院完成了基层党支部换届调整工作，规范了"三会一课"制度，使学院基层党支部的战斗堡垒作用和党员骨干的先锋模范作用得到了发挥。

2015 年 7 月，药学院开展了"三严三实"专题教育活动，提高了党员领导干部的思想认识，增强了践行"三严三实"要求的思想自觉和行动自觉，巩固和拓展了党的群众路线教育实践活动成果。

2016 年 4 ~ 6 月，开展了"两优一先"评选，药学院张建、王唯红、覃晓君（硕士）获评山东大学优秀党员，李雨嘉获评山东大学优秀党务工作者，药学院机关党支部、药学院 2010 级、2011 级临床药学党支部获评山东大学先进基层党组织。

2016 年 12 月 22 日召开了学院党员大会。会上，陈鑫同志代表上届委员会作工作报告，选举产生了中共山东大学药学院委员会（马宏峰、王小宁、张建、张娜、张慧、陈鑫、周洪）。委员会第一次全体会议选举产生了委员会书记陈鑫、副书记（张慧、马宏峰）。

2017 年 3 月 15 日，中央巡视组对药学院进行了巡视。

2017 年 3 ~ 6 月，学院党委扎实贯彻落实全国高校思想政治工作会议精神，围绕师生思想政治教育、课堂教学管理、师德师风建设及各项规章制度建设等开展了系列工作。

2017 年 4 月，学院党委对支部进行了换届调整，取消了原来按年级划分的 10 个研究生党支部，按专业相近原则成立 5 个研究生新支部：药物化学研究所研究生（药物化学）成立研究生第一党支部，药物制剂研究所、生化与生物技术药物研究所研究生（药剂学、制药工程学、微生物与生化药学）成立研究生第二党支部，药物分析研究所、药物制剂与释药系统研究中心研究生（药物分析学）成立研究生第三党支部，生药学研究所、天然药物化学研究所研究生（天然药物化学、生药学）成立研究生第四党支部，药理研究所、免疫药物研究所研究生（药理学、免疫药物学、临床药学）成立研究生第五党支部，其他支部设置不变。

2017年5月，药学院党委发布了关于推进"两学一做"学习教育常态化制度化的实施方案，推进"两学一做"学习教育常态化、制度化。

2017年5月，药学院学生会志愿者工作部"髓缘"志愿服务队获评2016年度济南市红十字优秀志愿服务队。

2017年6月，药学院选派一名教工党支部书记到山东省委党校参加第二期教工党支部书记培训班，主要培训内容为学习党章党规，研讨党支部工作方法，开展党建实务系统培训，增强做好党支部工作的能力；主要培训方式为全脱产、封闭式。

2017年7月，药学院组织对2016年度基层党组织立项结项验收，药学院本科生2013～2015级党支部的"铭记历史，担承责任，争做合格党员"获得校级立项三等奖。

2017年9月，学院党委开展"两学一做"支部工作案例、微党课等风采展示活动。

2017年11月1日至12月31日，学院组织全体教工开展了党支部书记轮训，学习了党的十九大精神，习近平总书记系列重要讲话精神和治国理政新理念新思想新战略，党章、党规和党的基本知识，党支部基本职责和基本工作方法，支部生活的基本内容和基本方式等。

2017年11月1日至12月31日，学院行政党支部书记李冬、本科生党支部封达、研究生第五党支部书记吴月娥参加了全国高校基层党支部书记网络培训示范班的学习。

2018年1月12日，药学院召开第二届教职工代表大会第二次会议，学院30名教职工代表参加会议。学院党委书记陈鑫出席会议并致开幕词，院长刘新泳作了题为《不忘初心，牢记使命，为创建一流药学学科而努力奋斗》的报告。

2018年3～4月，药学院开展了"大学习、大调研、大改进"、师德师风建设主题教育。

2018年6月，药学院开展了"双带头人"教师党支部书记工作室建设工作。

2018年7～12月，药学院开展了对山东大学第十四次党代会精神、全国教育工作会议精神的宣讲、研讨、实践等工作。

2018年12月，药学院对2017年度党组织开展了立项、结项验收，药学院研究生第三党支部、药学院研究生第四党支部、药学院研究生第五党支部联合立项"拓创新平台活力，促支部党员共成长"获得校级立项二等奖。

2019年1～6月，药学院在学生党员中开展勒"亮身份、树形象、做贡献"主题实践活动。

2019年4月，药学院开展了2019年度党支部立项，学院职工第三党支部、研究生第三党支部联合立项"助力山大卓越梦，师生党员共行动"，教工第五党支部、研究生第五党支部联合立项"新时代新方式换个节奏长知识"获得校级创新实践类立项。

2019年4～9月，药学院开展了2019年度基层党支部书记线上培训。

2019年6月，山东大学对药学院陈鑫书记进行了离任审计。

2019年9～12月，药学院开展了"不忘初心、牢记使命"主题教育，深入推进"自我革命、自我净化、自我提升"，紧密联系实际，对焦"四项措施"，突出组织领导、学习教育、调查研究、对照检视、整改落实"五个到位"，周密部署、统筹推进，主题教育起步迅速、推进有序、氛围浓厚、特色突出，取得了良好成效。

2020年3月，药学院推动支部立项全覆盖，开展了党组织书记抓基层党建突破项目立项，学院党委"构建'不忘初心、牢记使命'长效机制，助力强院建设"获得校级创新实践类立项。药学院教工第五党支部研究生第五党支部"不忘初心，牢记使命，推陈出新"、药学院行政党支部"加强作风建设，创建'四型'党支部，提升服务师生效能"获得校级创新实践类立项。

2020年3月，药学院研究生五支部被评为学校研究生样板党支部。

2020年4月，药学院党支部换届调整。

2020年7月，为庆祝建党99周年，开展了"四个一"活动。

2020年9月，开展党支部建设规范化提升行动。

2020年11月，深入开展"大学习、大研讨"活动。

2020年11月，开展"双带头人"教师党支部书记工作室建设工作，教工第四党支部、教工第二党支部、教工第五党支部作为院级"双带头人"工作室进行建设。

2020年9~12月，开展了聚焦"四个落实"自查自纠、未巡先改专项行动。

2020年10月，为落实文化引领战略，药学院研究制定了学院文化引领战略贯彻方案，开展了文化引领宣传月活动，建设了学院文化长廊等标志性文化设施，开展了一系列具有药学特色的系列文化活动，以梳理院史院训，凝练药学精神，弘扬药学文化。

2020年12月17日，中共山东大学药学院党员大会胜利召开，王秋生同志作了工作报告。会议高举习近平新时代中国特色社会主义思想伟大旗帜，全面贯彻党的十九大精神，全面贯彻学校第十四次党代会精神，全方位总结了过去四年学院改革发展所取得的主要成绩和经验体会，实事求是地指出了工作中存在的问题和不足，科学准确地分析了学院发展所面临的新机遇和新挑战，明确提出了未来几年学院发展的奋斗目标和发展方略，并对各项事业发展进行了全面部署。

2020年，药学院党委落实教育部《高等学校课程思政建设指导纲要》，全面推进课程思政建设，促进专业教育和思政教育深度融合，充分发掘课程育人功能，将思政教育巧妙渗透教学的全过程，课程思政建设成果突出，成效显著。学院获评教育部课程思政示范课程、教学名师、教学团队各1个；山东省课程思政示范课程、教学名师、课程团队各2个，多门课程被评为校级课程思政教学优秀案例。

2021年3~12月，药学院开展了党史学习教育活动。

2021年4月，药学院开展了"清明祭英烈""英雄不朽"专题党课及学习英烈事迹和精神主题教育活动。结合习近平考察清华大学与师生代表座谈重要讲话精神专题学习，组织开展了"我为百廿山大寄语"活动。

2021年5月，药学院组织各支部、处级干部学习贯彻党的十九届五中全会精神专题培训。组织学习习近平总书记给《文史哲》编辑部全体编辑人员重要回信精神专题学习研讨。

2021年5月，药学院组织对2020年度党组织立项、结项验收，开展了2021年度党组织书记抓党建突破项目及党组织立项，从学院党委和13个支部突破项目、立项中，推荐党委和党支部校级突破项目各1项，推荐校级党支部立项3项。

2021年5月，药学院领导班子换届，建设完成了学院党员活动中心。

2020年6月，药学院开展"我为群众办实事"重点推进工作。

2021年4~6月，药学院迎接中央巡视组检查。

2021年7月，药学院开展了慰问党员、党员宣誓、书记专题党课、专题学习实践等庆祝建党100周年系列活动。

第二节　学院工会

2008年1月，药学院工会副主席更换为李雨嘉、帅翔。2013年3月，李雨嘉任药学院工会主席，刘丽娟、周洪任副主席。2015年4月，马宏峰任药学院工会主席。2020年9月至今，周洪任药学院工会主席。药学院（系）历届部门工会组成人员如表10-3所示。

表10-3　药学院（系）历届部门工会组成人员一览表

年份	主席（负责人）	副主席	委　员	备注
2008.1~2013.2	赵翠萍	李雨嘉　帅翔	赵丽　曹吉超　周洪	—
2013.3~2015.3	李雨嘉	刘丽娟　周洪	曹吉超　林贵梅　李冬	—
2015.4~2020.8	马宏峰	刘丽娟　周洪	曹吉超　林贵梅　李冬	—
2020.9至今	周洪	—	曹吉超　林贵梅　李冬　周现民*	2020年马宏峰调离，周现民增补

药学院获"三八"红旗集体、"三八"红旗手和"五好文明家庭"情况如表
10-4所示。

表10-4 药学院获"三八"红旗集体、"三八"红旗手和"五好文明家庭"一览表

项目 年份	"三八"红旗集体	"三八"红旗手	五好文明家庭
2012	—	—	李敏勇
2013	免疫药理	张　娜	曹吉超
2015	免疫药理	—	—
2016	—	—	沈月毛
2019	—	—	李敏勇

2011年，赵翠萍获评山东大学"妇女工作先进个人"。2013年，李冬获评山
东大学"妇女工作先进个人"。2015年，刘丽娟获评山东大学"妇女工作先进个
人"。2016年，沈月毛教授获评"师德教育活动先进个人"。2017年，行政党支部
获评山东大学"教工先锋号"，刘丽娟、赵桂森获评山东大学"三届二次教代会
优秀提案代表"。从2002~2016年、2018年，药学院工会共16次获评"山东大学
工会工作先进集体"荣誉称号。药学院工会活动及获奖情况简介如下：

2012年，药学院积极组织教职工参加校运动会，林贵梅老师获得女子甲组跳
远第二名的好成绩，学院取得全校总分第9名的好成绩；积极组织全院教职工
"够级比赛"活动，并在校级比赛中获得第3名的好成绩；积极组织参加在教职工
中推广太极拳运动的活动；在"女职工劳动保护特别规定"知识答卷中，学院女
职工积极参与，参与率达100%；积极组织全院教职工参加校工会"乒乓球比赛"
活动；校工会组织举办山东大学教职工书画摄影艺术展的活动中，学院李爱国、
徐东两位老师积极参展；院工会与院研究生会协作，积极组织参加全校研究生师
生羽毛球赛，并首次进入全校前16强。

药学院积极响应校工会号召"爱心一日捐"活动，组织全院师生开展"献出
一份爱心活动"，完成捐款总计7800余元，捐款总额居全校前列。

为庆祝党的十八大胜利闭幕，药学院工会组织全院教职工赴沂源县鲁村镇爱
国主义教育基地——618战备电台旧址参观学习，接受爱国主义教育。

2013 年，药学院积极组织教职工参加校运动会，集体项目 25 位老师参加，单人项目有 30 余位老师参加，学院取得全校总分第 9 名的好成绩；积极组织全院教职工参加校工会"羽毛球比赛"活动。

在校工会开展的 2013 年"山东大学爱心助学捐助"活动中，药学院积极组织参加，完成捐款额总计 7600 余元（其中历保秋老师捐款 500 元），捐款总额名列学校前茅。

2014 年，药学院积极组织教职工参加校运动会；积极组织全院教职工参加校工会"羽毛球比赛"活动。

在校工会开展的 2014 年"山东大学爱心助学捐助"活动中，学院积极组织参加，完成捐款额总计 7224 元。

2015 年 4 月 18 日，药学院组织教职工爬山健身活动，全院共有 42 名教职工参加了爬佛慧山健身活动。4 月 24 日，组织代表队参加了山东大学春季运动会，全院共有 19 名教师参加，展现了良好的精神面貌和竞技水平，其中曹吉超、韩秋菊、张建、任健、郝国祥、韩秀珍、王真、崔飞八位老师分别取得了参赛项目第 1 名、第 2 名、第 3 名的好成绩。10 月，在山东大学首届保龄球比赛中，学院王真和孙隆儒老师分别取得了第 1 名和第 2 名的好成绩。10 月 31 日，由院工会和院团委牵头组织了学院首届师生运动会，全院近 70 名老师参加了 9 个项目的比赛。11 月，组队参加了山东大学羽毛球比赛。

9 月，学院举行了教师节表彰大会，对教学工作中涌现出的优秀教师、教学能手以及从教满 30 年的教师进行了表彰。

10 月 20 日，九九重阳节前夕，药学院组织了离退休老教师、老干部座谈会。

12 月 25 日，学院工会和院团委成功举办了药学院 2016 年元旦暨迎新联欢晚会。

学院工会积极响应学校工会关于开展向河南确山县捐款活动的要求，全院共有 73 名教工参与捐款，共捐款 5720 元。

药学院 2011 级学生马国强来自潍坊农村，2014 年不幸查出尿毒症，药学院工会及时在全院教职工中发起了募捐活动，共募集善款 7 万余元，并通过微信平台积极争取社会力量筹集资金，尽最大努力进行帮扶。

2015年年初，完成了第二届教职工代表大会的换届工作，并顺利召开了第二届第一次教代会全体代表大会。

山东大学第三届教职工代表大会第一次会议暨第十八次工会会员代表大会共推选代表5名，并在代表中征集提案8份。

2016年4月23日，药学院组织参加了校运动会；11月6日，举行了全院师生田径运动会。9月，校工会开展师德建设教育月青年教师征文比赛活动中赵维获三等奖；参加校工会组织的"庆祝建党95周年"合唱比赛。药学院"爱心助学捐助"捐款共计13143.50元。

2017年4月21～22日，药学院组织参加了校运动会；4月24～28日，举办了2017年山东大学教职工羽毛球比赛；12月，全校教职医务员工为确山教育事业的发展贡献了一分力量，共捐助15712.00元。

2018年，学院工会组织教职工到红色教育基地山东党史纪念馆、临沂大青山战役纪念馆和孟良崮战役纪念馆参观学习等；组织了"赏红色诗词 学红色精神"主题活动，组织教职工赴滨州市渤海革命纪念园参观学习；组织女教工参加学校"巾帼心向党 建功新时代"论文比赛，韩秋菊、张新科两位老师参赛，其中韩秋菊老师获得二等奖。山东大学优秀"课程思政"教学设计案例评选中，药学院共有5位教师获奖。

11月4日，药学院工会举办了第四届秋季趣味运动会，全院近70名老师参加了跳绳、踢毽子等13个项目的活动，教工出席率达80%以上。

11月11日，组织教职工游览了中国北方地区典型的山村型古村落、中国历史文化名村——章丘朱家峪。

12月16日晚，药学院于趵突泉校区综合楼报告厅举办以"不忘初心，闪药未来"为主题的2019年师生元旦暨迎新晚会。

2019年，学院工会组织教职工先后到孔繁森纪念馆、济南战役纪念馆、台儿庄大战纪念馆、北京香山革命纪念馆等红色实践基地开展参观学习等活动。药学院坚持和完善本科生导师制、班主任制度，选聘学院16名优秀教师作为班主任。

在全国高校药学专业青年教师微课大赛中，1人获特等奖，3人获一等奖，1人获二等奖；3人获学校青年教师教学比赛一等奖及"青年教学能手"；8人获学校"课程思政"教学设计案例奖。山东大学"爱心一日捐"捐款总计17530.00元。

2020年，药学院教职工第九套广播操比赛获一等奖。参加山东大学"爱心一日捐"，捐款总计23725.05元。学院向河南省确山县瓦岗镇扶贫捐款，共募得扶贫款22338.50元。扶贫购买香菇、香油、艾枕土特产品，共计38988.00元（平均每人342.00元）。

校工会组织开展的"做一名出彩山大人——金点子征集"活动中，学院刘晓燕获得优秀金点子奖。

2021年，药学院举办三八妇女节"轻装俏佳人美妆沙龙"讲座，并在三八妇女节当天给教职医务员工购买电影票。

4月30日，药学院在趵突泉校区体育馆成功举办师生篮球赛。

5月14日，山东大学第二届全民运动会在中心校区体育场顺利开幕，第九套广播操师生展演（校本部获得教工广播操一等奖的单位展演）展现出了师生良好的精神风貌和高涨的运动热情。

5月27日，党委教师工作部、校工会组织的师德师风知识竞赛活动中，冯瑞华、刘继田获优秀个人三等奖。

6月，学院博士后李媛参加校工会举办的"山东大学庆祝中国共产党成立100周年教职医务员工书画展"（参展中）。

6月27日，参加校工会举办山东大学2021年教职医务员工气排球比赛。

6月28日，参加校工会举办的山东大学庆祝中国共产党成立100周年暨建校120周年教职医务员工合唱比赛获优秀组织奖。

6月30日，完成第二批"职工之家"建设申报工作。

第三节　民主党派

药学院先后有中国国民党革命委员会、中国民主同盟、中国民主促进会、中国农工民主党、中国致公党、中国九三学社 6 个民主党派，党派成员 43 人，其中在职 23 人，已退休 15 人，调离 4 人，出国 1 人。在职人员中正高级职称人员 16 人，副高级职称人员 7 人（本节所列表格中的人名均不分先后）。

一、中国国民党革命委员会

截至 2021 年，药学院有在职中国国民党革命委员会成员 1 人，退休 1 人（见表 10 – 5）。

表 10 – 5　药学院民主党派人员情况（民革）

序号	姓名	性别	出生年月	职称	政治面貌	备注
1	张维琴	女	1933.4	教　授	民革	退休
2	侯　准	男	1964.2	高级实验师	民革	在职

二、中国民主同盟

截至 2021 年，药学院无在职中国民主同盟盟员，5 人全部退休。1952 年民盟在山东医学院成立民盟区分部，药科张子刚、张景浦先后任区分部委员。1980 年张子刚任民盟山东医学院支部副主委，1985 年任民盟山东医科大学总支副主委兼基础支部主委。林秀英曾任民盟山东医科大学、山东大学西校区支部委员（见表 10 – 6）。

表 10-6　药学院民主党派人员情况（民盟）

序号	姓名	性别	出生年月	职称	政治面貌	备注
1	张子刚	男	1917.10	副教授	民盟	退休
2	张景浦	男	1916.5	副教授	民盟	退休
3	李恩川	男	1927.11	高级实验师	民盟	退休
4	刘公棠	男	1936.11	副教授	民盟	退休
5	林秀英	女	1938.11	教授	民盟	退休

三、中国民主促进会

截至 2021 年，药学院共有中国民主促进会会员 9 人，现在职 1 人，退休 5 人，调离 2 人，出国 1 人。1989 年张天民任民进山东省委常委。王凤山 1993 年任民进山东医科大学支部委员，1995 年任民进山东省委科技咨询委员会委员，1997 年任民进山医大支部副主委、民进山东省委社会服务部副主任，2002 年任民进山医大支部主委、民进山东省委委员，2003 年任民进山东大学总支部主委、2017 年任民进山东大学基层委员会主任委员，2007 年起任民进山东省第五届、第六届、第七届副主委，1998～2012 年任政协济南市第十届委员，2003～2007 年任政协山东省第九届委员，2008 年至今任山东省十一届、十二届、十三届人大常委会常委（见表 10-7）。

表 10-7　药学院民主党派人员情况（民进）

序号	姓名	性别	出生年月	职称	政治面貌	备注
1	王凤山	男	1960.1	教授	民进	在职
2	张天民	男	1928.1	教授	民进	退休
3	赵冰	男	1930.11	教授	民进	退休
4	李汉龄	女	1933.7	教授	民进	退休
5	侯竹影	女	1930.2	教授	民进	退休
6	曹宗顺	男	1942.7	教授	民进	退休
7	曲显俊	男	1961.10	教授	民进	调离
8	姬胜利	男	1963.10	副教授	民进	调离
9	林秀丽	女	1965.12	教授	民进	出国

四、中国农工民主党

截至 2021 年，药学院有在职中国农工民主党党员 5 人，退休 1 人，调离 1 人。姜维林 1999 年曾任农工党山东医科大学支部委员，张典瑞 2007 年任农工党山东大学支部委员（见表 10 - 8）。

表 10 - 8 药学院民主党派人员情况（农工党）

序号	姓名	性别	出生年月	职称	政治面貌	备注
1	姜维林	男	1956.6	副教授	农工党	调离
2	张典瑞	男	1963.4	教授	农工党	退休
3	鞠建华	男	1972.3	教授	农工党	在职
4	刘兆鹏	男	1963.10	教授	农工党	在职
5	马淑涛	男	1964.1	教授	农工党	在职
6	孙隆儒	男	1964.8	教授	农工党	在职
7	刘　超	男	1987.11	副研究员	农工党	在职

五、中国致公党

截至 2021 年，药学院有在职中国致公党党员 8 人，退休 1 人，1 人合校后并入化学院。刘新泳自 2016 年起任致公党山东省委常委、副主委，致公党山东大学主委，山东省政协委员。方浩自 2016 年至今任致公党山东大学副主委、趵突泉校区主委，山东省政协委员（见表 10 - 9）。

表 10 - 9 药学院民主党派人员情况（致公党）

序号	姓名	性别	出生年月	职称	政治面貌	备注
1	徐文方	男	1952.8	教授	致公党	退休
2	刘新泳	男	1963.3	教授	致公党	在职
3	方　浩	男	1974.5	教授	致公党	在职
4	李敏勇	男	1976.9	教授	致公党	在职
5	吴敬德	男	1970.5	副教授	致公党	在职
6	王德凤	女	1964.2	高级实验师	致公党	在职

续表

序号	姓名	性别	出生年月	职称	政治面貌	备注
7	任冬梅	女	1970.9	教授	致公党	在职
8	程爱霞	女	1976.3	教授	致公党	在职
9	陈沪宁	男	1962.10	副教授	致公党	在职
10	赵全芹	女	1963.9	副教授	致公党	合校后并入化学院

六、九三学社

截至 2021 年，药学院有在职九三学社社员 8 人，退休 2 人。赵彦伟曾任九三学社山东医科大学支部委员，臧恒昌自 2017 年至今任山东大学趵突泉校区主委（见表 10-10）。

表 10-10　药学院民主党派人员情况 （九三学社）

序号	姓名	性别	出生年月	职称	政治面貌	备注
1	赵彦伟	女	1942.1	教授	九三学社	退休
2	崔志俊	男	1944.11	副教授	九三学社	退休
3	臧恒昌	男	1964.3	应用研究员	九三学社	在职
4	翟光喜	男	1968.1	教授	九三学社	在职
5	范培红	女	1979.3	教授	九三学社	在职
6	邢杰	女	1978.7	研究员	九三学社	在职
7	刘纯慧	男	1972.6	教授	九三学社	在职
8	马斌	男	1971.11	高级工程师	九三学社	在职
9	于爱华	女	1966.8	高级实验师	九三学社	在职
10	高彦慧	女	1970.11	应用研究员	九三学社	在职

第十一章　学生工作

第一节　学生管理体制

2017 年，根据《普通高等学校辅导员队伍建设规定》，山东大学按师生比不低于 1∶200 的比例设置专职辅导员岗位，以"专兼结合、以专为主"为原则，足额配备到位。辅导员管理工作实行学校和学院（系）双重责任制：学院党委负责对辅导员的直接领导和管理，学生工作部门负责辅导员的培养、培训和考核等工作。

2017 年 10 月，药学院制定了《山东大学药学院关于加强本科生班主任工作实施办法（试行）》，药学专业每年级各配备班主任 1 名，制药工程专业、临床药学专业每专业各配备班主任 1 名。

2021 年 5 月，根据《山东大学大学生思想政治教育与管理专项改革方案》《山东大学关于进一步加强本科学生班主任工作的意见》，学院修订了《药学院关于加强本科学生班主任工作的实施办法》，并为本科生班级各配备班主任 1 名。班主任主要在新入职的青年教师和未担任过班主任的教师中选聘。药学院（系）历任学生工作管理人员如表 11 - 1 所示。

表 11 - 1　药学院（系）历任学生工作管理人员一栏表

时间	院（系）党委副书记、学生工作负责人	学生工作办公室主任（副主任）	学生辅导员
2008.1 ~ 2013.4	李雨嘉	李　冬	张艳强（2011.7 调离）、郑华、刘法磊、张嵩迎（2012.7 入职）
2013.5 ~ 2016.6	李雨嘉 马宏峰	李　冬	郑华（2013.12 转岗）、刘法磊（2014.7 离职）、张嵩迎

续表

时间	院（系）党委副书记、学生工作负责人	学生工作办公室主任（副主任）	学生辅导员
2016.7 ~ 2020.7	张 慧 马宏峰	李 冬	张嵩迎（2018.9调离）、封达（2017.7 ~ 2018.7）、李倩（兼职辅导员2017.2 ~ 2019.7）、周现民（2018.7入职）、李智贤（2018.7入职）、朱嘉铭（2019.7 ~ 2020.7）、侯旭奔（兼职辅导员2019.9 ~ 2020.9）
2020.7至今	张 慧 王巍巍	李 冬	周现民、刘晓燕（2020.9入职）、张诗迎（2020.9入职）、李智贤（兼职辅导员2019.7至今）、刘继田（兼职辅导员2020.9 ~ 2021.9）

药学院班主任情况如表 11 - 2 所示。

表 11 - 2 药学院班主任信息统计表

序号	姓名	性别	职称	所带班级
1	冯瑞华	女	实验师	2015 级药学 1 班
2	常文强	男	副教授	2015 级药学 2 班
3	韩秀珍	女	副教授	2015 级制药工程
4	林贵梅	女	副教授	2015 级临床药学班
5	姜 悦	女	副教授	2016 级药学 1 班
6	范培红	女	教授	2016 级药学 2 班
7	王小宁	男	教授	2016 级制药工程
8	郝国祥	男	讲师	2016 级临床药学班
9	鲁春华	女	教授	2017 级药学 1 班
10	沈 涛	男	教授	2017 级药学 2 班
11	刘后梅	女	讲师	2017 级制药工程
12	郑 义	女	讲师	2017 级临床药学班
13	张颖杰	男	副教授	2018 级临床药学班
14	杜吕佩	女	副教授	2018 级药学 1 班
15	李 翔	男	讲师	2018 级药学 2 班
16	韩秋菊	女	副教授	2018 级药学 3 班
17	韩秀珍	女	副教授	2019 级临床药学班

序号	姓名	性别	职称	所带班级
18	冯瑞华	女	实验师	2019 级药学 1 班
19	林贵梅	女	副教授	2019 级药学 2 班
20	常文强	男	副教授	2019 级药学 3 班
21	刘秀美	女	副教授	2020 级药学 1 班
22	展 鹏	男	教 授	2020 级药学 2 班
23	徐泽军	男	副研究员	2020 级药学 3 班
24	张教真	女	实验师	2020 级临床药学班

第二节　共青团和学生会

药学院共青团组织在院党委和上级团委的指导下，深入学习贯彻党的十八大、十九大精神，坚持"立德树人"的根本任务，完善素质拓展培养体系，指导并推动各种思想教育、学术活动、校园文化活动等顺利进行。药学院历届团委（团总支）负责人为冉祥明、唐家仁、邵明立、宋秀珍（1981.6～1984.12）、陈晓阳（1985.1～1990.3）、曲刚（1990.3～1996.12）、李雨嘉（1996.12～2008.1）、李冬（2008.1 至今）。

学生会组织是党领导下、团指导下的广大学生自我教育、自我管理、自我服务、自我监督的主要学生组织，聚焦广大学生精神成长、学习生活、成才发展、权益维护等需求，充分发挥引领学生坚定理想信念，帮助学生全面成长进步，促进学生养成优良学风，服务学生创新创业创优，代表和维护学生正当权益等方面的作用。2011 年以来，药学院学生会始终致力于以学生发展为中心，助力学生德智体美劳全面发展。药学院学生会不断优化学生会组织体系，目前学生会设主席团（主席 1 名、副主席 2 名、团委委员 2 名），下设秘书处、学术创新部、调研权益部、信息部、宣传部、文艺部、体育部、社会实践部、社团工作部、志愿者工作部共 10 个部门。研究生会设主席团（主席 1 名，副主席 2～3 名），下设秘书部、学术部、宣传部、文艺部和体育部 5 个部门组成。

药学院学生会曾担任山东大学第三十五届学生代表大会常任代表会议副主任团体、山东大学第三十四届、第三十六届学生代表大会常任代表会议主任团体；研究生会曾担任山东大学第十七届研究生代表大会常任代表会议主任团体。药学院学生会先后 4 次（2016～2017 年度、2017～2018 年度、2018～2019 年度、2020～2021年度）获评"山东大学十佳学生会"荣誉称号；研究生会先后 2 次获评（2018～2019 年度、2019～2020 年度）山东大学"十佳研究生会"。此外，药学院青年志愿者协会担任山东大学青年志愿者联合会第十届、第十一届、第十三届常务理事单位。药学院 2015 级本科生张冉冉、2018 级本科生李聪赢先后担任山东大学学生社团联合会第四届、第六届理事会常任理事。

药学院于 2017 年建立了学生代表大会制度、常任代表会议制度。学生代表大会的主要任务是审议学生会组织工作报告，选举产生新一届领导机构，制定及修订组织章程，征求广大同学对学校工作的意见和建议，发挥好桥梁纽带作用。药学院学生代表大会直接投票选举学生会主席团，是学院民主选举的平等参与、自由表达的体现。常任代表会议作为学生代表大会闭会期间的常设机构，在学代会闭幕期间行使学代会权力，履行学代会义务，对学生会进行监督、评议和质疑。自药学院第一届学生代表大会举办以来，药学院学生会与常代会密切联系，为学生服务，并接受学生代表监督。

药学院 2011～2021 年历任学生会主席如表 11-3 所示。

表 11-3　药学院 2011～2021 年历任学生会主席一览表

姓名	年级	任职时间
赵　显	2010 级	2012～2013
李春辉	2011 级	2013～2014
胡华杰	2012 级	2014～2015
孙崧凯	2013 级	2015～2016
吴一波	2014 级	2016～2017
傅相蕾	2015 级	2017～2018
梁　易	2016 级	2018～2019

续表

姓名	年级	任职时间
林行刚	2017 级	2019～2020
宋鹏飞	2018 级	2020～2021
崔金雨	2019 级	2021 年至今

药学院 2011～2021 年历任研究生会主席如表 11－4 所示。

表 11－4　药学院 2011～2021 年历任研究生会主席一览表

姓名	年级	任职时间
黄伯世	2012 级	2013～2014
张倩云	2013 级	2014～2015
丁钦阁	2014 级	2015～2016
铁诗瑒	2015 级	2016～2017
田伟路	2016 级	2017～2018
孙崧凯	2017 级	2018～2019
金秋阳	2018 级	2019～2020
杨　翠	2019 级	2020～2021
姚泽富	2020 级	2021 年至今

第三节　素质教育

一、思想政治教育活动

2011 年，药学院重点开展建党 90 周年、建校 110 周年、药学院建院 91 周年暨重建 40 周年纪念活动，组织学生党员和入党积极分子参加学校党史主题比赛；开展了"爱我山大，感受荣光；爱我药院，见证辉煌"主题教育活动，获得了校级立项支持。

2012 年，药学院围绕"五四"青年节、建党 91 周年、党的十八大开展主题教育活动，开展了"向马俊欣校友学习""献礼十八大"等活动。

2013年，药学院以主题班会、红歌会、演讲比赛和暑期社会实践等形式着重开展了"我的中国梦"教育实践活动。

2014年，药学院开展了社会主义核心价值观教育活动，组织学生参加全国大学生道德模范评选、学校"中国梦·我的梦"大学生"三涯"规划大赛、"培育和践行社会主义核心价值观"主题征文比赛等活动。本科生党支部立项活动"践行社会主义核心价值观，让青春在中国梦征途上闪光"获学校组织部立项。开设学院微信公众号"闪药青春"，发挥新媒体在思想引领中的重要作用。

2015年，药学院重点抓住全国"两会"、五四青年节、等重要节日和历史契机，开展了"开学第一课""抗日战争胜利70周年系列纪念活动"等主题教育活动。学院组织党课任课教师备课会、入党积极分子交流会、参观中共山东省党史陈列馆等活动，提高党课培训的质量。19名学生参加了中央宣讲团主讲的党的十八届五中全会精神报告会。

2016年，药学院开展了"铭记历史，继往开来"，纪念建党95周年系列主题教育实践活动，包括"党史党章铭心中"党史知识竞赛、"党旗指引青春路"主题班会、"党在我心中"纪念建党95周年征文活动、"青春颂"学院小合唱比赛、"筑梦青春跟党走，走基层、看变化"实践活动等。学生党支部承担的"学法懂法用法，修身齐家治国"党组织活动立项并获三等奖。

2017年，药学院开展了学习贯彻十九大精神的主题教育活动，包括"喜迎十九大，共筑中国梦"为主题的征文比赛等活动。5月，举办了药学院第一届学生代表大会。本科生党支部的"铭记历史，担承责任，争做合格党员"获山东大学2016年基层党组织立项活动三等奖，"不忘初心，砥砺前行——药学院本科生党支部'两学一做'风采展示"获评山东大学"两学一做"支部风采展示活动特色作品。

2018年，药学院以志愿服务比赛、主题教育实践活动、主题班会等形式，引导广大学生进一步坚定理想信念，为实现"中国梦"而发奋学习、不懈奋斗。在党的十九大及山东大学第十四次党代会召开后，学院本科生党支部开展了线上线下"党的知识竞赛""精解入党誓词"微党课、"合格党员示范岗"、观看《党的历史》《辉煌中国》系列纪录片、"青春唱响同心曲，建功立业新时代"为主题的征文比赛等活动。学院实施了班主任工作制度，根据学院的实际情况，聘任16名业务精湛、责任感强的老师担任班主任，提升了学院的育人能力。

2019年，学院着重开展中华人民共和国成立70周年、五四运动100周年纪念活动。集中组织学生观看"五四运动100周年纪念大会直播""庆祝中华人民共和国成立70周年大会、阅兵式和群众游行"，集体参与"我与祖国共奋进——国旗下的演讲""青年大学习"主题团日活动以及"书香研途，为国庆生"读书主题活动、"三行纸短，七十载情长"三行情书大赛等活动。学院发挥理论社团作用，先锋社纳入学院全体积极分子，联合党支部进行理论教育。配合校团委建立校院两级青马工程工作体系，组织学生参加"仿吾英才班"。

2020年，学院重点开展抗击新冠肺炎疫情主题教育活动。学院结合时代背景、专业优势，邀请援鄂医疗队成员开展"青春共筑战疫长城"主题教育，组织了"拥抱樱花，拥抱药情""剪影春光"系列活动、"绽放'战疫'青春，闪药劳动风采"居家劳动实践活动等。学生党支部通过"一颗红心"圆桌讲座、"党建名词"学习等主题党日活动，开展了学生党员讲党课、学党课，巩固提升党的知识。研究生第五党支部获评山东大学2020年"研究生样板党支部"。

2021年至今，药学院重点开展建党百年、建校百廿、药学院复建五十周年纪念活动，包括组织"成才大讲堂"系列讲座，观看大会直播、红色影片，组织生活会，组建党史宣讲队伍，开辟相关微专栏，组织"五四小合唱""我和我的药学院"系列活动等。

二、校园文化生活

2011～2013年，药学院每年都会举办春季运动会，2014～2018年改为秋季运动会。

2011年，药学院组织宿舍文化比赛，学生参与率达100%；10月，举办心理健康趣味活动。

2012 年，药学院首次举办药学讲坛活动，主讲人为在校本科学生，讲座选题范围以药学专业内容为主、边缘学科为辅。3 月，药学院青年理论研究会"先锋社"获评山东大学优秀学生理论社团；组织了趵突泉校区歌手大赛、校园趣味运动会、"宿舍安全，温馨你我"等活动；获 2012 年山东大学运动会女子团体第一名。

2013 年，药学院组织学生参加了山东大学第一届"舞动青春"体育舞蹈大赛，获 2013 年山东大学阳光体育二等奖；10 月，参加山东大学 2013 年体育文化节暨田径运动会，获女子团体第一名、男子团体第八名、综合团体第三名。药学院还举办了诵读比赛。11 月，参加"山大杯"羽毛球赛，获第四名。

2014 年，药学院承办学校"中华传统文化作品创作大赛"；3～4 月，药学院开展了"三走"主题系列活动；4 月，组织了"我形我塑，文明修身"系列教育活动；11 月，举办了药学院首届文化艺术节；12 月，举办了"中华颂"传统文化知识竞赛，多个学院的学生参与；组织学生参加了山东大学体育文化节暨田径运动会，获女子团体第一名、男女团体第五名及道德风尚奖；参加了"山大杯"女子篮球赛，获第二名。

2015 年，药学院组织学生参加了体育文化节暨田径运动会，获女子团体第二名、男女团体第七名和道德风尚奖；4 月，主办了趵突泉校区趣味心理运动会，并举办了首届"动感山大，活力药院"师生乒羽联赛；10 月，举办了药学院第一届秋季师生运动会并承办山东大学趵突泉校区吉尼斯挑战赛；12 月，参加了山东大学健康活力大赛，药学院健美操和街舞代表队分别获得各自项目的第四名；参加了"山大杯"女子篮球赛，荣第二名；获山东大学阳光体育一等奖。

2016 年 4 月，药学院举办了"一站到底"趣味知识竞赛；5 月，参加了山东大学第五届文化艺术节，获二等奖；6 月，举办了药学院 2016 届毕业晚会；10 月，首次举办"诚信状"主题教育活动；11 月，举办了第二届秋季运动会，学院学生参与率达80%以上；组织学生参加了"山大杯"篮球赛，获女篮第一名、男篮第五名；获山东大学阳光体育一等奖。

2017 年 3 月，药学院举办了"家乡美"风采大赛；4 月，药学院师生参加了山东大学 2017 年田径运动会；12 月，药学院参加了山东大学学生健康活力大赛，获第七名；药学院男子足球队获"山大杯"五人制足球比赛第六名。

2018 年，药学院创建了"文艺小妖"QQ 公众号，整合了校园内部及社会文艺信息；5 月，主办了山东大学趵突泉校区心理剧大赛；参加了山东大学第一届全民运动会，获体育道德风尚奖和山东大学阳光体育优秀单位三等奖；6 月，参加了山东大学第六届大学生合唱文化艺术节，药学院"药爱"合唱团获一等奖与精神风貌奖；参与了趵突泉校区八人制足球赛，药学院足球队获第一名；参加了山东大学第八届研究生师生羽毛球赛，获优胜奖；参加了山东大学研究生啦啦操大赛，获团体二等奖、最佳个人奖。

2019 年，药学院组织了"高雅艺术进校园"活动，举办了音乐会；"药爱"合唱团参加了山东大学第七届文化艺术节，获一等奖；主办了"春天'药'您来春游"联谊活动，获山东大学研究生体育活动优秀立项；11 月，承办了山东大学趵突泉校区"新生杯"辩论赛。

2020 年 3 ~ 4 月，药学院举办了"'音'雄出击，'疫'网打尽"线上合唱比赛，获校级表彰；举办了"剪影春光"系列活动；6 月，举办了"心'声'礼赞，抗'疫'英雄"线上音乐会；举办药学院了"寻找小当家"厨艺比赛；7 月，举办了"聆听经典——让美育乘着音乐的翅膀"动漫狂欢节活动；举办了"缤纷暑假，快乐一夏"暑假居家锻炼活动；参加了学校举办的"跃动金秋"跳绳比赛，获团体第四名。

2011 ~ 2019 年，药学院每年都会开展元旦暨迎新晚会、冬季健身月、"新生杯"篮球赛、辩论赛等活动，2020 年因为新冠肺炎疫情暂停举办。

2021 年 2 月，药学院举办了"心灵手巧"寒假体育类活动、"多彩假期，'药'在一起"文艺类活动；组织学生参加了"山大杯"女子篮球赛获亚军；5 月，参加了山东大学第十五届"向幸福出发"心理趣味运动会，获二等奖；参加了山东大学第二届全民运动会，获女子团体第八名，并获体育道德风尚奖；6 月，举办了毕业季文创大赛；参加了山东大学"爱山大·心成长"心理情景剧大赛，药学院心理情景剧《我》获二等奖。

三、大学生社会实践活动和青年志愿者活动

2011年，药学院组织各类社会实践团队25支，社会实践活动被济南时报等新闻媒体报道60余次，获评校级先进个人15名，校级优秀团队9支，校级社会实践调查报告13篇，校级优秀指导教师2名。学院依托各班级和学生组织，鼓励学生开展"飞扬的红丝带"关爱艾滋病患者、消除歧视，"星愿使者"关爱自闭儿童，"我们的爱不脆弱"关爱"瓷娃娃"，"五个一"爱心捐助活动等多项志愿服务活动。

2012年，药学院组织各类社会实践团队49支，获评省级优秀指导教师1名，省级先进个人2名，省级优秀团队1支，校级先进个人13名，校级优秀团队15支，校级社会实践调查报告12篇，校级优秀指导教师2名。学院与齐都药业有限公司共建了校级社会实践基地。志愿服务者结合专业优势，开展了一系列志愿服务活动，如无偿献血、关爱自闭儿童、齐鲁医院医导服务等，取得了良好效果。

2013年，药学院组织各类社会实践团队37支，获评省级优秀指导教师1名，省级先进个人2名，省级优秀团队1支，校级先进个人14名，校级优秀团队14支，校级社会实践调查报告18篇，校级优秀指导教师2名。志愿服务紧扣主题，借助志愿服务月、雷锋纪念日、世界艾滋病日等重要节点，开展了一系列如无偿献血、废旧药品回收等志愿服务活动，获评第八届山东省青年志愿服务先进集体、山东省无偿献血先进集体、首届山东青年社会组织最具潜力公益项目。

2014年，药学院的暑期社会实践活动形式多样，特色鲜明，包括教育帮扶、文艺演出、社会调查、创新创业等多种形式，组织各类社会实践团队34支，获评省级优秀指导教师1名，省级先进个人2名，省级优秀团队1支，校级先进个人15名，校级优秀团队14支，校级社会实践调查报告10篇。在志愿服务月期间，学生自主组织开展了一系列志愿服务活动，如"药爱"关爱脑瘫儿童、为"艾"行走、"因爱，我们成长；缘情，我们感恩""信在咫尺"等。在"髓缘"志愿服务中，有55名志愿者加入了中华骨髓库。

2015年，药学院组织各类社会实践团队37支，获评省级优秀指导教师1名，

省级先进个人 2 名，省级优秀团队 1 支，校级先进个人 16 名，校级优秀团队 11 支，校级优秀指导教师 1 名。在"髓缘"志愿服务中，有 89 名志愿者加入了中华骨髓库。

2016 年，药学院组织各类社会实践团队 34 支，获评省级优秀指导教师 1 名，省级先进个人 2 名，省级优秀团队 1 支，校级先进个人 11 名，校级优秀团队 8 支，校级社会实践调查报告 7 篇。学生结合专业优势，与社会各界联合开展了一系列志愿服务活动，如"我们 i 科普"、纸上谈"缤"、"关爱老人，'药'暖夕阳"、"君迁亦无忧"、SELF－S 护花行动和"背包驿站"志愿服务等。学院获评山东省志愿服务先进集体等荣誉。在"髓缘"志愿服务中，有 134 名志愿者加入了中华骨髓库。药学院 2014 级本科生苏永福于 2016 年 10 月成功捐献造血干细胞，是济南市第 37 例、山东省第 500 例造血干细胞捐献者，同时也是山东省第一例土家族造血干细胞捐献者。

2017 年，药学院组织各类社会实践团队 30 支，获评省级优秀团队 1 支，省级优秀个人 4 名。"髓缘"志愿服务队获评山东大学"榜样的力量"年度人物、济南市红十字优秀志愿服务队。学院获评山东大学志愿服务先进集体、山东大学十佳志愿服务组织等。在"髓缘"志愿服务中，有 34 名志愿者加入了中华骨髓库。山东大学临床医学院 2014 级硕士研究生汪芮于 2017 年 5 月通过"髓缘"成功捐献造血干细胞，是济南市第 42 例造血干细胞捐献者。

2018 年，药学院获评省级社会实践先进个人 4 名、省级优秀团队 2 支。学院的志愿服务工作实现新发展，获评山东大学十佳志愿服务组织，"药飞"获评第三届山东省青年志愿服务项目大赛金奖（全校唯一）、山东大学青年志愿服务示范项目（全校仅 10 项）。"髓缘"获评济南市红十字会最佳志愿服务项目并入选山东大学青年志愿者行动主题展。在"髓缘"志愿服务中，有 31 名志愿者加入了中华骨髓库。

2019 年，药学院组织各类社会实践团队 41 支，获评省级优秀团队 1 支、省级优秀指导教师 1 名、省级优秀学生 1 名。志愿者工作部获评山东大学年度志愿服务工作先进集体、山东大学十佳志愿服务组织；"药飞"获评山东省志愿服务示范项目（提名）、山东大学"榜样的力量"学生年度人物提名奖、山东大学青年志愿者"服务社区"专项行动优秀项目；"髓缘"获评济南市出彩型青年志愿服务项目；"药爱"获评山东大学第三届青年志愿服务项目大赛项目类铜奖。"髓缘"志愿服务中，有48名志愿者加入中华骨髓库。药学院2017级本科生宋丹于2019年5月成功捐献造血干细胞，是济南市第77例造血干细胞捐献者，也是济南市最年轻的造血干细胞捐献者。

2020年，药学院新获评省级指导教师1名，省级社会实践先进个人3人，省级优秀团队2支、校级优秀社会实践团队7支，实现了药学院连续10年获评省级优秀团队。学院连续4年获评"十佳志愿服务组织"，"髓缘"获评山东大学志愿服务示范项目、第二届济南市青年服务项目大赛铜奖。"药爱"获评山东大学志愿服务示范项目。

2021年，药学院成立了"药动"班级志愿服务队，倡导人人都做志愿者。药学院2020级研究生曾庆凯和历史文化学院2017级本科生张木子分别于3月、4月成功捐献造血干细胞，成为第4位和第5位通过"髓缘"捐献造血干细胞的山大学子。

第四节　毕业生工作

一、毕业生教育活动

药学院高度重视学生就业工作，持续探索构建了具有山大特色、药学专业特色的就业指导服务体系。学院成立了以院长、党委书记为组长的学生就业工作领导小组，将学生就业工作作为学院"一把手工程"来抓，逐步构建了"全员化"的就业工作格局，建立了学生－宿舍长－班长－辅导员－班主任/导师－学院六级联动的就业工作机制，成立了以分管学生工作的副书记、辅导员、学生骨干为主体的就业工作小组，着力提升全院师生对毕业生就业工作的责任意识，确保职业生涯教育和就业指导工作多维度、全方位、高质量开展。

药学院重视提高全员就业创业指导与职业生涯辅导能力，专职辅导员均参加了TTT2、UCT2等培训，各类就业工作沙龙及专题培训，旨在持续提升队伍的指导服务专业化水平。此外，辅导员还承担着学校"就业创业指导与职业生涯规划课"的授课任务，以讲课促进学生素质的提升，着力增强学生的多元职业发展能力。2017年3月，张嵩迎老师入选学校首批学生职业发展咨询工作室主持人。药学院充分利用了校友资源，2018年5月，学院校友许海成、宫登科和王朋成为山东大学首届学生职业发展校友导师。药学院开展了形式多样、内容丰富的就业指导活动，2017年11月，学院学生葛静、傅相蕾分别获山东大学第七届职业生涯规划大赛二等级和三等奖，学院获评优秀组织单位。

近年来，药学院坚持做好毕业生教育工作，开展包括理想信念教育、廉洁诚信教育、感恩意识教育、担当奋斗教育、拓展培养教育、校友意识教育、党员奉献教育、科学精神教育、入职适应教育等为主要内容的毕业生主题教育，引导广大毕业生做到爱国爱党、感恩荣校，以良好的精神风貌和饱满的工作热情走出校园、迈入社会。

二、毕业生就业工作

2011年以来，药学院毕业生就业的主要去向为升学和签约工作。50%以上的本科生毕业生选择继续深造，其中2011届本科生毕业生升学率为70%，升学率首次超过70%。硕士生毕业生的升学率逐年升高，约占25%，升学去向主要为山东大学、北京大学、复旦大学、上海交通大学、中山大学等一流大学建设高校。本硕博签约就业的毕业生就业去向主要集中在"卫生和社会工作""制造业""科学研究和技术服务业"和"教育行业"，超过85%的毕业生在医药产业相关领域就业（包括制药企业、医药信息服务企业、药品销售企业、医院等）。

学院坚持"立德树人"的根本任务，将理想信念教育贯穿学生生涯教育和成长成才的全过程，引导毕业生在服务医药产业和国家战略中建功立业。广大毕业生的家国情怀和担当精神赢得了社会赞誉，学生秉持在报国奋斗中建功立业的热

情持续高涨。

自 2011 年以来，药学院本科毕业生继续参加研究生支教团，其中张丹潞（2008 级）、丁钦阁（2009 级）、铁诗炀（2010 级）、覃晓君（2010 级）、路璐（2011 级）、孙越（2014 级）、吴航（2015 级）、岳家楠（2016 级）先后赴新疆、山西、河南等地区参加支教活动。

第五节　奖、助、勤、贷工作

一、奖学金

（一）本科生奖学金

2011 年，药学院设立了综合奖学金和单项奖学金两类，其中综合奖学金包括国家奖学金、国家励志奖学金、校长奖学金、优秀学生奖学金和社会奖学金；单项奖学金包括学习优秀奖学金、研究与创新奖学金、社会实践奖学金、社会工作奖学金、文体活动奖学金、海外学习奖学金、第二校园奖学金和优秀新生奖学金。

2017 年，山东大学将奖学金类型改为国设奖学金、校设奖学金和社会奖学金三类。其中，国设奖学金包括国家奖学金和国家励志奖学金，校设奖学金包括校长奖学金、学业奖学金、特长奖学金、第二校园奖学金、海外学习奖学金和优秀新生奖学金。

校长奖学金是山东大学学生的最高荣誉，设立于 2000 年，每年评选 30 名成绩优异、工作突出、综合素质全面的本科学生，奖励额度为每人 5000 元，2008 年之后改为每人 10000 元。2011 年至今，药学院共有 13 名本科生荣获山东大学校长奖学金。

诚创奖学金由山东诚创医药技术开发有限公司出资，于 2017 年设立，主要用于奖励德、智、体、美、劳全面发展的优秀在学学生，其中每年奖励 8 名本科生，奖励额度为每人 3000 元。

（二）研究生奖学金

2014 年，山东大学为优秀研究生设立了校长奖学金、国家奖学金、山东大学研究生学业奖学金、山东大学研究生优秀干部奖学金、山东大学研究生社会奖学金。社会奖学金包括宝钢奖学金、光华奖学金、正大天晴奖学金等。2019 年，学校研究生奖励体系调整为山东大学研究生校长奖、国家奖学金、学业奖学金、社会奖学金、道德风尚奖、优秀研究生干部奖等。

山东大学校长奖学金是山东大学设立的学生最高荣誉，主要用于奖励道德品质优秀、科研能力和综合素质突出的研究生，奖励标准为每人 10000 元。自 2011 年至今，药学院共有 16 名研究生获此殊荣。

国家奖学金由中央财政出资设立，用于奖励学业成绩特别优秀、科研成果显著、综合素质突出的研究生，奖励标准为博士研究生每人 3 万元、硕士研究生每人 2 万元。药学院每年约 3 名博士研究生、8 名硕士研究生获得奖励。

学业奖学金由中央财政出资设立，用于奖励勤奋学习、潜心科研、勇于创新、积极进取的研究生。自 2017 年开始，符合奖学金参评条件的研究生均可获得学业奖学金。

道德风尚奖由山东大学教职医务员工"爱心一日捐"基金出资设立，注重考察研究生的道德素养，用于奖励积极践行社会主义核心价值观、全面发展、具有感人事迹的研究生。道德风尚奖的奖励额度为每人 8000 元，道德风尚模范奖的奖励额度为每人 10000 元。药学院 2020 级硕士研究生吴航获得了第四届研究生道德风尚模范奖。

诚创奖学金由山东诚创医药技术开发有限公司出资于 2017 年设立，主要用于奖励德、智、体、美、劳全面发展的在学学生，其中每年奖励 2 名博士生和 8 名硕士生，奖励额度分别为博士研究生每人 7500 元和硕士研究生每人 5000 元。

此外，山东瑞康医药股份有限公司、山东达因海洋生物制药股份有限公司、鲁南制药集团股份有限公司先后在药学院设立了研究生优秀生源奖学金，用于奖励优秀生源。

药学院校长奖学金获得者如表 11－5 所示。

表11-5　药学院校长奖学金获得者一览表

年度	本科	硕士	博士
2011	宗昱	王飞虎	张颖杰
2012	于炳辰	刘光璞	赵翠荣
2013	柯晗昵	张丽	—
2014	臧立轩	—	谢智宇
2015	付璐 徐洪蛟 吕凤翊	万淼	刘希功
2016	张获 苏永福 常晓燕	张佩	李伟
2017	—	范洋	康东伟
2018	傅相蕾	古自力	—
2019	梁易 王旭升	张获	刘晓婷
2020	—		牟伟伟

二、助学金

（一）本科生助学金

诚创助学金由山东诚创医药技术开发有限公司出资，于2017年设立，主要用于奖励德、智、体、美、劳全面发展的家庭经济困难的本科生，每年有7位本科生获得资助，奖励额度为每人3000元。

（二）研究生助学金

博士研究生助学金包含国家助学金、学校科研津贴和导师助研津贴三部分。自2014级起，博士研究生每人每月可享受2500元的研究生助学金，每年按10个月计算。普通博士研究生资助年限不超过4年，硕博连读研究生资助年限不超过3年，本科直博研究生资助年限不超过5年。鼓励博士研究生导师在此基础上提高，提高部分用于奖励科研表现突出的博士研究生。2017年2月，博士生助学金在原每人每月的发放基础上增加300元，每年按10个月计算。2019年9月，符合发放条件的博士研究生每人每年可享受46000元助学金。

自2014级起，硕士研究生每人每月可享受800元研究生助学金，每年按10个月计算，资助年限不超过3年。2019年9月，符合发放条件的硕士研究生理论上每人每年可享受14000元助学金。

三、助学岗

（一）本科生勤工助学岗

2009 年以后，山东大学设立了校内勤工助学和校外勤工助学两种岗位，其中校内勤工助学岗位分为固定岗位和临时岗位。校内勤工助学固定岗位又分为助管岗和助教岗，报酬分别为 400 元/（人·月）和 600 元/（人·月）。

（二）研究生助研、助教、助管和学生辅导员助理

助研是研究生科研能力培养的重要途径，鼓励导师为研究生设置助研岗位并发放助研津贴。

助教岗位主要承担作业批改、一般答疑、课程教学准备、研讨式教学案例教学的组织等工作。一个培养阶段内的助教工作原则上不少于 36 学时。

研究生助管承担学校管理服务部门的辅助管理，以及实验室管理、学生咨询服务等工作。助管岗位按学期聘任，工作量为每周 12 个学时，津贴标准为 500 元/月，按照实际工作时间发放。

学生辅导员助理负责协助辅导员老师开展学生思想政治教育、管理、服务等相关工作。学生辅导员助理岗位按学期聘任，工作量原则上不低于每月 60 个小时。津贴标准为 500 元/月，按实际工作时间发放。

四、助学贷款

国家助学贷款是由政府主导、财政贴息、财政和高校共同给予银行一定风险补偿金，银行、教育行政部门与高校共同操作的，帮助高校家庭经济困难学生支付学生在校学习期间所需的学费、住宿费及生活费的银行贷款。国家助学贷款是信用贷款，学生不需要办理贷款担保或抵押，但需要承诺按期还款，并承担相关法律责任。

生源地信用助学贷款是国家开发银行等金融机构向符合条件的家庭经济困难的普通高校新生和在校学生发放的，学生和家长（或其他法定监护人）向学生入学前户籍所在县（市区）的学生资助管理中心或金融机构申请办理的，帮助家庭

经济困难学生支付在校学习期间所需的学费、住宿费的助学贷款。生源地助学贷款为信用贷款，不需要担保或抵押，学生和家长（或其他法定监护人）为共同借款人，共同承担还款责任。

2014 年后，国家助学贷款申请最高限额由原来的 6000 元/（人·年），调整为全日制普通本专科学生 8000 元/（人·年），全日制研究生 12000 元/（人·年）。学生在校期间利息全部由国家财政补贴，还款年限延长至毕业后 6 年。2020年，助学贷款还本宽限期由 3 年延长至 5 年。

第六节　特色工作

一、修身课堂

为加强学生德育教育，培养学生"修身、齐家、治国、平天下"的理想抱负，药学院成立了修身课堂运营中心。目前，修身课堂运营中心已经从试运行逐步走向成熟。修身课堂积极响应学校部署，开展各项工作，为广大学生提供了展现青春风采的广阔平台，着力打造药学院品牌活动。除此之外，修身课堂在发展过程中紧跟时事热点，与时代同步，旨在培养与国家命运同频共振的新时代青年。

修身课堂通过五个板块落实"五育并举"人才培养目标的要求，主要活动包括"我与博导面对面"系列讲座活动、"榜样的力量"系列活动、"投桃报李"——教师节感恩一枝花活动、"剪影春光"等。迄今为止，修身课堂运营中心已成功举办了多场集美育文化、育人成才、思想建设等多方面于一身的精品特色主题活动，受众广泛，覆盖了药学院全体本科生、部分研究生及其他专业部分本科生，实现了班级-学院-学校"三级联动"。

二、"齐都"药学讲坛

开展药学讲坛活动，是药学院落实学风建设的重要途径之一，其宗旨是为了培养学生自主学习药学相关知识、检索所需文献、对知识体系进行概括总结以及演讲表达等各方面能力，同时让学生更加深入地了解药学专业知识，激发学生对药学专业的学习兴趣，了解课本以外的相关知识，开阔视野。药学讲坛活动在推动药学院优良学风建设和"比、学、赶、帮、超"的学术气氛的形成方面意义重大。

2016~2020年中，药学院共举办药学讲坛班级赛463期，个人赛2期，累计参讲人数1200余人，邀请导师、班级班主任、辅导员120余人次。药学讲坛通过开展班级赛、个人赛、导师讲坛等多层次活动，获得了老师和学生的一致好评，并获评"山东大学校园文化精品项目"。

三、青年志愿服务

（一）"髓缘"志愿服务项目

"髓缘"志愿服务项目成立于2009年，是山东大学药学院的一项品牌志愿服务活动。活动旨在科普造血干细胞的相关知识，并呼吁学生加入中国造血干细胞捐献者资料库（中华骨髓库），为白血病患者们带来生的希望。

自项目成立以来，"髓缘"始终立足校内、面向社会，充分发挥大学生自身的知识优势和专业特长，始终秉承着"奉献他人、提升自我"的志愿服务理念，组织开展了形式多样的科普宣传及志愿服务活动，极大地增加了造血干细胞捐献志愿者的数量，在服务社会等方面发挥了积极的作用。

在药学院团委的指导下，"髓缘"志愿服务项目成立以来，先后获2013年山东省最具潜力公益项目奖、2016年济南市红十字会优秀志愿服务队、2018年济南市红十字会最佳志愿服务组织、2019年济南市出彩型青年志愿服务项目、第二届济南市青年志愿服务大赛铜奖等奖项。

截至2021年，共有5名志愿者通过药学院"髓缘"项目成功捐献了造血干细胞。2016年10月，药学院的苏永福成功捐献造血干细胞，成为山东省第500例、济南市第37例造血干细胞捐献者，也是首例土家族造血干细胞捐献者；2017年5

月，临床医学院的汪芮成为济南市第 42 例造血干细胞捐献者；2019 年 5 月，药学院的宋丹成功捐献了造血干细胞，是第 77 例济南市造血干细胞捐献者，也是济南市最年轻的一位造血干细胞捐献者；2021 年 3 月，药学院的曾庆恺成功捐献了造血干细胞，成为山东省第 951 例、山东大学第 14 例、药学院第 3 例造血干细胞捐献者；2021 年 4 月，历史文化学院 2017 级本科生张木子成功捐献了造血干细胞，成为第 5 位通过"髓缘"项目捐献造血干细胞的山大学子。

未来，"髓缘"志愿服务项目将继续秉持初心，积极科普造血干细胞捐献的相关知识，呼吁同学们采集造血干细胞录入中国造血干细胞捐献者资料库（中华骨髓库），为白血病患者们创造一份生命的奇迹，让爱心髓缘涌动，让温暖洒满人间。"髓缘"志愿服务项目必将不忘初心，砥砺前行，向社会传递正能量，呈现山大学子的社会担当。

（二）"药飞"项目

"药飞——关注居民用药安全"项目旨在宣传过期药品的危害，回收过期药品；普及正确的用药知识，让居民远离错误用药的观念。过期药品被列为国家危险废物，与生活垃圾一同丢弃会造成严重的环境污染，但居民对过期药品的危害了解甚少。团队在调研过程中了解到，居民对于过期药品的回收有很大需求。在此背景下，"药飞"团队于 2013 年 10 月成立，由药学院学生会志愿者工作部负责，5 年来共回收药品 1000 余件，受益人数达 4500 余人，志愿者人数累积 300 余人，并收到居民感谢信两封。"药飞"团队不仅秉持着"奉献、友爱、互助、进步"的志愿精神，而且充分体现了药学专业特色，曾获 2015 年"青年中国行"大赛 100 强、第三届好丽友全国公益梦想实践大赛全国十二强、2017 年济南市最佳志愿服务项目、第三届山东省青年志愿服务项目大赛金奖、山东省青年志愿服务大赛示范项目等荣誉。

四、药学院文化艺术节

山东大学药学院文化艺术节活动是由药学院主办的，活动对象是山东大学跨突泉校区全体同学，旨在通过开展丰富多彩的校园文化活动，引导学生加强文化道德修养，提高综合素质，促进德、智、体、美、劳全面发展；通过药学院文化艺术节打造跃突泉校区文化活动品牌，创造有利于学生健康成长的校园氛围；创新校园文化活动的内容和形式，努力适应新时期高校学生对校园文化建设的新需求，同时为山东大学文化艺术活动的繁荣与发展做出贡献。

第十二章　人物简介

第一节　学院 2011~2021 年历届党政主要负责人

王凤山

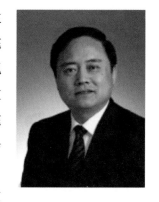

王凤山，男，1961 年 1 月生，山东曹县人，中国民主促进会会员，博士，教授，博士研究生导师，享受国务院政府特殊津贴专家，山东省泰山学者，药学特聘专家。现任国家糖工程技术研究中心副主任、药学院生化与生物技术药物研究所所长、山东大学药品监管科学研究院执行院长、山东大学淄博生物医药研究院院长。中国民主促进会山东省委员会副主任委员（第五届、第六届和第七届），政协济南市第十届委员会委员（1998~2002），政协山东

省第九届委员会委员（2003~2007），山东省第十一届、十二届和十三届人大常委会委员（2008 年至今）。社会兼职有中国生物化学与分子生物学会工业生化与分子生物学分会名誉理事长，中国药学会理事兼生化与生物技术药物专业委员会副主任委员，中国生化制药工业协会专家委员会主任委员，中国生化制药工业协会糖类药物分会理事长，山东省药学会副理事长，山东省生物药业协会副理事长兼硫酸软骨素分会理事长，中国药品监督管理研究会第二届理事会理事；《山东大学学报》（医学版）副主编，《中国海洋药物》杂志、《药物生物技术》、*Drug Discovery & Therapeutics* 编委等。

1978 年 10 月至 1982 年 7 月在山东医学院药学系学习，获医学学士学位；1983 年 8 月至 1986 年 7 月在山东医科大学药学系学习，获生物药物学理学硕士学

位，导师为张天民教授和张子刚教授；1995 年 10 月至 1996 年 10 月在英国帝国理工学院（Imperial College）化学系担任访问学者；1998 年 3 月至 2001 年 3 月在华东理工大学生物工程学院学习，获生物化工工学博士学位，导师为袁勤生教授。

1982 年 7 月至 1983 年 7 月任化工部勘探公司化肥厂职工医院（河南太康）药师，1986 年 7 月至 2000 年 7 月任山东医科大学药学院生化制药教研室助教、讲师和秘书（1988 年）、副教授（1994 年）、教授和教研室主任（1999 年）；2000 年 8 月至 2004 年 3 月任山东大学药学院生化与生物技术药物研究所所长、制药工程系主任，2004 年 4 月至 2007 年 12 月任山东大学药学院院长助理、生化与生物技术药物研究所所长、制药工程系主任；2007 年 5 月至今任山东大学国家糖工程技术研究中心副主任；2007 年 12 月至 2016 年 6 月任山东大学药学院院长；2009 年 11 月至今任山东省重大新药创制中心理事会秘书长、山东省新药产业技术创新战略示范联盟秘书长；2012 年 3 月至今任山东大学淄博生物医药研究院院长；2015 年 8 月至 2020 年 3 月任山东大学齐鲁医学院副院长；2020 年 5 月至今任山东大学药品监管科学研究院执行院长。

研究方向为多糖类药物、蛋白质与多肽类药物和生物技术药物，先后承担或参加科研课题 50 余项，其中国家“863”计划项目 1 项，国家自然科学基金 7 项，国家“十一五”重大科技专项孵化基地项目子课题 2 项，国家“十二五”重大科技专项 1 项，省部级和企业委托项目多项。先后获山东省科技进步二等奖 1 项、山东省教育委员会科学技术进步一等奖 1 项和二等奖 2 项、山东省医学科学技术进步二等奖 1 项和三等奖各 1 项、国家内贸局科技进步三等奖 1 项。在国内外学术期刊上发表论文 390 余篇，获得专利 12 项，取得新药证书 2 项，作为主编、副主编编写专著和教材 12 部，参编专著有 10 余部。

赵翠萍

赵翠萍，女，1954 年 11 月生，山东肥城人，中共党员，研究员。1969 年 11 月为肥城县边院公社下乡知青；1972 年 12 月在山东通用机械厂当工人；1973 年 9 月入原山东医学院医学系学习；1976 年 12 月毕业留校分配到微生物学教研室，历任助教、讲师；1988 年 5 月调入原山东医科大学研究生部招生科任科长，1995 年 1 月晋升副研究员；1998 年 11 月调入药学院任党委副书记，2002 年晋升研究员；

2007年12月至2012年12月任山东大学药学院党委书记，社会兼职为山东省妇女理论研究会理事。

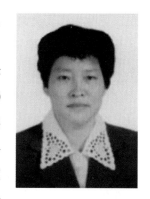

先后主持山东大学党建研究课题4项；累计发表医学微生物学、研究生教育与管理、思想政治及党建等论文30余篇；担任《大学生健康修养》《医学新科学纵览》《基层医疗卫生研究》等5部专著的副主编；先后获得山东医科大学优秀教师、山东医科大学优秀共产党员、山东省研究生教育与管理先进工作者、山东省大学生"三下乡"社会实践优秀指导者、山东大学毕业生就业工作先进个人、山东大学妇女工作先进个人、山东大学优秀党务工作者等荣誉称号。曾获山东大学"十大女杰"提名奖。2010年获国家药监局执业药师资格认证中心颁发的全国执业药师继续教育工作者开拓创新奖。

李士雪

李士雪，男，1961年9月生，教授，博士研究生导师，现任山东大学公共卫生学院院长，国家卫生健康委卫生经济与政策研究重点实验室主任。曾任山东大学公共卫生学院书记、山东大学医院与卫生管理处处长、山东大学药学院党委书记（2012年12月至2013年5月）、山东大学公共卫生学院书记和院长。主要从事卫生管理、卫生政策、社区卫生服务等研究，获得山东省科技进步二等奖、三等奖等科技奖，承担世界卫生组织、联合国儿童基金会和国家重大专项等科研课题多项，发表学术

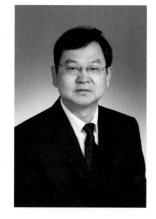

论文400余篇，主编、参编有《医院管理学》《卫生经济学》《卫生保健项目经济学评估方法》等教材、专著、译著40余部。先后荣立过山东省、济南市二等功、三等功，获济南市劳动模范、山东大学优秀党员、山东大学优秀教师、山东大学师德标兵等荣誉称号。曾任教育部高等学校公共卫生与全科医学教学指导委员会委员、国家卫生部/卫生健康委员会技术指导专家，山东省医改专家委员会主任委员。兼任中国农村卫生协会副会长、中国社区卫生协会常务理事、中国卫生经济

学会常务理事、山东省基层卫生协会会长、山东省预防医学会副会长等职。

刘新泳

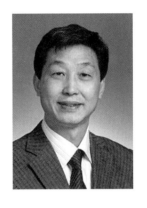

刘新泳，男，1963 年 2 月生，山东平度人，山东大学特聘教授，博士研究生导师，"泰山学者"特聘教授，山东省医学领军人才，享受国务院政府特殊津贴专家，致公党山东省委副主委、山东大学主委。1980 年 8 月至 1984 年 7 月在山东医学院药学系学习，获学士学位；1984 年留校任教；1988 年 8 月至 1991 年 7 月在山东医科大学读研获硕士学位；1992 年晋升讲师，1994 年破格晋升为副教授、硕士导师。1997 年 3 月至 1999 年 3 月留学西班牙国家科学院药物研究所，从事国际合作课题研究。2001 年 10 月晋升教授。2001 年攻读山东大学药物化学专业博士，2004 年获博士学位。2004 年晋升校聘关键岗位教授，2009 年晋升校聘二级岗教授。

刘新泳教授长期从事基于靶点的抗病毒（艾滋病、乙肝、丙肝、流感、新冠肺炎、埃博拉）药物的合理设计、合成与活性研究；基于配体结构、活性片段与药效团模型的抗痛风药物、心脑血管药物、抗阿尔茨海默病药物研究；药物活性先导物发现的方法学研究；候选化合物成药性评价与创新药物的开发。先后承担国家重大新药创制科技专项、科技部国际合作重点项目、国家自然基金重大和重点国际合作项目以及面上课题 10 余项，山东省重大创新工程项目等省部级课题 10 余项；研究成果在药物化学顶尖期刊 *Journal of Medicinal Chemistry* 上发表论文 24 篇（通讯作者）；在其他杂志上发表 SCI 论文 400 余篇（第一作者或通讯作者）；2014～2021年连续 7 年入选汤森路透社药理与毒理学学科"中国高被引学者"称号。出版《抗艾滋病药物研究》《基于靶标的抗艾滋病药物研究》和《实验室有机化合物制备与分离技术》专著 3 部；担任副主编编写"十三五"规划教材 2 部。荣获国家科技进步二等奖（第三），山东省科技进步一等奖（第二）；山东省高等学校优秀科研成果奖一等奖 2 项、二等奖 1 项（第一）；获国家发明专利授权 60 余项、国际专利 3 项。

在药物研发方面，曾与企业合作，成功开发了头孢地嗪抗生素、抗心律失常药物尼非卡兰、抗菌药物奥硝唑分散片、抗病毒药物泰诺福韦酯原料及片剂、质子泵抑制剂埃索美拉唑、抗凝血药物替卡格雷等仿制药物，为企业创造了较大的经济效益和社会效益。目前有 3 个 1.1 类创新药物（抗艾滋病药物、抗流感药物、抗痛风药物）正在临床前开发，转让经费 1.2 亿。

2016 年 6 月至 2021 年 5 月任药学院院长，现任山东大学创新药物研究院主任、山东大学药物化学研究所所长、山东省药物分子设计与创新药物研究重点实验室主任、山东省化学药物重点实验室主任、山东省中比抗病毒创新药物合作研究中心主任，国家 SFDA 保健食品审评专家、国家科学技术奖励评审专家、科技部国际合作重点项目评审专家，中国药学会药物化学专业委员会委员，教育部药学类教学指导委员会委员，山东省药学会常务理事、副秘书长、药物化学专业委员会主任委员、药学教育专业委员会主任委员，山东省药学类专业教学指导委员会主任委员，山东省药学伦理学会副会长，山东省医药教育协会副会长。国际 SCI 杂志 *Journal of Chemistry* 学术编辑，*Current Medicinal Chemistry*、*Letters in Drug Design & Discovery*、*Medicinal Chemistry* 等 26 种国际 SCI 期刊的编委，《药学学报》《中国药物化学杂志》《中国医药工业杂志》《山东大学学报（医学版）》《中国药学－英文版》等国内期刊的编委。

陈 鑫

陈鑫，男，1969 年 1 月出生，山东济南人，回族，中共党员，医学学士、经济学硕士，研究员，政协第十二届山东省委员会委员，山东大学第十四届纪委委员。1987 年就读于山东医科大学医疗系临床医学专业，1992 年毕业后留校在临床医学部从事教育管理工作，先后担任政治辅导员、学生工作部副部长、医学院党委书记、药学院党委书记（2016 年 11 月至 2018 年 4 月）、齐鲁医学院党工委副书记、齐鲁医学院纪工委书记等，2019 年 7 月作为中组部教

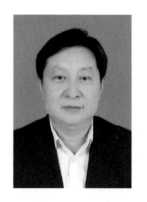

育部第九批干部人才援藏队成员赴西藏开展为期 3 年的援藏工作，目前担任西藏大学校长助理，医学院党委副书记、院长，山东大学齐鲁医学院党工委副书记、纪工委书记。先后获得山东省高校工委优秀共产党员、山东省医科大学优秀共产党员、

山东大学优秀共产党员、山东大学优秀党务工作者、西藏大学抗疫工作先进个人等荣誉称号。长期从事教育管理研究工作，主持完成了山东省软科学项目《科学发展观视野下的大学生资助体系研究》等七项课题，主编有《心理健康教育》等两部专著，发表了《基于 ASP. NET 技术的大学生经济状况评估机制研究》《积极心理学在高校思想政治教育中的应用分析》等 10 余篇论文。

王晓林

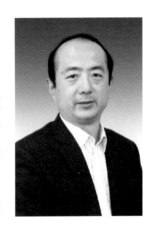

王晓林，男，1968 年 8 月生，山东菏泽市人，中共党员，副研究员。1987 年 9 月就读于原山东医科大学医学系临床医学专业，获医学学士学位；1992 年 7 月毕业留校，任研究生招生办公室科员；2000 年 10 月任山东大学研究生院招生办公室副主任；2006 年 12 月通过山东大学流行病与卫生统计学专业在职研究生论文答辩，获医学硕士学位；2008 年 1 月调学校统战部工作，任副部长；2016 年 1 月调任齐鲁医学院医院管理处处长，兼任临床医学院副院长、齐鲁医学院机关党总支书记和工会主席；2018 年 4 月任药学院党委书记；2020 年 7 月任护理与康复学院党委书记。1997 年晋升助理研究员，2003 年晋升副研究员。2001 年被评为山东高等学校科研管理先进个人，2016 年被评为山东大学优秀党务工作者、工会工作先进个人。

王秋生

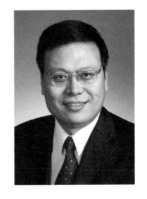

王秋生，男，汉族，1970 年 10 月生，山东招远人，1993 年 7 月参加工作，1991 年 12 月入党，山东大学文化产业管理硕士，副研究员。1989 年 9 月就读于曲阜师范大学历史系，历任班长、校学生会文艺部部长、大学生俱乐部主任。1993 年 7 月毕业，分配到山东医科大学工作，先后任团委干事，党委组织部干部科科长。2000 年 7 月，原山东大学、山东医科大学、山东工业大学三校合并组建新的山东大学以后，任山东大学党委宣传部宣传科科长。2004年1月任山东大学党委宣传部副部长。2012年5月任山东大学齐鲁医学部组织人事处处长、山东大学齐鲁医学部党支部副书记、山东大学机关党委委员。2016年1月任山东大学齐鲁医学部（院）人事处处长。2020年7月任山东大学药学院党委书记。

获得的主要荣誉有：山东电视台优秀通讯员（2001年12月）、山东大学百年校庆工作先进个人（2001年12月）、山东大学2005～2006年度教育拓展工作先进个人（2007年4月）、第九届山东省对外传播奖（对外传播优秀工作者，2007年12月）、山东大学2007～2008年度教育拓展工作优秀个人（2009年5月）、山东省教育新闻宣传工作先进个人（2009年12月）、2009～2010年度全省高校思想政治教育工作先进个人（2011年4月）、山东大学110周年校庆工作先进个人（2012年1月）。

鞠建华

鞠建华，男，1972年3月生，山东安丘人，中国农工民主党党员，理学博士，教授，博士研究生导师。1991年9月至1995年7月在山东医科大学药学系学习，获理学学士学位；1995年9月至2000年7月在中国协和医科大学攻读研究生学位，获理学博士学位。2000年8月至2003年2月在中国医学科学院药用植物研究所工作，任助理研究员、副研究员。2003年3月至2008年2月在美国威斯康星－麦迪逊大学药学院工作，任研究助理和助理研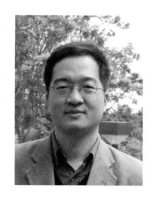

究员。2008年3月至2021年4月在中国科学院南海海洋研究所工作，任研究员，期间任广东省海洋药物重点实验室主任（2010年1月至2021年4月），中科院热带海洋生物资源与生态重点实验室副主任（2010年1月至2016年7月）、主任（2016年7月至2021年4月），所长助理/所务委员（2017年1月至2021年4月）。2021年5月起任山东大学药学院院长。主要从事微生物活性次级代谢产物的发现、生物合成和抗感染、抗肿瘤创新药物研发工作。主持国家重点研发计划、国家基金重点项目等20余项。获得第五届施维雅青年药物化学奖（2002年）、第七届药明康德生命化学研究奖（2013年）。任中国药学会海洋药物专业委员会副主任委员、中国微生物学会海洋微生物专业委员会副主任委员、农工党广东省委员会医药卫生工作委员会副主任委员、*Journal of Natural Products* 和 *Marine Drugs* 顾问编委、《中国海洋药物》编委。2008 年入选中科院人才计划学者；2014 年获得国家杰出青年科学基金，同年入选科技部中青年科技创新领军人才；2016 年入选"国家万人计划"科技创新领军人才和广东特支计划"南粤百杰"杰出人才，2020 年入选享受国务院政府特殊津贴专家。在 *Nature Chemical Biology*、*Nature Communications*、*PNAS*、*Journal of the American Chemical Society*、*Angewandte Chemie International Edition* 等学术刊物上发表论文 206 篇，论文被 SCI 引用超过 5000 次，获授权专利 24 项。

第二节　知名专家、学者及杰出校友

赵忠熙

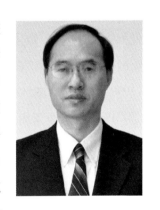

赵忠熙，1962 年生，男，江苏连云港人。1984 年获山东大学理学学士学位，1987 年获山东大学理学硕士学位。1987～1989 年任山东大学化学系助教，1989～1993 年为美国杨伯翰大学生物化学系分析化学专业博士研究生，1993 年获化学博士学位，1993～1995 年为美国太平洋西北国家实验室（Pacific Northwest National Laboratories）博士后研究员；1995～2002 年为国际药业前五强美国默克公司药物研究开发部研究学者；2002～2009 年为美国美达

贝斯治疗公司（Metabasis Therapeutics）药物开发部部长、总监；2010 年入选国家海外高层次人才计划，2010 年起在山东大学药学院任教，被聘为药剂学教授、博士研究生导师；2011 年被授予国家特聘专家和山东省泰山学者－药学特聘专家称号；现任山东省重点学科药剂学带头人、山东省药物制剂与释药系统高校重点实验室主任；受邀担任国家海外高层次人才计划、国家"青年拔尖人才计划"、教育部"长江学者奖励计划"、国家基金委"优秀青年基金项目"以及"重大新药创

制"国家科技重大专项评审专家。主要从事新药创制、高端制剂一致性评价、创新医疗器械和功能食品研究。近几年在国际知名药学期刊发表学术论文 70 余篇，授权或申请发明专利 10 余项。在研项目包括以下课题：抗肿瘤和抗呼吸系统疾病原创药物（1 类新药）研究，抗糖尿病肾病、抗呼吸系统疾病、抗肺癌中药创新药（1 类）研发，仿制药高端制剂仿制药一致性评价，吸入创新医疗器械开发，红枣和大蒜有效成分相关物质基础研究及其食品药品开发。

鞠建华

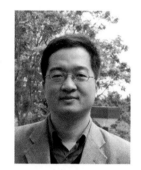

鞠建华，男，1972 年 3 月生，山东安丘人，中国农工民主党党员，理学博士，教授，博士研究生导师。相关介绍可参见上节，在此不再赘述。

娄红祥

娄红祥，男，1965 年 3 月出生，博士，天然药物化学教授，博士研究生导师，山东大学特聘教授，天然药物化学研究所所长，天然产物化学生物学教育部重点实验室主任。享受国务院政府特殊津贴专家（1996 年），山东省优秀教师（1998 年），国家杰出青年基金获得者（2008 年）。

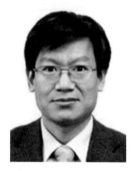

1985 年毕业于山东医学院药学系，获学士学位；1986 年攻读中国药科大学研究生，1988 年获山东省医学科学院天然药物化学硕士学位；1991 年获沈阳药科大学天然药物化学博士学位。1991 年任山东医科大学讲师，1993 年任山东医科大学副教授，1995 年任山东医科大学教授；1997～1998 年赴日本国立生命工学工业技术研究所任访问教授。1998 年任山东医科大学药学院院长，2000～2008 年任山东大学药学院院长，2005～2014 年任山东大学副校长。历任山东大学药学院学术委员会主任、山东大学学术委员会副主任、中国药学会常务理事、山东省药学会副理事长、教育部药学教学执导委员会委员；《中草药》《天然产物研究与开发》《中国药学（英文版）》《中国药物化学杂志》《山东大学学报（医学版）》、*Phytochemical Analysis*、*Journal of Asian Natu-*

ral Products Research 等期刊的编委。

主要研究方向为苔藓化学生物学、天然产物功能成分发现与新药开发；作为负责人，先后完成了国家重大新药平台建设项目、国家重大新药专项课题、国家自然基金重点课题、杰出青年基金项目及面上项目等。发表论文 400 多篇，多次受邀参加国际会议并作大会报告。已经获得新药证书 3 项，发明专利 30 余项。

沈月毛

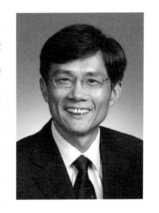

沈月毛，1965 年生，男，安徽安庆人，博士，教授，博士研究生导师。1986 年 7 月毕业于安徽师范大学化学系，获学士学位；1989 年 7 月毕业于中国科学院昆明植物研究所，获天然产物化学硕士学位；1995～1998 年在美国华盛顿大学化学系留学并从事研究工作；1999 年获中国科学院植物学博士学位。1989～2004 年在中国科学院昆明植物研究所分别担任实习研究员、助理研究员、副研究员和研究员；2003 年获国家杰出青年科学基金资助。2004～2009 年任厦门大学生命科学学院教授、闽江学者；2009 年 3 月起任山东大学药学院教授。承担"天然药物化学""有机波谱分析""天然产物生物合成"等课程的教学任务，曾获"我心目中的好导师"等荣誉称号；研究方向为天然产物化学生物学（包括微生物活性次生代谢产物的发现、生物学功能、作用机制、生物合成及其调控机制等）。自 2000 年以来，先后主持国家自然科学基金重点项目（3项）、"863"项目、教育部科学研究重大项目、中国科学院知识创新工程重要方向项目、国家重点研发计划合成生物学重点专项、"天然产物化学生物学"教育部创新团队等 20 余项。在 *Nature Chemical Biology*、*PNAS*、*Journal of the American Chemical Society*、*Angewandte Chemie International Edition*、*Organic Letters*、*ACS Chemical Biology*、*European Journal of Medicinal Chemistry* 等刊物上发表论文百余篇；申请新药发明专利 17 项，获得授权 11 项。

凌沛学

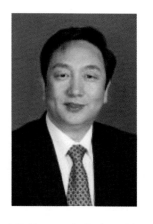

凌沛学，1963 年生，男，山东临沭人，国际欧亚科学院院士，山东大学国家糖工程技术研究中心主任，教授，博士研究生导师，第十二届全国人大代表。1979 年 9 月至 1983 年 7 月在山东医学院药学系学习，获学士学位；1983 年 9 月至 1986 年 7 月在山东医科大学生物药物学专业学习，获硕士学位，导师为张天民教授；2002 年 7 月获美国福特汉姆（Fordham）大学工商管理专业硕士学位；2006 年 1 月获中国海洋大学药物化学专业博士学位，导师为管华诗院士。先后任山东博士伦（正大）福瑞达制药有限公司总裁，山东省商业科学技术研究所副所长、高级工程师，山东省商业集团有限公司党委副书记、总经理，山东省生物药物研究院院长、研究员，山东省药学科学院院长、研究员，山东福瑞达医药集团有限公司董事长等职务。获国家有突出贡献中青年专家、山东省优秀专业技术人员、全国优秀科技工作者、全国杰出专业技术人才、中国十大创新英才等荣誉称号。为山东省首批泰山学者特聘专家及攀登计划人选，2008 年起为中央人才领导小组管理的创新型人才，1996 年入选享受国务院政府特殊津贴专家，2019 年荣获"庆祝中华人民共和国成立 70 周年"纪念章，兼任中国生物化学与分子生物学会工业生物化学和分子生物学分会理事长、中国产学研合作促进会副会长、山东省营养保健食品行业协会会长、山东省药理学会副理事长、山东省科学技术协会副主席等职务。担任《中国药学杂志》《药物生物技术》《药学实践杂志》等期刊的编委，为《生物医学工程研究》《食品与药品》杂志主编。在生物药学领域主要致力于多糖类药物，特别是玻璃酸钠的研究，1987 年开发成功生化提取法工业制备玻璃酸钠。先后承担国家"八五""九五""十一五""十二五"、国家"863"计划和国家重点研发计划等重大科研课题 20 余项，作为第一完成人获国家科技进步二等奖 2 项、三等奖 1 项，省部级科技奖励 30 余项。获国家"九五"攻关优秀成果奖、何梁何利科学与技术创新奖、济南市科学技术最高奖、山东省科学技术最高奖、中国青年科技奖、吴阶平－保罗·杨森医药研究奖等，并获国家发明专利 147 项（其中国际发明专利 31 项），转化 69 项。主编出版学术专著 10 部，高等教育教材 9 部，主译专著 1 部。发表学术论文 413 篇（其中 SCI 收录 56 篇），被引用 3532 次。目前已培养博士后 5 人，博士 17 人，硕士 29 人。

王凤山

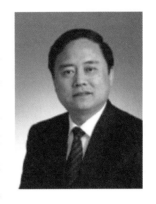

王凤山，男，1961 年 1 月生，山东曹县人，民进会员，博士，教授，博士研究生导师，国务院政府特殊津贴享受者，山东省泰山学者，药学特聘专家。现任国家糖工程技术研究中心副主任、药学院生化与生物技术药物研究所所长、山东大学药品监管科学研究院执行院长、山东大学淄博生物医药研究院院长。相关介绍可参见上节，在此不再赘述。

刘新泳

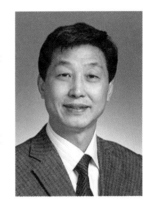

刘新泳，男，1963 年 2 月生，山东平度人，山东大学特聘教授，博士研究生导师，"泰山学者"特聘教授，山东省医学领军人才，享受国务院政府特殊津贴，致公党山东省委副主委、山东大学主委。相关介绍可参见上节，在此不再赘述。

邵明立

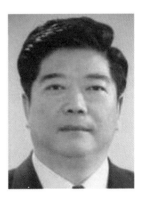

邵明立，男，1951 年 10 月生，山东济南人。中央党校研究生学历，教授，博士研究生导师。1975 年 8 月加入中国共产党。1968 年 12 月到农村插队，1973 年 8 月至 1976 年 12 月在山东医学院药学系药学专业学习并毕业；1976 年 12 月至 1986 年 3 月任山东医学院药学系政治辅导员，系团总支副书记、书记，系党总支副书记、书记；

1986 年 3 月至 1995 年 7 月任山东医科大学党委副书记（其中 1991 年 9 月至 1992 年 7 月在中央党校中青年干部培训班学习）；1993 年 10 月入选享受国务院政府特殊津贴专家；1995 年 7 月至 1998 年 3 月任卫生部药政管理局副局长、局长（其中 1995 年 9 月至 1998 年 7 月在中央党校研究生院在职研究生班法学专业学习）；1998 年 3 月至 2003 年 3 月任国家药品监督管理局副局长、党组副书记（其中 2001 年 2~6 月参加中央党校进修一班学习，2002 年 2~7 月参加北京外国语大学省部级领导干部外语培训班学习，同年 10 月赴澳大利亚悉尼大学学习）；2003 年 3 月至 2005 年 6 月任国家食品药品监督管理总局副局长、党组副书记（其中 2004 年在中央党校省部级班进修）；2005 年 6 月至 2008 年 3 月任国家食品药品监督管理总局局长、党组书记。2008 年 3 月至 2012 年 2 月任卫生部副部长、党组成员，国家食品药品监督管理总局局长、党组书记。中国共产党第十七届代表大会代表，中国共产党第十七届中央纪律检查委员会委员。曾于 2006 年 1 月、2008 年 8 月在《求是》杂志发表《当好人民健康的保卫者》《建立国家基本药物制度，满足群众基本用药需求》等文章。

杜冠华

杜冠华，男，1956 年生，山东滕州人，博士，教授，国际欧亚科学院院士。1978~1982 年在山东医学院药学系学习，获学士学位；1982~1986 年在山东滨州医学院任教；1986~1989 年在同济医科大学学习，获硕士学位；1989~1992 年继续在山东滨州医学院任教；1992~1995 年在中国协和医科大学学习，获博士学位；1995~1998 年在比利时列日大学从事神经生物化学博士后研究。1998 年回国后就职于中国医学科学院北京协和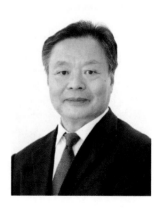

医学院药物研究所。现任中国医学科学院北京协和医学院药理学教授（二级，长聘）、博士研究生导师、药物研究院副院长、国家药物筛选中心主任、药理学系副主任，曾任院校长助理、副所长等职。现任国家药典委员会委员（第十、十一届)、中国药理学会副理事长（曾任第九、十届理事长）、中国药理学会海洋药物药理专业委员会主任委员、中药药理专业委员会副主任委员、中国晶体学会常务理事、中国晶体学会药物晶体专业委员会副主任委员，兼任国家科技重大专项"重大新药创制"总体专家组专家等。担任国际药理学联合会（IUPHAR）执委会委员、国际药理学联合会天然与传统药物药理分会副主席；任亚洲太平洋地区药理学家联合会执行委员会委员。任《中药药理与临床》主编，*Pharmacology & Therapeutics*、*Acta Pharmacologica sinica*、《中国药理学与毒理学杂志》《医药导报》等杂志的副主编，《中国天然产物》《药学学报》等杂志编委。

长期从事药理学科研和教学工作，在新药发现和药物筛选方面主持建立了我国首个高通量药物筛选技术体系，推动了我国创新药物研究和新药筛选工作的开展；在药物晶型和晶型药物药理学研究方面，作为主要负责人之一创建了国内首个晶型药物研究技术平台，推动了我国晶型药物的研发；在中药药理研究方面，提出了复杂药物体系的有效成分组概念，并应用到传统药物的研究和新药研发中；在神经精神药理、心脑血管药理和抗炎免疫及代谢病药物药理等方面的研究中取得了重要进展。作为主要负责人完成新药临床前研发 6 项，包括治疗急性脑卒中新药 2 项，抗帕金森病新药 1 项，治疗糖尿病并发神经病变新药 1 项，心血管疾病治疗药物 2 项；为多家企业提供新药临床前研究和技术服务。

在长期的教学工作中培养硕士、博士研究生 100 余人，博士后 10 余人；发表研究论文、药理学综述、科普文章等各类论著 800 余篇，主编、参编、翻译学术专著 50 余部。获得授权国内外专利 80 余项，并实现了主要专利的转化；研究制定国家标准和标准物质 30 余项。参加过国家中长期科技发展战略研究、科技项目规划和实施研究、科技发展报告以及多地区发展规划研究，获得国家科技进步二等奖 2 项，省部级奖励 10 余项；获得全国优秀科技工作者、北京市优秀教师等个人荣誉称号多项。

郭　琴

郭琴，1958 年生，女，汉族，山东青州人，中共党员，高级工程师。1982 年 1 月毕业于山东医学院药学系，获学士学位。1982 年 1 月到山东新华制药厂工作。先后担任车间副主任、制剂科副科长、质检处处长、企管处处长、总经理助理、副总经理、总经理、党委书记兼董事长，期间曾兼任山东新华鲁抗集团党委书记。为山东省人大代表、淄博市人大常委会委员。2010 年 8 月调至山东省管企业华鲁控股集团任副总经理。长期从事

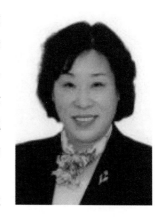

大型国有制药企业管理，倡导并坚持实施"以创新为先导"的国际化发展战略，使山东新华鲁抗集团这个拥有 68 年历史的老字号国有企业成为亚洲最大的解热镇痛类药物现代化生产和出口基地。曾荣获全国质量管理先进个人、全国化工医药系统安全生产带头人、山东省厂务公开民主管理工作先进个人、山东省及淄博市"三八红旗手"、全国"三八红旗手""齐鲁十大创业女性""淄博市劳动模范""淄博市明星企业家""建国 60 周年山东省医药行业功勋企业家"等荣誉称号。先后获得"齐鲁杰出创业女性突出成就奖""振兴淄博"劳动奖章、第四届蒙代尔"世界经理人成就奖"和"山东省富民兴鲁劳动奖章"等。

李国庆

李国庆，1961 年生，男，山东章丘人，中共党员，大学本科学历，研究员，现任国家食品药品监督管理总局药品安全监管司司长。1978～1982 年在原山东医学院药学系（现山东大学药学院）学习，获学士学位；1982 年 7 月至 1985 年 3 月在山东省肿瘤防治研究院工作，历任药师、药剂科副主任；1985 年 3 月至 1996 年 12 月在山东省卫生厅药政处工作，历任副主任科员、主任科员；1996 年 12 月至 2002 年 11 月在山东省卫生厅办公室工作，历任副主任、调研员；2002

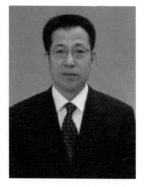

年 11 月至 2005 年 10 月任山东省卫生厅医政处处长；2005 年 10 月至 2008 年 2 月任泰山医学院党委委员、副院长；2008 年 2 月至 2011 年 8 月任国家食品药品监督管理总局药品审评中心主任，2011 年 8 月起任药品安全监管司司长。期间，于 1994 年 3 月至 1995 年 9 月按照山东省委安排到临沂地区挂职锻炼，任沂水县经委副主任兼鲁南制药厂副厂长；1999 年获党校经济管理学第二本科学历；2004 年 2 ~ 12 月参加山东省委党校第十四期中青年干部培训班学习；2005 年 9 月带队赴新加坡，参加山东省政府和新加坡政府举办的医院管理培训班。

魏富财

魏富财，1963 年生，男，青海湟中人。1985 年 7 月毕业于青海省卫生技术学院，并在青海省人民医院参加工作，从事药物制剂、临床药学、药品检验等工作。1989 年 9 月至 1992 年 7 月在山东医科大学药学系在职学习药学专业。1991 年 5 月至今在青海省卫生厅、青海省药品监督管理局、青海省食品药品监督管理局从事医政、药政及食品药品监督管理工作，任干部、副处长、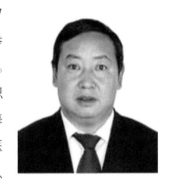处长、副局长；其间就读于中国医科大学临床药学（本科）、中央党校函授学院经济管理专业（本科）、中央党校领导干部经济管理专业（研究生毕业）。获药学本科、经济管理专业研究生学历，为药学、经济管理两专业、双学历。现任青海省食品药品监督管理局副局长、青海省药学会副秘书长、青海医疗保险学会理事，长期从事药品、医疗器械研究、生产、经营、使用及食品监督管理工作。曾任国家级药品认证专家库成员、国家药品 GMP 认证检查员、中国科学院西北高原生物研究所特聘高级工程师、中国管理科学院特邀研究员、青海民族大学特邀教授。在核心期刊发表的论文有《论民族制药工业实施药品认证存在的问题与困难》《论中藏药产业发展与资源保护》《论中藏药产业发展与前景》等 10 余篇；编著和参编的专著有《效期药物手册》《青海药史》《新药临床实用手册》《青海动植矿物药材》《国家基本药物实用手册》《家庭药物手册与非处方药物》《中国执业药师手册》等。

本书附表

附表1 药学专业培养方案（2014版）

（1）各类课程学时学分比例

课程性质	课程类别		学分		学时		占总学分百分比	
必修课	通识教育必修课程		32.5		784		77.23%	20.00%
	学科基础平台课程		23		416			14.15%
	专业基础课程		29.5	125.5	624	2504+		18.15%
	专业必修课程		30.5		680	23周		18.77%
	实践环节	不含实验课程	10		23周			6.15%
		含实验课程	37		1184			22.77%
选修课	通识教育核心课程		10		160		22.77%	6.15%
	通识教育选修课程		3	37.00	48	616		1.85%
	专业选修课程		24		408			14.77%
毕业要求总合计			162.5		3120+23周		100%	

（2）药学专业（大类）课程设置及学时分配表（总表）

课程类别	课程号/课组号	课程名称	学分数	总学时	总学时分配			开设学期	备注
					授课	实验	上机		
通识教育必修课程	sd02810360	毛泽东思想和中国特色社会主义理论体系概论	6	96	64			1~6	课外32
	sd02810380	思想道德修养与法律基础	3	48	48			1~6	
	sd02810350	马克思主义基本原理概论	3	48	48			1~6	

170

续表

课程类别	课程号/课组号	课程名称	学分数	总学时	授课	实验	上机	开设学期	备注
通识教育必修课程	sd02810370	中国近现代史纲要	2	32	32			1~6	
	sd02810390	当代世界经济与政治	2	32	32			1~4	文科、社科类专业选修
	00070	大学英语课组	8	240	128			1~2	具体课程见附表二自主学习112学时
	sd02910630	体育（1）	1	32	32			1	
	sd02910640	体育（2）	1	32	32			2	
	sd02910650	体育（3）	1	32	32			3	
	sd02910660	体育（4）	1	32	32			4	
	sd01310010	大学计算机	3	64	32		32	1~2	
	sd06910010	军事理论	2	32	32			1~2	
	sd09010010	形势政策与社会实践（1）	0	16	8			1	
	sd09010020	形势政策与社会实践（2）	0.5	16	8			2	
	sd09010030	形势政策与社会实践（3）	0	16	8			3	课外48学时
	sd09010040	形势政策与社会实践（4）	0.5	16	8			4	
	sd09010050	形势政策与社会实践（5）	0	16	8			5	
	sd09010060	形势政策与社会实践（6）	0.5	16	8			6	
		小计	32.5	784	560		32		课外192学时
通识教育核心课程	00051	国学修养课程模块	2	32				1~8	任选2学分
	00052	创新创业课程模块	2	32				1~8	任选2学分
	00053	艺术审美课程模块	2	32				1~8	任选2学分
	00054	人文学科课程模块	2	32				1~8	任选4学分
	00055	社会科学课程模块	2	32				1~8	
	00056	自然科学课程模块	2	32				1~8	任选4学分
	00057	工程技术课程模块	2	32				1~8	
		小计	10	160	160				具体见每学期选课清单
通识教育选修课程	00090	通识教育选修课组	3	48				1~8	任选3学分
		小计	3	48	48				具体见每学期选课清单

续表

课程类别	课程号/课组号	课程名称	学分数	总学时	总学时分配			开设学期	备注
					授课	实验	上机		
学科基础平台课程	sd02321620	人体解剖学	2	32	32	0	0	1	
	sd00920090	高等数学	3	48	48	0	0	1	
	sd02323140	组织胚胎学	1.5	24	24	0	0	1	
	sd02321750	生理学	3.5	56	56	0	0	2	
	sd02321780	生理学实验	0.5	16	0	16	0	2	
	sd02320550	分子生物学	2.5	40	40	0	0	3	
	sd02321870	生物化学和分子生物学实验	1.5	48	0	48	0	3	
	sd02321830	生物化学	2.5	40	40	0	0	3	
	sd02322720	医学微生物学实验	0.5	16	0	16	0	4	
	sd02322660	医学免疫学实验	0.5	16	0	16	0	4	
	sd02322700	医学微生物学	2.5	40	40	0	0	4	
	sd02322640	医学免疫学	2.5	40	40	0	0	4	
		小计	23	416	320	96	0		
专业基础课程	sd02631170	无机化学实验	1.5	48	0	48	0	1	
	sd02631150	无机化学	3.5	56	56	0	0	1	
	sd02630160	有机化学实验	2	64	0	64	0	2	
	sd02631350	有机化学	4	64	64	0	0	2	
	sd02630170	分析化学实验	2	64	0	64	0	3	
	sd02630430	生药学	2	32	32	0	0	3	
	sd02630070	分析化学	4	64	64	0	0	3	
	sd02630440	生药学实验	1	32	0	32	0	3	
	sd02630500	物理化学	4	64	64	0	0	4	
	sd02630180	物理化学实验	2	64	0	64	0	4	
	sd02630650	生物药剂学与药物动力学	2.5	40	40	0	0	5	
	sd02630550	生物药剂学与药物动力学实验	1	32	0	32	0	6	
		小计	29.5	624	320	304	0		

续表

课程类别	课程号/课组号	课程名称	学分数	总学时	总学时分配			开设学期	备注
					授课	实验	上机		
专业必修课程	sd02630570	药理学	4	64	64	0	0	5	
	sd02630750	药物化学实验	1.5	48	0	48	0	5	
	sd02630730	药物化学	3.5	56	56	0	0	5	
	sd02630470	天然药物化学	3.5	56	56	0	0	6	
	sd02630530	药剂学	4	64	64	0	0	6	
	sd02630480	天然药物化学实验	1.5	48	0	48	0	6	
	sd02630710	药物分析实验	1.5	48	0	48	0	6	
	sd02630810	药理学实验	1.5	48	0	48	0	6	
	sd02630680	药物分析	3.5	56	56	0	0	6	
	sd02631080	药学综合实验	4	128	0	128	0	7	
	sd02631070	药剂学实验	2	64	64	0	0	7	
		小计	30.5	680	296	384	0		
专业选修课程	26011	药学必修课组	12.5	224	176	48	0		
	26011	药学选修课组	11.5	184	184	0	0		
		小计	24	408	360	48			
实践环节		军训	0	3周				1	
	sd02630370	生产实习	2	4				7	
	sd02631040	专题实习	5	15				8	
		毕业论文（设计）	3	1周				8	
		小计	10	23					
合计			162.5	3120+23周	2064	784	32		

附表 2　药学专业培养方案（2017 版）

（1）各类课程学时学分比例

课程性质	课程类别			学分	学时	占总学分百分比
必修课	通识教育必修课程			32	784	20.00%
	学科平台基础课程			23.5	432	14.69%
	专业必修课程	实验教学	理论教学	42.5	680	26.56%
			课内实验课程	0	0	0.00%
			独立设置实验课程	21.5	688	13.44%
		实践教学	课内实践课程	0	0	0.00%
			独立设置实践课程	12	55 周	7.50%
选修课	通识教育核心课程			14	224	8.75%
	通识教育选修课程			2	32	1.25%
	专业选修课程			12.5	224	7.81%
毕业要求总合计				160	3064 + 55 周	100.00%

注：专业必修课程学分 131.5，学时 2584 + 55 周，占总学分百分比 82.19%；选修课学分 28.5，学时 480，占总学分百分比 17.81%。

（2）药学专业（大类）课程设置及学时分配表（总表）

课程类别	课程号/课程组	课程名称	学分数	总学时	总学时分配			考核方式	开设学期	备注
					课内教学	实验教学	实践教学			
通识教育必修课程	sd02810360	毛泽东思想和中国特色社会主义理论体系概论	6	96	64	32			1~6	
	sd02810380	思想道德修养与法律基础	3	48	48				1~6	
	sd02810350	马克思主义基本原理概论	3	48	48				1~6	
	sd02810370	中国近现代史纲要	2	32	32				1~6	
	sd02810390	当代世界经济与政治	2	32	32				1~4	选修
	00070	大学英语课程组	8	240	128				1~2	课外 112 学时
	sd02910630	体育（1）	1	32	32				1	
	sd02910640	体育（2）	1	32	32				2	
	sd02910650	体育（3）	1	32	32				3	

课程类别	课程号/课程组	课程名称	学分数	总学时	总学时分配			考核方式	开设学期	备注
					课内教学	实验教学	实践教学			
通识教育必修课程	sd02910660	体育（4）	1	32	32				4	
	sd01310010	计算思维	2	32	32				1~2	
	sd06910010	军事理论	2	32	32				1~2	
	sd09010010	形势与政策（1）	0	16	16				1	
	sd09010020	形势与政策（2）	0.5	16	16				2	
	sd09010030	形势与政策（3）	0	16	16				3	
	sd09010040	形势与政策（4）	0.5	16	16				4	
	sd09010050	形势与政策（5）	0	16	16				5	
	sd09010060	形势与政策（6）	0.5	16	16				6	
	sd09010070	形势与政策（7）	0	16	16				7	
	sd09010080	形势与政策（8）	0.5	16	16				8	
		小计	32	784	640	32				课外112学时
通识教育核心课程	00051	国学修养课程模块	2	32	32				1~6	任选2学分
	00052	创新创业课程模块	2	32	32				1~6	任选2学分
	00053	艺术审美课程模块	2	32	32				1~6	任选2学分
	00054（00056）	人文学科（或自然科学）课程模块	2	32	32				1~6	任选2学分
	00055（00057）	社会科学（或工程技术）课程模块	2	32	32				1~6	任选2学分
	00058	稷下创新讲堂	2	32	32				1~6	荣誉学分
	00059	齐鲁创业讲堂	2	32	32				1~6	荣誉学分
		小计	14	224	224					
通识教育选修课程	00090	通识教育选修课程组	2	32	32				1~8	任选2学分
		小计	2	32	32					
学科平台基础课程	sd00920090	高等数学	3	48	48			考试	1	
	sd01020080	医学物理学	4	64	64			考试	1	
	sd01020090	医学物理学实验	1	32		32		考查	1	
	sd02321620	人体解剖学	2	32	32			考试	1	
	sd02321750	生理学	3.5	56	56			考试	2	

续表

课程类别	课程号/课程组	课程名称	学分数	总学时	课内教学	实验教学	实践教学	考核方式	开设学期	备注
学科平台基础课程	sd02321780	生理学实验	0.5	16		16		考查	2	
	sd02321830	生物化学	2.5	40	40			考试	3	
	sd02320550	分子生物学	2.5	40	40			考试	3	
	sd02321870	生物化学和分子生物学实验	1.5	48		48		考查	3	
	sd02322700	医学微生物学	2.5	40	40			考试	4	
	sd02322720	医学微生物学实验	0.5	16		16		考查	4	
		小计	23.5	432	320	112				
专业教育课程	专业必修课程	sd02630880	新生研讨课（药学概论）	2	32	32			考查	1	
		sd02631150	无机化学	3.5	56	56			考试	1	
		sd02631170	无机化学实验	1.5	48		48		考查	1	
		sd02631350	有机化学	4	64	64			考试	2	
		sd02630160	有机化学实验	2	64		64		考查	2	
		sd02630070	分析化学	4	64	64			考试	3	
		sd02630170	分析化学实验	2	64		64		考查	3	
		sd02630430	生药学	2	32	32			考试	3	
		sd02630440	生药学实验	1	32		32		考查	3	
		sd02630500	物理化学	4	64	64			考试	4	
		sd02630180	物理化学实验	2	64		64		考查	4	
		sd02630650	生物药剂学与药物动力学	2.5	40	40			考试	5	
		sd02630550	生物药剂学与药物动力学实验	1	32		32		考查	6	
		sd02630730	药物化学	3.5	56	56			考试	5	
		sd02630750	药物化学实验	1.5	48		48		考查	5	
		sd02630570	药理学	4	64	64			考试	5	
		sd02630810	药理学实验	1.5	48		48		考查	5	
		sd02630680	药物分析	3.5	56	56			考试	6	
		sd02630710	药物分析实验	1.5	48		48		考查	6	
		sd02630470	天然药物化学	3.5	56	56			考试	6	

课程类别		课程号/课程组	课程名称	学分数	总学时	总学时分配			考核方式	开设学期	备注
						课内教学	实验教学	实践教学			
专业教育课程	专业必修课程	sd02630480	天然药物化学实验	1.5	48		48		考查	6	
		sd02630530	药剂学	4	64	64			考试	6	
		sd02631070	药剂学实验	2	64		64		考查	7	
		sd02631080	药学综合实验	4	128		128		考查	7	
		sd02630630	药事管理学	2	32	32			考查	5	
			小计	64	1368	680	688				
	专业选修课程	sd02323140	组织胚胎学	1.5	24	24			考试	1	
		sd02322640	医学免疫学	2.5	40	40			考试	4	
		sd02322660	医学免疫学实验	0.5	16		16		考查	4	
		sd02630970	元素化学	2	32	32			考查	2	
		sd02630910	药用植物学	2	32	32			考试	2	必选
		sd02630920	药用植物学实验	1	32		32		考查	2	必选
		sd02631010	中药商品学	1.5	24	24			考查	3	
		sd02631360	药物合成反应	2	32	32			考试	3	
		sd02332610	医学伦理学	2	32	32			考查	4	
		sd02630140	光谱与色谱分析的应用	2	32	32			考查	4	
		sd02630410	生物无机化学	1.5	24	24			考查	4	
		sd06830200	医学文献检索	2	40	24	16		考查	4	
		sd02630960	有机人名反应在药物合成中的应用	2	32	32			考查	4	
		sd02630420	生物有机化学	1.5	24	24			考查	5	
		sd02630331	免疫药理学	2	32	32			考试	5	
		sd02630900	药学专业英语	2	32	32			考查	5	
		sd02630050	波谱解析	2.5	40	40			考查	5	
		sd02630400	生物技术制药	2	32	32			考查	5	
		sd02630230	中药学	2	32	32			考查	5	
		sd02630670	药物毒理学	2	32	32			考查	5	
			中药制药工艺与设计	2	32	32			考查	6	
		sd02630620	药品营销学	2	32	32			考查	6	

续表

课程类别	课程号/课程组	课程名称	学分数	总学时	课内教学	实验教学	实践教学	考核方式	开设学期	备注
专业教育课程 / 专业选修课程	sd02630012	Gene Cloning（基因克隆）（英语）	1.5	24	24			考查	6	
	sd02630290	临床药理学	2	32	32			考查	6	
	sd02630821	药物设计学（双语）	2	32	32			考试	6	必选
	sd02630220	药物设计学实验	0.5	16		16		考查	7	必选
	sd02631110	药物治疗学	3	48	48			考查	7	
	sd02631120	抗生素	2	32	32			考查	7	
		小计	12.5	224	176	48				
综合性实践教学		军训	0	3周			3周	考查	1	
	sd02630370	生产实习	2	4周			4周	考查	7	
	sd02631040	专题实习	5	15周			15周	考查	8	
		创新创业教育实践	2	32周			32周	考查	3-4	
	sd02630030	毕业论文	3	1周			1周	考查	8	
		小计	12	55			55周			
		合计	160	3064+55周	2072	880	55周			课外112学时

附表3 药学专业培养方案（2020版）

（1）各类课程学时学分比例

课程性质	课程类别			学分		学时		占总学分百分比	
必修课	通识教育必修课程		理论教学	24		384		15.00%	
		实验教学	课内实验课程	1		32		0.63%	
			独立设置实验课程	0	31	0	720	0.00%	19.38%
		实践教学	课内实践课程	2		176		1.25%	
			独立设置实践课程	4		128		2.50%	

续表

课程性质	课程类别		学分		学时		占总学分百分比	
必修课	学科平台基础课程	理论教学	21	26	336	496	13.12%	16.24%
		实验教学 课内实验课程	0		0		0.00%	
		实验教学 独立设置实验课程	5		160		3.12%	
		实践教学 课内实践课程	0		0		0.00%	
		实践教学 独立设置实践课程	0		0		0.00%	
	专业必修课程	理论教学	46.5	80	744	1816	29.06%	50%
		实验教学 课内实验课程	0		0		0.00%	
		实验教学 独立设置实验课程	23.5		752		14.69%	
		实践教学 课内实践课程	0		0		0.00%	
		实践教学 独立设置实践课程	10		320		6.25%	
选修课	专业选修课程	理论教学	10	11	160	192	6.25%	14.38%
		实验教学 课内实验课程	0		0		0.00%	
		实验教学 独立设置实验课程	1		32		0.63%	
		实践教学 课内实践课程	0		0		0.00%	
		实践教学 独立设置实践课程	0		0		0.00%	
	通识教育核心课程	理论教学	10	10	160	160	6.25%	
		实验教学 课内实验课程	0	0	0	0	0.00%	
		实验教学 独立设置实验课程	0	0	0	0	0.00%	
		实践教学 课内实践课程	0	0	0	0	0.00%	
		实践教学 独立设置实践课程	0	0	0	0	0.00%	
	通识教育选修课程		2	2	32	32	1.25%	
毕业要求总合计			160		3416		100.00%	

（2）药学专业（大类）课程设置及学时分配表（总表）

课程类别	课程号/课程组	课程名称	学分数	总学时	总学时分配				考核方式	开设学期	备注
					课内教学	实验教学	实践教学	实践周数			
通识教育必修课程	sd02810450	毛泽东思想和中国特色社会主义理论体系概论	5	96	64		32			4	
	sd02810380	思想道德修养与法律基础	3	48	48					1	
	sd02810350	马克思主义基本原理概论	3	48	48					3	
	sd02810460	中国近现代史纲要	3	64	32		32			2	
	sd02810441	当代世界经济与政治	2	32	32					1~4	选修
	00070	大学英语课程组	8	240	128		112			1~2	课外112学时
	sd02910630	体育（1）	1	32			32			1	
	sd02910640	体育（2）	1	32			32			2	
	sd02910650	体育（3）	1	32			32			3	
	sd02910660	体育（4）	1	32			32			4	
	sd03011670	计算思维	3	64	32	32				2	
	sd06910010	军事理论	2	32	32					1	
		小计	31	720	384	32	304				
通识教育核心课程	00051	国学修养课程模块	2	32	32					1~6	任选2学分
	00052	创新创业课程模块	2	32	32					1~6	任选2学分
	00053	艺术审美课程模块	2	32	32					1~6	任选2学分
	00054（00056）	人文学科（或科学技术）课程模块	2	32	32					1~6	任选2学分
	00055（00057）	社会科学（或信息社会）课程模块	2	32	32					1~6	任选2学分
		小计	10	160	160						
通识教育选修课程	00090	通识教育选修课程组	2	32	32					1~8	任选2学分
		小计	2	32	32						

续表

课程类别	课程号/课程组	课程名称	学分数	总学时	总学时分配				考核方式	开设学期	备注
					课内教学	实验教学	实践教学	实践周数			
学科平台基础课程	sd00920090	高等数学	3	48	48				考试	1	
	sd01020130	大学物理	3	48	48				考试	1	
	sd01020090	医学物理实验	1	32		32			考查	1	
		健康教育	1	16	16				考试	2	限选（非必选）
	sd02321630	人体解剖学	2	32	32				考试	2	
	sd02321630	人体解剖学实验	1	32		32			考查	2	
	sd02323140	组织胚胎学	1.5	24	24				考试	2	
	sd04130220	生理学	3	48	48				考查	3	
	sd02321780	生理学实验	0.5	16		16			考查	3	
	sd02321830	生物化学	2.5	40	40				考试	3	
	sd02323400	分子生物学	2	32	32				考试	3	
	sd023218870	生物化学和分子生物学实验	1.5	48		48			考查	3	
	sd02322696	医学微生物学	2	32	32				考试	4	
	sd02322720	医学微生物学实验	0.5	16		16			考查	4	
	sd02322630	医学免疫学	2	32	32				考试	4	
	sd02322660	医学免疫学实验	0.5	16		16			考查	4	
		小计	26	496	336	160					
专业教育课程 专业必修课程 专业基础课程	sd02630880	新生研讨课	2	32	32				考查	1	
	sd02631570	药用植物学	1	16	16				考查	4	
	sd02631550	药用植物学实验	0.5	16		16			考查	4	
	sd02630430	生药学	2	32	32				考试	5	
	sd02630440	生药学实验	1	32		32			考查	5	
	sd02631440	生物药剂学与药物动力学	3	48	48				考试	5	
	sd02630550	生物药剂学与药物动力学实验	1	32		32			考查	5	
		小计	10.5	208	128	80					

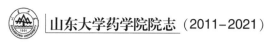
续表

课程类别	课程号/课程组	课程名称	学分数	总学时	总学时分配				考核方式	开设学期	备注
					课内教学	实验教学	实践教学	实践周数			
专业教育课程　专业必修课程　专业核心课程	sd02631500	无机化学	3	48	48				考试	1	
	sd01131820	无机化学实验	1.5	48		48			考查	1	
	sd02631350	有机化学	4	64	64				考试	2	
	sd01131830	有机化学实验	2	64		64			考查	2	
	sd02631560	分析化学	3.5	56	56				考试	3	
	sd02630170	分析化学实验	2	64		64			考查	3	
	sd02631540	物理化学	3.5	56	56				考试	3	
	sd02630180	物理化学实验	2	64		64			考查	3	
	sd02631620	生物技术制药	3	48	48				考试	4	
	sd02631090	生物技术制药实验	1.5	48		48			考查	4	
	sd02630630	药事管理学	2	32	32				考查	4	
	sd02630730	药物化学	3.5	56	56				考试	5	
	sd02630750	药物化学实验	1.5	48		48			考查	5	
	sd02631630	药理学	3.5	56	56				考试	5	
	sd02630810	药理学实验	1.5	48		48			考查	6	
	sd02630470	天然药物化学	3.5	56	56				考试	6	
	sd02630480	天然药物化学实验	1.5	48		48			考查	6	
	sd02630680	药物分析	3.5	56	56				考试	6	
	sd02630710	药物分析实验	1.5	48		48			考查	6	
	sd02631530	药剂学	3.5	56	56				考试	6	
	sd02631070	药剂学实验	2	64		64			考查	6	
	sd02631080	药学综合实验	4	128		128			考查	7	
		国际学分	2	32	32					2	暑期学校
	sd02630370	生产实习	2	64			64	4 周	考查	7	
	sd02631520	专题实习	7.5	240			240	15 周	考查	8	
	sd02630460	毕业论文	0.5	16			16	1 周	考查	8	
		小计	69.5	1608	616	992	672	20 周			

续表

课程类别	课程号/课程组	课程名称	学分数	总学时	课内教学	实验教学	实践教学	实践周数	考核方式	开设学期	备注
		A 方向限选模块									
		B 方向限选模块									
		C 方向限选模块									
		小 计	0	0	0						
	sd02630970	元素化学	2	32	32				考查	3	
	sd02631360	药物合成反应	2	32	32				考试	3	
	sd02332610	医学伦理学	2	32	32				考查	4	
	sd02630140	光谱与色谱分析的应用	2	32	32				考查	4	
	sd02630410	生物无机化学	1.5	24	24				考查	4	
	sd06830200	医学文献检索	2	40	24	16			考查	4	
专业教育课程 专业选修课程 专业限选课程	sd02630960	有机人名反应在药物合成中的应用	2	32	32				考查	4	
	sd02630900	药学专业英语	2	32	32				考查	4	
	sd02630420	生物有机化学	1.5	24	24				考查	5	
	sd02630331	免疫药理学（双语）	2	32	32				考试	5	
	sd02630230	中药学	2	32	32				考查	5	
	sd02630670	药物毒理学	2	32	32				考查	5	
	sd02630450	波谱解析	2	32	32				考查	5	必选
	sd02631680	药物治疗学	2	32	32				考查	6	
	sd02630280	临床药理学	2	32	32				考查	6	
	sd02630821	药物设计学（双语）	2	32	32				考试	6	必选
	sd02630220	药物设计学实验	0.5	16			16		考查	7	必选
	sd02631670	药品生产过程与质量管理	2	32						7	
	sd02631120	抗生素	2	32	32				考查	7	
		小 计	11	192	160	32					
合 计			160	3416+20周	1816	1296	304+20周				

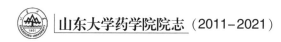

续表

课程类别	课程号/课程组	课程名称	学分数	总学时	课内教学	实验教学	实践教学	实践周数	考核方式	开设学期	备注
重点提升计划	sd02810580	习近平新时代中国特色社会主义思想概论	2	32	32					6	
	sd09010070	形势与政策（1）	0	16	16					1	
	sd09010080	形势与政策（2）	0.5	16	16					2	
	sd09010090	形势与政策（3）	0	16	16					3	
	sd09010100	形势与政策（4）	0.5	16	16					4	
	sd09010110	形势与政策（5）	0	16	16					5	
	sd09010120	形势与政策（6）	1	24	8		16			6	
	sd06910050	军事技能	2	96			96	3		1	
	sd07810220	大学生心理健康教育	2	32	32					1	
		小计	8	264	152		112	3			
创新实践计划		稷下创新讲堂									合计修满4学分即可
		齐鲁创业讲堂									
		创新实践项目（成果）									
		小计	4								
拓展培养计划		主题教育	1								
		学术活动									专业自定
		身心健康									专业自定
		文化艺术									专业自定
		研究创新									专业自定
		就业创业									专业自定
	sd02611480	社会实践	2								
		志愿服务	1								
		社会工作									专业自定
		社团经历									专业自定
		小计	8								
合计											

附表4 临床药学专业培养方案（2014 版）

（1）各类课程学时学分比例

课程性质	课程类别		学分		学时		占总学分百分比	
必修课	通识教育必修课程			29		739		16.11%
	学科基础平台课程			17.5		320		9.72%
	专业基础课程		153.5	33	2655＋54 周	664	85.28%	18.33%
	专业必修课			47		932		26.11%
	实践环节	不含实验课程		27		54 周		15.00%
		含实验课程		49.25		744＋54 周		27.36%
选修课	通识教育核心课程			10		160		5.56%
	通识教育选修课程		26.5	3	424	48	14.72%	1.67%
	专业选修课程			13.5		216		7.50%
毕业要求总合计			180		3079＋54 周		100%	

（2）临床药学专业课程设置及学时分配表（总表）

课程类别	课程号	课程名称	学分数	总学时	总学时分配			考核方式	开设学期	备注
					授课	实验	上机			
通识教育必修课程	sd02810240	中国化的马克思主义	3	58	48			考试	4	课外 10
	sd02810050	道德与法律	3	58	48			考试	1	课外 10
	sd02810150	马克思主义原理	3	58	48			考试	3	课外 10
	sd02810250	中国近现代史纲要	1.5	29	24			考试	2	课外 5
	sd03110010 sd03110020	大学基础英语（1～2）	8	240	128			考试	1～2	自主学习 112
	sd03110030 sd03110040	大学综合英语（1～2）	8	240	128			考试	1～2	自主学习 112
	sd03110050 sd03110060	通用学术英语（1～2）	8	240	128			考试	1～2	自主学习 112
	sd029106 (3-6)0	体育（1～4）	4	128	128			考试	1～4	
	sd01310010	大学计算机	3	64	32		32	考试	3	
	sd06910010	军事理论	2	32	32			考试	1	

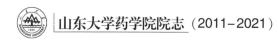

续表

课程类别	课程号	课程名称	学分数	总学时	总学时分配			考核方式	开设学期	备注
					授课	实验	上机			
通识教育必修课程	sd090100 (1~6) 0	形势政策与社会实践 (1~6)	1.5	72	24			考查	1~6	课外48
		小计	29	739	512	0	32			课外195
通识教育核心课程		国学修养类	2	32				自主选择		任选2学分
		创新创业类	2	32				自主选择		任选2学分
		艺术审美类	2	32				自主选择		任选2学分
		人文学科类	2	32				自主选择		任选2学分
		社会科学类	2	32				自主选择		任选2学分
		小计	10	160						
通识教育选修课程		通识教育选修课组	3	48				自主选择		全校任选3个学分
		小计	3	48						
学科基础平台课程	sd00920090	高等数学	3	48	48			考试	1	
	sd02321620	人体解剖学	2	32	32			考试	1	
	sd02321830	生物化学	2.5	40	40			考试	3	
	sd02320550	分子生物学	2.5	40	40			考试	3	
	sd02321870	生物化学和分子生物学实验	1.5	48		48		考查	3	
	sd02322700	医学微生物学	2.5	40	40			考试	4	
	sd02322720	医学微生物学实验	0.5	16		16		考查	4	
	sd02322640	医学免疫学	2.5	40	40			考试	4	
	sd02322660	医学免疫学实验	0.5	16		16		考查	4	
		小计	17.5	320	240	80				
专业基础课程	sd02323140	组织胚胎学	1.5	24	24			考试	1	
	sd02631160	无机化学	2	32	32			考试	1	
	sd02631170	无机化学实验	1.5	48		48		考查	1	

课程类别	课程号	课程名称	学分数	总学时	总学时分配 授课	总学时分配 实验	总学时分配 上机	考核方式	开设学期	备注
专业基础课程	sd02631180	有机化学	2	32	32			考试	2	
	sd02631190	有机化学实验	1.5	48		48		考查	2	
	sd02321750	生理学	3.5	56	56			考试	2	
	sd02631200	分析化学	2	32	32			考试	3	
	sd02631210	分析化学实验	1.5	48		48		考查	3	
	sd02630430	生药学	2	32	32			考试	3	
	sd02630440	生药学实验	1	32		32		考查	3	
	sd02631220	物理化学	2	32	32			考试	4	
	sd02631230	物理化学实验	1.5	48		48		考查	4	
	sd02330170	病理生理学	2	32	32			考试	4	
	sd02230870	医学统计学	2	32	32			考试	4	
	sd06830190	医学文献检索	1.5	32	16	16		考试	5	
	sd02332600	医学伦理学	1.5	24	24			考试	5	
	sd02631440	生物药剂学与药物动力学	3	48	48			考试	5	
	sd02630550	生物药剂学与药物动力学实验	1	32		32		考查	6	
		小计	33	664	392	272				
专业必修课程	sd02631280	药物化学	3.5	56	56			考试	5	原2学分
	sd02630750	药物化学实验	1.5	48		48		考查	5	
	sd02630570	药理学	4	64	64			考试	5	
	sd02631290	药理学实验	1.5	48		48		考查	6	原1学分
	sd02630280	临床药理学	2	32	32			考试	6	
	sd02630290	临床药理学实验	1	32		32		考查	6	原第7学期
	sd02631300	药物分析	3.5	56	56			考试	6	原2学分
	sd02630710	药物分析实验	1.5	48		48		考查	6	
	sd02631310	药剂学	4	64	64			考试	6	原2学分
	sd02333580	诊断学	3	64	32	32		考试	6	原第7学期
	sd02332870	医学影像学	2	40	24	16		考试	7	
	sd02631320	药剂学实验	2	64		64		考查	7	原1.5学分

续表

课程类别	课程号	课程名称	学分数	总学时	总学时分配			考核方式	开设学期	备注
					授课	实验	上机			
专业必修课程	sd02630630	药事管理学	2	32	32			考试	7	
	sd02333590	内科学	4	72	56	16		考试	7	
	sd02333600	外科学	1.5	28	20	8		考试	7	原第8学期，原1学分
	sd02333610	妇产科学	1.5	28	20	8		考试	7	原第8学期
	sd02333620	儿科学	1.5	28	20	8		考试	7	原第8学期
	sd02631330	临床药物治疗学	6	96	96			考试	8	
	sd02630320	临床药患沟通与交流技巧	1	32			32		8	
		小计	47	932	572	360				
专业选修课程		必选课组	7	112	112					
		选修课组	6.5	104	104					
		小计	13.5	216	216					
实践环节	Sd06910020	军训	0	3周				考查	1	
	sd02631240	社区药房见习	1	2周				考查	第2学年暑假	
	sd02631250	认识实习	2	4周				考查	第3学年暑假	
	sd02631260	药学部门实习	6	12周				考查	9	
	sd02631270	临床专科实习	15	30周				考查	9~10	
	sd02630030	毕业论文（设计）	3	3周				考查	10	
		小计	27	54周						
合计			180	3079+54周	2140	712	32			课外195

附表5　临床药学专业培养方案（2017版）

（1）各类课程学时学分比例

课程性质	课程类别			学分	学时	占总学分百分比
必修课	通识教育必修课程			32	784	16.84%
	学科平台基础课程			21.5	392	11.32%
	专业必修课程	实验教学	理论教学	58.25	932	30.66%
			课内实验课程	1	32	0.53%
			独立设置实验课程	15.5	496	8.16%
		实践教学	课内实践课程	1.25	40	0.66%
			独立设置实践课程	29	86周	15.26%
选修课	通识教育核心课程			14	224	7.37%
	通识教育选修课程			2	32	1.05%
	专业选修课程			15.5	248	8.16%
毕业要求总合计				190	3180+86周	100.00%

注：必修课专业必修课程学分 158.5，学时 2676+86周，占 83.42%；选修课学分 21.5，学时 504，占 16.58%。

（2）临床药学专业课程设置及学时分配表（总表）

课程类别	课程号/课程组	课程名称	学分数	总学时	课内教学	实验教学	实践教学	考核方式	开设学期	备注
通识教育必修课程	sd02810360	毛泽东思想和中国特色社会主义理论体系概论	6	96	64	32			1～6	
	sd02810380	思想道德修养与法律基础	3	48	48				1～6	
	sd02810350	马克思主义基本原理概论	3	48	48				1～6	
	sd02810370	中国近现代史纲要	2	32	32				1～6	
	sd02810390	当代世界经济与政治	2	32	32				1～4	选修
	00070	大学英语课程组	8	240	128				1～2	课外112学时
	sd02910630	体育（1）	1	32	32				1	
	sd02910640	体育（2）	1	32	32				2	

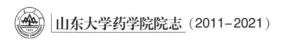

山东大学药学院院志（2011-2021）

续表

课程类别	课程号/课程组	课程名称	学分数	总学时	课内教学	实验教学	实践教学	考核方式	开设学期	备注
通识教育必修课程	sd02910650	体育（3）	1	32	32				3	
	sd02910660	体育（4）	1	32	32				4	
	sd01310010	计算思维	2	32	32				1~2	
	sd06910010	军事理论	2	32	32				1~2	
	sd09010010	形势与政策（1）	0	16	16				1	
	sd09010020	形势与政策（2）	0.5	16	16				2	
	sd09010030	形势与政策（3）	0	16	16				3	
	sd09010040	形势与政策（4）	0.5	16	16				4	
	sd09010050	形势与政策（5）	0	16	16				5	
	sd09010060	形势与政策（6）	0.5	16	16				6	
	sd09010070	形势与政策（7）	0	16	16				7	
	sd09010080	形势与政策（8）	0.5	16	16				8	
		小计	32	784	640	32				课外112学时
通识教育核心课程	00051	国学修养课程模块	2	32	32				1~6	任选2学分
	00052	创新创业课程模块	2	32	32				1~6	任选2学分
	00053	艺术审美课程模块	2	32	32				1~6	任选2学分
	00054（00056）	人文学科（或自然科学）课程模块	2	32	32				1~6	任选2学分
	00055（00057）	社会科学（或工程技术）课程模块	2	32	32				1~6	任选2学分
	00058	稷下创新讲堂	2	32	32				1~6	荣誉学分
	00059	齐鲁创业讲堂	2	32	32				1~6	荣誉学分
		小计	14	224	224					
通识教育选修课程	00090	通识教育选修课程组	2	32	32				1~8	任选2学分
		小计	2	32	32					
学科平台基础课程	sd00920090	高等数学	3	48	48				1	
	sd02321620	人体解剖学	2	32	32				1	
	sd02320550	分子生物学	2.5	40	40				3	
	sd02321870	生物化学和分子生物学实验	1.5	48		48			3	

190

续表

课程类别	课程号/课程组	课程名称	学分数	总学时	总学时分配			考核方式	开设学期	备注
					课内教学	实验教学	实践教学			
学科平台基础课程	sd02321830	生物化学	2.5	40	40				3	
	sd02322700	医学微生物学	2.5	40	40				4	
	sd02322640	医学免疫学	2.5	40	40				4	
	sd02322660	医学免疫学实验	0.5	16		16			4	
	sd02322720	医学微生物学实验	0.5	16		16			4	
	sd02321750	生理学	3.5	56	56	0			2	
	sd02321780	生理学实验	0.5	16		16			2	
		小计	21.5	392	296	96				
专业教育课程	专业必修课程	sd02630880	新生研讨课（药学概论）	2	32	32				1	
		sd02631170	无机化学实验	1.5	48		48			1	
		sd02631150	无机化学	3.5	56	56				1	
		sd02631190	有机化学实验	1.5	48		48			2	
		sd02631350	有机化学	4	64	64				2	
		sd02330170	病理生理学	2	32	32				3	
		sd02330070	病理解剖学	2	32	32				4	
		sd02631210	分析化学实验	1.5	48		48			3	
		sd02631200	分析化学	2	32	32				3	
		sd02631230	物理化学实验	1.5	48		48			4	
		sd02631220	物理化学	2	32	32				4	
		sd02631440	生物药剂学与药物动力学	3	48	48				5	
		sd02630550	生物药剂学与药物动力学实验	1	32		32			6	
		sd02630750	药物化学实验	1.5	48		48			5	
		sd02630730	药物化学	3.5	56	56				5	
		sd02630570	药理学	4	64	64				5	
		sd02630810	药理学实验	1.5	48		48			5	
		sd02630530	药剂学	4	64	64				6	
		sd02631070	药剂学实验	2	64		64			6	

续表

课程类别	课程号/课程组	课程名称	学分数	总学时	总学时分配			考核方式	开设学期	备注
					课内教学	实验教学	实践教学			
专业教育课程 / 专业必修课程	sd02630680	药物分析	3.5	56	56				6	
	sd02630710	药物分析实验	1.5	48		48			6	
	sd02630280	临床药理学	2	32	32				6	
	sd02333580	诊断学	3	64	32	32			6	
	sd02630290	临床药理学实验	1	32		32			6	
	sd02332870	医学影像学	2	32	32				7	
	sd02333590	内科学	4	72	56		16		7	
	sd02630630	药事管理学	2	32	32				7	
	sd02333610	妇产科学	1.5	28	20		8		7	
	sd02333620	儿科学	1.5	28	20		8		7	
	sd02333600	外科学	1.5	28	20		8		7	
	sd02631330	临床药物治疗学	6	96	96				8	
	sd02630320	临床药患沟通与交流技巧	1	32		32			8	
	sd02332600	医学伦理学	1.5	24	24				8	
		小计	76	1500	932	528	40			
	sd02323140	组织胚胎学	1.5	24	24				1	
	sd02630900	药学专业英语	2	32	32				3	必选
	sd02230870	医学统计学	2	32	32				3	必选
	sd02323360	医学心理学	2	32	32				4	
	sd02322810	医学遗传学	2	32	32				4	
	sd02630670	药物毒理学	2	32	32				5	
	sd06830190	医学文献检索	1.5	24	24				5	
	sd02630331	免疫药理学	2	32	32				5	
	sd02333070	中医学	2	32	32				6	
	sd02630012	生物药物学	2	32	32				6	
	sd0230080	分子药理学	3	48	48				6	
	sd02630821	药物设计学	2	32	32				6	
	sd02630220	药物设计学实验	0.5	16		16			7	

续表

课程类别	课程号/课程组	课程名称	学分数	总学时	课内教学	实验教学	实践教学	考核方式	开设学期	备注
专业教育课程 / 专业必修课程		临床药物代谢动力学	2	32	32				8	
	sd02630230	中药学	2	32	32				8	必选
	sd02630640	药源性疾病及预防	1.5	24	24				8	必选
	sd02630760	药物经济学	1.5	24	24				8	必选
		小计	15.5	248	248					
综合性实践教学	sd06910020	军训	0	3周			3周		1	
	sd02631240	社区药房见习	1	2周			2周		5	
	sd02631250	认识实习	2	4周			4周		7	
		创新创业教育实践	2	32周			32周		3–4	
	sd02631260	药学部门实习	6	12周			12周		9	
	sd02631270	临床专科实习	15	30周			30周		10	
	sd02630030	毕业论文	3	3周			3周		10	
		小计	29	86周			86周			
合计			190	3180+86周	2372	656	40+86周			课外112学时

附表6 临床药学专业培养方案（2020版）

（1）各类课程学时学分比例

课程性质	课程类别			学分		学时		占总学分百分比	
必修课	通识教育必修课程	理论教学		24		384		12.6%	
		实验教学	课内实验课程	1	31	32	720	0.5%	16.3%
			独立设置实验课程	0		0		0	
		实践教学	课内实践课程	2		176		1.1%	
			独立设置实践课程	4		128		2.1%	

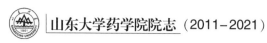

续表

课程性质	课程类别		学分		学时		占总学分百分比	
必修课	学科平台基础课程	理论教学	25	30	400	560	13.2%	15.8%
		实验教学 课内实验课程	0		0		0	
		实验教学 独立设置实验课程	5		160		2.6%	
		实践教学 课内实践课程	0		0		0	
		实践教学 独立设置实践课程	0		0		0	
	专业必修课程	理论教学	58.75	107.5	940	1716+45周	30.9%	56.6%
		实验教学 课内实验课程	0		0		0	
		实验教学 独立设置实验课程	22		704		11.6%	
		实践教学 课内实践课程	2.25		72		1.2%	
		实践教学 独立设置实践课程	24.5		45周		11.8%	
选修课	专业选修课程	理论教学	9.5	9.5	152	152	5.0%	11.3%
		实验教学 课内实验课程	0		0		0	
		实验教学 独立设置实验课程	0		0		0	
		实践教学 课内实践课程	0		0		0	
		实践教学 独立设置实践课程	0		0		0	
	通识教育核心课程	理论教学	10	10	160	160	5.3%	
		实验教学 课内实验课程	0	0	0	0	0	
		实验教学 独立设置实验课程	0	0	0	0	0	
		实践教学 课内实践课程	0	0	0	0	—	
		实践教学 独立设置实践课程	0	0	0	0	0	
	通识教育选修课程		2	2	32	32	1.0%	
毕业要求总合计			190		3340+45周		100.00%	

（2）临床药学专业课程设置及学时分配表（总表）

课程类别	课程号/课程组	课程名称	学分数	总学时	总学时分配				考核方式	开设学期	备注
					课内教学	实验教学	实践教学	实践周数			
通识教育必修课程	sd02810450	毛泽东思想和中国特色社会主义理论体系概论	5	96	64		32			4	
	sd02810380	思想道德修养与法律基础	3	48	48					1	
	sd02810350	马克思主义基本原理概论	3	48	48					3	
	sd02810460	中国近现代史纲要	3	64	32		32			2	
	sd02810390	当代世界经济与政治	2	32	32					1~4	选修
	00070	大学英语课程组	8	240	128		112			1~2	课外112学时
	sd02910630	体育（1）	1	32			32			1	
	sd02910640	体育（2）	1	32			32			2	
	sd02910650	体育（3）	1	32			32			3	
	sd02910660	体育（4）	1	32			32			4	
		计算思维	3	64	32	32				2	
	sd06910010	军事理论	2	32	32					1	
		小计	31	720	384	32	304				
通识教育核心课程	00051	国学修养课程模块	2	32	32					1~6	任选2学分
	00052	创新创业课程模块	2	32	32					1~6	任选2学分
	00053	艺术审美课程模块	2	32	32					1~6	任选2学分
	00054（00056）	人文学科（或科学技术）课程模块	2	32	32					1~6	任选2学分
	00055（00057）	社会科学（或信息社会）课程模块	2	32	32					1~6	任选2学分
		小计	10	160	160						
通识教育选修课程	00090	通识教育选修课程组	2	32	32					1~8	任选2学分
		小计	2	32	32						

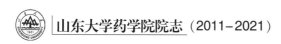

续表

课程类别	课程号/课程组	课程名称	学分数	总学时	课内教学	实验教学	实践教学	实践周数	考核方式	开设学期	备注
学科平台基础课程	sd00920090	高等数学	3	48	48				考试	1	
	sd01020130	大学物理	3	48	48				考试	1	
	sd01020090	医学物理实验	1	32		32			考查	1	
		健康教育	1	16	16				考试	2	限选（非必选）
	sd02321630	人体解剖学	2	32	32				考试	2	
	sd02321630	人体解剖学实验	1	32		32			考查	2	
	sd02323140	组织胚胎学	1.5	24	24				考试	2	
	sd04130220	生理学	3	48	48				考试	3	
	sd02321780	生理学实验	0.5	16		16			考查	3	
	sd02321830	生物化学	2.5	40	40				考试	3	
	sd02323400	分子生物学	2	32	32				考试	3	
	sd02321780	生物化学和分子生物学实验	1.5	48		48			考查	3	
	sd02322700	医学微生物学	2	32	32				考试	4	
	sd02322720	医学微生物学实验	0.5	16		16			考查	4	
	sd02322630	医学免疫学	2	32	32				考试	4	
	sd02322660	医学免疫学实验	0.5	16		16			考查	4	
	sd02330170	病理生理学	2	32	32				考试	4	
	sd02330070	病理解剖学	2	32	32				考试	4	
		小计	30	560	400	160					
专业教育课程 / 专业必修课程 / 专业基础课程	sd02630880	新生研讨课（药学概论）	2	32	32				考查	1	
	sd02631500	无机化学	3	48	48				考试	1	
	sd01131820	无机化学实验	1.5	48		48			考查	1	
	sd02631350	有机化学	4	64	64				考试	2	
	sd01131830	有机化学实验	2	64		64			考查	2	
	sd02631560	分析化学	3.5	56	56				考试	3	
	sd02630170	分析化学实验	2	64		64			考查	3	
	sd02631540	物理化学	3.5	56	56				考试	3	

课程类别	课程号/课程组	课程名称	学分数	总学时	总学时分配				考核方式	开设学期	备注
					课内教学	实验教学	实践教学	实践周数			
	专业基础课程	sd02630180	物理化学实验	2	64		64			考查	3	
		sd02341491	实验诊断学（双语）	1.5	24	24				考试	5	
		sd02331990	实验诊断实验	0.5	16		16			考查	5	
		sd06330280	检体诊断学	2	32	32				考试	5	
		sd06330180	检体诊断实验	1.5	48		48			考查	5	
		sd02630680	药物分析	3.5	56	56				考试	6	
		sd02630710	药物分析实验	1.5	48		48			考查	6	
			小计	34	720	368	352					
专业教育课程	专业必修课程 专业核心课程	sd02630630	药事管理学	2	32	32				考试	4	
		sd02630730	药物化学	3.5	56	56				考试	5	
		sd02630750	药物化学实验	1.5	48		48			考查	5	
		sd02631610	生物药剂学与临床药物动力学	3	48	48				考试	5	
		sd02631590	生物药剂学与临床药物动力学实验	1	32		32			考查	5	
		sd02631630	药理学	3.5	56	56				考试	5	
		sd02630810	药理学实验	1.5	48		48			考查	6	
		sd02630280	临床药理学	2	32	32				考试	6	
		sd02630290	临床药理学实验	1	32		32			考查	6	
		sd02631530	药剂学	3.5	56	56				考试	6	
		sd02631070	药剂学实验	2	64		64			考查	6	
		sd06330220	内科学	4	72	56		16		考试	6	
		sd06330230	儿科学	1.5	28	20		8		考试	6	
		sd06330210	外科学	1.5	28	20		8		考试	7	
		sd06330200	妇产科学	1.5	28	20		8		考试	7	
		sd02631470	临床药物治疗学	6	96	96				考试	7	
		sd02631470	临床药患沟通与交流技巧	1	32			32		考查	7	
		sd02332600	医学伦理学	1.5	24	24				考试	7	
		sd02630760	药物经济学	1.5	24	24				考试	7	

续表

课程类别			课程号/课程组	课程名称	学分数	总学时	总学时分配				考核方式	开设学期	备注
							课内教学	实验教学	实践教学	实践周数			
专业教育课程	专业必修课程	专业核心课程	sd02631600	临床药学综合实验	4	128		128			考查	9	
				国际学分	2	32	32					2	
			sd02631650	见习	1	2周				2周	考查	7	第六学期暑假
			sd02631640	药学部门实习（1）	2	4周				4周	考查	7	第六学期暑假
			sd02631660	药学部门实习（2）	4	8周				8周	考查	8	
			sd02631690	临床实习	17	30周				30周	考查	10	第八、十学期
			sd02630460	毕业论文	0.5	1周				1周	考查	10	
				小计	73.5	996+45周	572	352	72	45周			
		专业限选课程	sd02332870	医学影像学	2	32	32				考试	4	
			sd02322810	医学遗传学	2	32	32				考试	4	
			sd02630900	药学专业英语	2	32	32				考查	4	必选
			sd02630140	光谱与色谱分析的应用	2	32	32				考查	4	
			sd02323360	医学心理学	2	32	32				考查	5	
			sd02630331	免疫药理学	2	32	32				考查	5	
			sd02630230	中药学	2	32	32				考查	5	
			sd02630670	药物毒理学	2	32	32				考查	5	
			sd02630450	波谱解析	2	32	32				考查	5	
			sd06830200	医学文献检索	2	40	24	16			考试	6	
			sd02230870	医学统计学	2	32	32				考试	7	
			sd02630640	药源性疾病与预防	1.5	24	24				考试	7	
				小计	9.5	152	152						
				合计	9.5	152	152	16					

课程类别	课程号/课程组	课程名称	学分数	总学时	总学时分配				考核方式	开设学期	备注
					课内教学	实验教学	实践教学	实践周数			
重点提升计划	sd02810580	习近平新时代中国特色社会主义思想概论	2	32	32					6	
	sd09010070	形势与政策（1）	0	16	16					1	
	sd09010080	形势与政策（2）	0.5	16	16					2	
	sd09010090	形势与政策（3）	0	16	16					3	
	sd09010100	形势与政策（4）	0.5	16	16					4	
	sd09010110	形势与政策（5）	0	16	16					5	
	sd09010120	形势与政策（6）	1	24	8		16			6	
	sd06910050	军事技能	2	96			96	3		1	
	sd07810220	大学生心理健康教育	2	32	32						
		小计	8	264	152		112	3			
创新实践计划		稷下创新讲堂									合计修满4学分即可
		齐鲁创业讲堂									
		创新实践项目（成果）									
		小计	4								
拓展培养计划		主题教育	1								
		学术活动									专业自定
		身心健康									专业自定
		文化艺术									专业自定
		研究创新									专业自定
		就业创业									专业自定
		社会实践	2								
		志愿服务	1								
		社会工作									专业自定
		社团经历									专业自定
		小计	8								
合计			190	3340+45周	2068	896	376	45周			

附表 7 制药工程专业培养方案（2014 版）

（1）各类课程学时学分比例

课程性质	课程类别		学分		学时		占总学分百分比	
必修课	通识教育必修课程		32			784		20.00%
	学科基础平台课程		22			384		13.54%
	专业基础课程		31	136	2468 + 39 周	624	83.69%	19.08%
	专业必修课		34.5			676		21.23%
	实践环节	不含实验课程	16			39 周		9.85%
		含实验课程	37			1184		22.77%
选修课	通识教育核心课程		10			160		6.15%
	通识教育选修课程		3	26.5	472	48	16.31%	1.85%
	专业选修课程		13.5			264		8.31%
毕业要求总合计			162.5		2940 + 39 周		100%	

（2）制药工程专业课程设置及学时分配表（总表）

课程类别	课程号/课组号	课程名称	学分数	总学时	总学时分配			开设学期	备注
					授课	实验	上机		
通识教育必修课程	sd02810360	毛泽东思想和中国特色社会主义理论体系概论	6	96	64			1～6	课外 32
	sd02810380	思想道德修养与法律基础	3	48	48			1～6	
	sd02810350	马克思主义原理概论	3	48	48			1～6	
	sd02810370	中国近现代史纲要	2	32	32			1～6	
	sd02810390	当代世界经济与政治	2	32	32			1～4	文科、社科类专业选修
	00070	大学英语课组	8	240	128			1～2	具体课程见相关附表（自主学习112学时）
	sd02910630	体育（1）	1	32	32			1	
	sd02910640	体育（2）	1	32	32			2	
	sd02910650	体育（3）	1	32	32			3	

课程类别	课程号/课组号	课程名称	学分数	总学时	总学时分配			开设学期	备注
					授课	实验	上机		
通识教育必修课程	sd02910660	体育（4）	1	32	32			4	
	sd01310010	大学计算机	3	64	32		32	1～2	
	sd06910010	军事理论	2	32	32			1～2	
	sd09010010	形势政策与社会实践（1）	0	16	8			1	课外48学时
	sd09010020	形势政策与社会实践（2）	0.5	16	8			2	
	sd09010030	形势政策与社会实践（3）	0	16	8			3	
	sd09010040	形势政策与社会实践（4）	0.5	16	8			4	
	sd09010050	形势政策与社会实践（5）	0	16	8			5	
	sd09010060	形势政策与社会实践（6）	0.5	16	8			6	
		小计	32	784	560		32		课外192学时
通识教育核心课程	00051	国学修养课程模块	2	32				1～8	任选2学分
	00052	创新创业课程模块	2	32				1～8	任选2学分
	00053	艺术审美课程模块	2	32				1～8	任选2学分
	00054	人文学科课程模块	2	32				1～8	任选4学分
	00055	社会科学课程模块	2	32				1～8	
	00056	自然科学课程模块	2	32				1～8	任选4学分
	00057	工程技术课程模块	2	32				1～8	
		小计	10	160	160				具体见每学期选课清单
通识教育选修课程	00090	通识教育选修课组	3	48				1～8	任选3学分
		小计	3	48	48				具体见每学期选课清单
学科基础平台课程	sd02323140	组织胚胎学	1.5	24	24	0	0	1	
	sd00920090	高等数学	3	48	48	0	0	1	
	sd02321620	人体解剖学	2	32	32	0	0	1	
	sd02321750	生理学	3.5	56	56	0	0	2	
	sd02321780	生理学实验	0.5	16	0	16	0	2	
	sd01020210	大学物理实验	1	32	0	32	0	3	
	sd01020140	大学物理	4	64	64	0	0	3	
	sd02631370	生物化学与分子生物学	3.5	56	56	0	0	3	

续表

课程类别	课程号/课组号	课程名称	学分数	总学时	总学时分配			开设学期	备注
					授课	实验	上机		
学科基础平台课程	sd02322720	医学微生物学实验	0.5	16	0	16	0	4	
	sd02322700	医学微生物学	2.5	40	40	0	0	4	
		小计	22	384	320	64	0		
专业基础课程	sd02631170	无机化学实验	1.5	48	0	48	0	1	
	sd02631150	无机化学	3.5	56	56	0	0	1	
	sd02630160	有机化学实验	2	64	0	64	0	2	
	sd02631350	有机化学	4	64	64	0	0	2	
	sd02631360	药物合成反应	2	32	32	0	0	3	
	sd02630070	分析化学	4	64	64	0	0	3	
	sd01120610	化工制图	2.5	40	40	0	0	3	
	sd02630170	分析化学实验	2	64	0	64	0	3	
	sd02630180	物理化学实验	2	64	0	64	0	4	
	sd02630500	物理化学	4	64	64	0	0	4	
	sd01121610	化工原理	3.5	64	48	16	0	5	
		小计	31	624	368	256	0		
专业必修课程	sd02630990	制药工艺学	3	48	48	0	0	4	
	sd02630730	药物化学	3.5	56	56	0	0	5	
	sd02630750	药物化学实验	1.5	48	0	48	0	5	
	sd02631380	药理学	2	32	32	0	0	5	
	sd01131400	制药装备与车间设计	3.5	60	52	8	0	6	
	sd02630120	工业药物分析实验	1.5	48	0	48	0	6	
	sd02630110	工业药物分析	3.5	56	56	0	0	6	
	sd02631410	环境与安全工程	2	32	32	0	0	6	
	sd02630090	工业药剂学	4	64	64	0	0	6	
	sd02631290	药理学实验	1	32	0	32	0	6	
	sd02630610	药品生产质量管理工程	3	48	48	0	0	7	
	sd02631430	制药分离工程实验	1.5	48	0	48	0	7	
	sd02630100	工业药剂学实验	2	64	0	64	0	7	
	sd02631420	制药分离工程	2.5	40	40	0	0	7	
		小计	34.5	676	428	248	0		

课程类别	课程号/课组号	课程名称	学分数	总学时	总学时分配			开设学期	备注 Notes
					授课	实验	上机		
专业选修课程	26021	制药工程必修课组	8.5	160	112	48		5	
	26021	制药工程选修课组	5	104	56	48			
		小计	13.5	256	208	48	0		
实践环节	sd06910020	军训	0	3周					
	sd02630370	生产实习	2	4周	0	0	0	7	
	sd02631400	毕业论文（设计）	6	16周				7	
	sd02630030	毕业论文	3	1	0	0	0	8	
	sd02631040	专题实习	5	15周	0	0	0	8	
		小计	16	39周					
合计			162.5	29164 + 39周	2076	616	32		

附表 8　制药工程专业培养方案（2017 版）

（1）各类课程学时学分比例

课程性质	课程类别			学分		学时		占总学分百分比	
必修课	通识教育必修课程			32		784		20.00%	
	学科平台基础课程			20.5		384		12.81%	
	专业必修课程	实验教学	理论教学	45.75	132	732	2596 + 55周	28.59%	82.5%
			课内实验课程	2.75		88		1.72%	
			独立设置实验课程	15		480		9.38%	
		实践教学	课内实践课程	0		0		0.00%	
			独立设置实践课程	16		128 + 55周		10.00%	
选修课	通识教育核心课程			14		224		8.75%	
	通识教育选修课程			2	28	32	476	1.25%	17.5%
	专业选修课程			12		220		7.50%	
毕业要求总合计				160		3072 + 55周		100%	

(2) 制药工程专业课程设置及学时分配表（总表）

课程类别	课程号/课程组	课程名称	学分数	总学时	总学时分配			考核方式	开设学期	备注
					课内教学	实验教学	实践教学			
通识教育必修课程	sd02810360	毛泽东思想和中国特色社会主义理论体系概论	6	96	64	32			1~6	
	sd02810380	思想道德修养与法律基础	3	48	48				1~6	
	sd02810350	马克思主义基本原理概论	3	48	48				1~6	
	sd02810370	中国近现代史纲要	2	32	32				1~6	
	sd02810390	当代世界经济与政治	2	32	32				1~4	选修
	00070	大学英语课程组	8	240	128				1~2	课外112学时
	sd02910630	体育（1）	1	32	32				1	
	sd02910640	体育（2）	1	32	32				2	
	sd02910650	体育（3）	1	32	32				3	
	sd02910660	体育（4）	1	32	32				4	
	sd01310010	计算思维	2	32	32				1~2	
	sd06910010	军事理论	2	32	32				1~2	
	sd09010010	形势与政策（1）	0	16	16				1	
	sd09010020	形势与政策（2）	0.5	16	16				2	
	sd09010030	形势与政策（3）	0	16	16				3	
	sd09010040	形势与政策（4）	0.5	16	16				4	
	sd09010050	形势与政策（5）	0	16	16				5	
	sd09010060	形势与政策（6）	0.5	16	16				6	
	sd09010070	形势与政策（7）	0	16	16				7	
	sd09010080	形势与政策（8）	0.5	16	16				8	
		小计	32	784	640	32				课外112学时
通识教育核心课程	00051	国学修养课程模块	2	32	32				1~6	任选2学分
	00052	创新创业课程模块	2	32	32				1~6	任选2学分
	00053	艺术审美课程模块	2	32	32				1~6	任选2学分
	00054（00056）	人文学科（或自然科学）课程模块	2	32	32				1~6	任选2学分

续表

课程类别	课程号/课程组	课程名称	学分数	总学时	课内教学	实验教学	实践教学	考核方式	开设学期	备注
通识教育核心课程	00055（00057）	社会科学（或工程技术）课程模块	2	32	32				1~6	任选2学分
	00058	稷下创新讲堂	2	32	32				1~6	荣誉学分
	00059	齐鲁创业讲堂	2	32	32				1~6	荣誉学分
		小计	14	224	224					
学科平台基础课程	00090	通识教育选修课程组	2	32	32				1~8	任选2学分
		小计	2	32	32					
	sd00920090	高等数学	3	48	48				1	
	sd02321620	人体解剖学	2	32	32				1	
	sd02321750	生理学	3.5	56	56				2	
	sd02321780	生理学实验	0.5	16		16			2	
	sd01020090	医学物理学实验	1	32		32			1	
	sd01020080	医学物理学	4	64	64				1	
	sd02631370	生物化学与分子生物学	2	32	32				3	
		生物化学与分子生物学实验	1.5	48		48			3	
	sd02322720	医学微生物学实验	0.5	16		16			4	
	sd02322700	医学微生物学	2.5	40	40				4	
		小计	20.5	384	272	112				
专业教育课程 专业必修课程	sd02630880	新生研讨课（药学概论）	2	32	32				1	
	sd02631170	无机化学实验	1.5	48		48			1	
	sd02631150	无机化学	3.5	56	56				1	
	sd02630160	有机化学实验	2	64		64			2	
	sd02631350	有机化学	4	64	64				2	
	sd02630070	分析化学	4	64	64				3	
	sd01120610	化工制图	2.5	56	24	32			3	
	sd02630170	分析化学实验	2	64		64			3	
	sd01121610	化工原理	3.5	72	40	32			3	
	sd02630180	物理化学实验	2	64		64			4	
	sd02630500	物理化学	4	64	64				4	

续表

课程类别	课程号/课程组	课程名称	学分数	总学时	课内教学	实验教学	实践教学	考核方式	开设学期	备注
专业教育课程 / 专业必修课程	sd02630990	制药工艺学	3	56	40	16			4	
	sd01131400	制药装备与车间设计	3.5	60	52	8			4	
	sd02630730	药物化学	3.5	56	56				5	
	sd02630750	药物化学实验	1.5	48		48			5	
	sd02631380	药理学	2	32	32				5	
	sd02631430	制药分离工程实验	1.5	48		48			5	
	sd02631420	制药分离工程	2.5	40	40				5	
	sd02630120	工业药物分析实验	1.5	48		48			6	
	sd02630110	工业药物分析	3.5	56	56				6	
	sd02630090	工业药剂学	4	64	64				6	
	sd02631290	药理学实验	1	32		32			6	
	sd02630610	药品生产质量管理工程	3	48	48				7	
	sd02630100	工业药剂学实验	2	64		64			7	
		小计	63.5	1300	732	568				
专业选修课程	sd02323140	组织胚胎学	1.5	24	24				1	
	sd02630970	元素化学	2	32	32				2	
	sd02630920	药用植物学实验	1	32		32			2	
	sd02630910	药用植物学	2	32	32				2	
	sd02631360	药物合成反应	2	32	32				3	
	sd02631010	中药商品学	1.5	24	24				3	
	sd02630410	生物无机化学	1.5	24	24				4	
	sd06830200	医学文献检索	2	40	24	16			4	
	sd02630140	光谱与色谱分析的应用	2	32	32				4	
	sd02630960	有机人名反应在药物合成中的应用	2	32	32				4	
	sd02332610	医学伦理学	2	32	32				4	
	sd02630670	药物毒理学	2	32	32				5	
	sd02630650	生物药剂学与药物动力学	2.5	40	40				5	
	sd02630050	波谱解析	2.5	40	40				5	

课程类别	课程号/课程组	课程名称	学分数	总学时	总学时分配			考核方式	开设学期	备注
					课内教学	实验教学	实践教学			
专业教育课程 / 专业选修课程	sd02630331	免疫药理学	2	32	32				5	
	sd02630630	药事管理学	2	32	32				5	
	sd02630900	药学专业英语	2	32	32				5	
	sd02630420	生物有机化学	1.5	24	24				5	
	sd02630520	药厂工艺计算机辅助设计	1.5	32	16	16			5	必选
		电工与电子技术	2	36	28	8			6	必选
	sd02630821	药物设计学（双语）	2	32	32				6	
	sd02630550	生物药剂学与药物动力学实验	1	32		32			6	
	sd02630620	药品营销学	2	32	32				6	
	sd02631410	环境与安全工程	2	32	32				6	必选
	sd02630012	Gene Cloning（基因克隆）（英语）	1.5	24	24				6	
		中药制药工艺与设计	2	32	32			考查	6	
	sd02631120	抗生素	2	32	32				7	
		制药工程专业设计	1	32			32	考查	7	必选
		小计	12	220	164	56				
综合性实践教学	sd06910020	军训	0	3 周			3 周		1	
		创新创业教育实践	2	32 周			32 周		3~4	
	sd02630370	生产实习	2	4 周			4 周		7	
	Sd02631080	药学综合实验	4	128			128		7	
	sd02630030	毕业论文	3	1 周			1 周		8	
	sd02631040	专题实习	5	15 周			15 周		8	
		小计	16	128+55 周			128+55 周			
		合计	160	3072+55 周	2064	768	128+55 周			课外112学时

附表9 药学院教师编写教材一览表

序号	教材名称	主编/参编	版次	教材形式	出版社	出版时间
1	药物化学	赵桂森参编	第七版	全国高等学校药学专业第七轮规划教材、卫生部"十二五"规划教材、全国高等医药教材建设委员会"十二五"规划教材	人民卫生出版社	2011.8
2	分析化学学习指导与习题集	聂磊参编	第三版	全国高等学校药学专业第七轮规划教材、卫生部"十二五"规划教材、全国高等医药教材建设委员会"十二五"规划教材	人民卫生出版社	2011.7
3	分析化学实验指导	聂磊参编	第三版	全国高等学校药学专业第七轮规划教材、卫生部"十二五"规划教材、全国高等医药教材建设委员会"十二五"规划教材	人民卫生出版社	2011.7
4	物理化学学习指导	林贵梅参编	第三版	全国高等学校药学专业第七轮规划教材、卫生部"十二五"规划教材、全国高等医药教材建设委员会"十二五"规划教材	人民卫生出版社	2011.8
5	药物分析学习指导与习题集	王海钠参编	第一版	全国高等学校药学专业第七轮规划教材、卫生部"十二五"规划教材、全国高等医药教材建设委员会"十二五"规划教材	人民卫生出版社	2011.10.
6	药物分析实验指导	杨新颖参编	第一版	全国高等学校药学专业第七轮规划教材、卫生部"十二五"规划教材、全国高等医药教材建设委员会"十二五"规划教材	人民卫生出版社	2011.11
7	药物分析	王唯红参编	第七版	全国高等学校药学专业第七轮规划教材、卫生部"十二五"规划教材、全国高等医药教材建设委员会"十二五"规划教材	人民卫生出版社	2011.8
8	工业药物分析	王唯红参编	第二版	高等学校制药工程专业系列教材	高等教育出版社	2012.5
9	药物分析学	王唯红参编	第二版	"十二五"普通高等教育本科国家级规划教材、全国高等学校药学类规划教材	高等教育出版社	2014.2
10	国家执业药师资格考试应试指南.药学专业知识（一）	王唯红参编	第一版	应试指南	中国医药科技出版社	2011.1

序	教材名称	主编/参编	版次	教材形式	出版社	出版时间
11	基础药理学	张庆柱主编 郭秀丽参编	第二版	高等学校制药工程专业系列教材	高等教育出版社	2011.8
12	药理学	张庆柱参编	第七版	全国高等学校药学专业第七轮规划教材、卫生部"十二五"规划教材、全国高等医药教材建设委员会"十二五"规划教材	人民卫生出版社	2011.8
13	药物毒理学	郭秀丽参编	第三版	全国高等学校药学专业第七轮规划教材、卫生部"十二五"规划教材、全国高等医药教材建设委员会"十二五"规划教材	人民卫生出版社	2011.7
14	多肽药物研究与开发	厉保秋主编	第一版	—	人民卫生出版社	2011.7
15	生物技术制药	王凤山主编 崔慧斐参编	第二版	全国高等学校药学专业第七轮规划教材、卫生部"十二五"规划教材、全国高等医药教材建设委员会"十二五"规划教材	人民卫生出版社	2011.7
16	生物药剂学与药物动力学	张娜参编	第四版	全国高等学校药学专业第七轮规划教材、卫生部"十二五"规划教材、全国高等医药教材建设委员会"十二五"规划教材	人民卫生出版社	2011.8
17	药剂学	翟光喜参编	第一版	普通高等教育"十二五"规划教材、全国高等医药院校规划教材	清华大学出版社	2011.9
18	实验室有机化合物制备与分离纯化技术	刘新泳 刘兆鹏编著	第一版	—	人民卫生出版社	2011.1
19	药物设计学	徐文方主编	第二版	全国高等学校药学专业第七轮规划教材、卫生部"十二五"规划教材、全国高等医药教材建设委员会"十二五"规划教材	人民卫生出版社	2011.8
20	中药化学	向兰副主编	第一版	全国高等院校中药类专业"十二五"规划建设教材	中国农业大学出版社	2015.4
21	生药学	向兰副主编	第二版	—	山东大学出版社	2014.8

本书附表

209

续表

序	教材名称	主编/参编	版次	教材形式	出版社	出版时间
22	生药学	温学森 参编	第二版	普通高等教育"十一五"国家级规划教材、国家精品教材	中国医药科技出版社	2010.9
23	中药提取工艺学	孙隆儒 参编	第一版	全国高等学校药学专业第七轮规划教材、卫生部"十二五"规划教材、全国高等医药教材建设委员会"十二五"规划教材	人民卫生出版社	2014.3
24	天然药物化学	孙隆儒 参编	第三版	全国高等学校药学专业第七轮规划教材、卫生部"十二五"规划教材、全国高等医药教材建设委员会"十二五"规划教材	人民卫生出版社	2013.9
25	天然药物化学	孙隆儒 参编	第一版	普通高等高等教育"十二五"规划教材、全国高等医药院校规划教材	清华大学出版社	2013.8
26	波谱解析	孙隆儒 参编	第一版	全国高等学校药学专业第七轮规划教材、卫生部"十二五"规划教材、全国高等医药教材建设委员会"十二五"规划教材	人民卫生出版社	2011.7
27	天然药物化学	娄红祥 副主编	第六版	全国高等学校药学专业第七轮规划教材、卫生部"十二五"规划教材、全国高等医药教材建设委员会"十二五"规划教材	人民卫生出版社	2011.7
28	苔藓化学与生物学	娄红祥 主编	第二版	专著	科学出版社	2012.9
29	药物剂型与递送系统	李凌冰 参编	第一版	普通高等教育"十二五"规划教材、全国高等医药院校规划教材	人民卫生出版社	2014.6
30	药事管理学	赵丽 郝国祥 参编	第二版	国家卫生和计划生育委员会"十二五"规划教材、全国高等医药教材建设研究会规划教材、全国高等学校医药学成人学历教育（专科）规划教材	人民卫生出版社	2013.9
31	物理化学	邵伟 主编 林贵梅 参编	第三版	国家卫生和计划生育委员会"十二五"规划教材、全国高等医药教材研究委员会规划教材、全国高等学校医药学成人学历教育（专科）规划教材	人民卫生出版社	2013.7

续表

序	教材名称	主编/参编	版次	教材形式	出版社	出版时间
32	物理化学	邵 伟 副主编	第七版	全国高等学校药学专业第七轮规划教材、卫生部"十二五"规划教材、全国高等医药教材建设委员会"十二五"规划教材	人民卫生出版社	2011.8
33	化工原理	邵 伟 副主编	第三版	全国高等医药院校药学类规划教材	中国医药科技出版社	2015.9
34	临床药理学	张庆柱 参编	第五版	"十二五"普通高等教育本科国家级规划教材、卫生部"十二五"规划教材、全国高等医药教材建设委员会"十二五"规划教材	人民卫生出版社	2013.3
35	现代药理实验方法	张庆柱 参编	第二版	—	中国协和医科大学出版社	2012.7
36	神经递质与神经疾患	张庆柱 参编	第一版	—	中国协和医科大学出版社	2012.6
37	临床药物治疗学	郭秀丽 参编	第一版	普通高等教育"十二五"规划教材、全国高等医药院校规划教材	清华大学出版社	2012.1
38	药物设计学	方浩 主编	第三版	国家卫生和计划生育委员会"十三五"规划教材、全国高等医药教材建设研究会"十三五"规划教材	人民卫生出版社	2016.2
39	药物设计学	李敏勇 参编	第一版	全国普通高等医学院校药学类专业"十三五"规划教材	中国医药科技出版社	2016.7
40	药物化学	马淑涛 参编	第二版	中国科学院教材建设专家委员会规划教材全国高等医药院校规划教材	科学出版社	2016.8
41	物理化学实验指导	林贵梅 参编	第三版	国家卫生和计划生育委员会"十三五"规划教材、全国高等医药教材建设研究会"十三五"规划教材	人民卫生出版社	2016.6
42	药学专业知识（二）	郝国祥 参编	第七版	—	中国医药科技出版社	2017.12
43	临床药学导论	赵 维 参编	第一版	普通高等教育"十三五"规划教材	科学出版社	2017.7

本书附表

续表

序	教材名称	主编/参编	版次	教材形式	出版社	出版时间
44	药事管理学	臧恒昌参编	第四版	"十二五"普通高等教育本科国家级规划教材、普通高等教育"十三五"规划教	科学出版社	2016.5
45	药剂学	张娜参编	第一版	全国高等教育药学类规划教材	化学工业出版社	2017.8
46	药学（师）	张娜参编	第一版	全国卫生专业技术资格考试指导	人民卫生出版社	2017.10
47	临床药理学	郭秀丽参编	第六版	—	人民卫生出版社	2018.8
48	药理学	郭秀丽主编	第一版		中国协和医科大学出版社	2018.12
49	2018年国家执业药师考试通关必做2000题-药学专业知识（二）	郝国祥主编	第一版		中国医药科技出版社	2018.1
50	工业药物分析	刘秀美参编	第三版	—	高等教育出版社	2018.1
51	营养药物概论	吉爱国	第一版	国家级规划教材	科学出版社	2018.9
52	药物化学	方浩	第三版	全国高等学校医学成人学历教育（专科）教材	人民卫生出版社	2013
53	无机化学	葛蔚颖 刘新泳	第一版	全国高等学校医学成人学历教育（专科）教材	人民卫生出版社	2013
54	执业药师考前冲刺掌中宝（西药）	方浩、左根永、杨新颖、张庆柱、张建、张娜、郭秀丽、康震	第一版	国家执业药师资格考试特别用书	中国协和医科大学出版社	2014
55	新药设计与开发	赵桂森	第一版	—	山东大学出版社	2015

序	教材名称	主编/参编	版次	教材形式	出版社	出版时间
56	药物治疗学	张庆柱	第一版	—	山东大学出版社	2016
57	药学概论	张庆柱	第一版	—	山东大学出版社	2016
58	2019–2021年国家执业药师职业资格考试通关密押6套卷药学专业知识（二）	郝国祥	第一版	—	中国医药科技出版社	2019~2021

附表10 "药学综合实验"课程教学大纲

课程名称	药学综合实验	英文名称	Comprehensive experiment of pharmaceutical sciences
课程号	sd02631080	学时/学分	128学时/4学分
课程性质（类别）	专业必修	适用专业及年级	药学/大四（上）
开课学期	秋季学期	开课单位	药学院
先修课程	药学专业基础课与专业课	课程负责人	张　娜
大纲主撰人	吴敬德、聂磊、韩秀珍、沈涛、常文强、刘纯慧、林贵梅、韩秋菊	大纲审核人	药学院教学指导委员会

一、课程性质、教学目标和能力培养

课程性质：《药学综合实验》属于实践教学，主要培养学生综合运用所学的基础理论、专业知识与基本技能，分析解决药学专业的实际问题，是药学专业人才培养的重要环节。

教学目标：本课程以药学专业前期全部专业课程与专业基础课程为先修课程，

以掌握实验技能为主线，整合药学专业多门课程和实验技能，建立多层次的训练环节以充分体现出其连续性、规律性和综合性，以培养学生的综合实践能力和从事科学研究的基本能力和素养，为后期的毕业专题实习和毕业论文工作奠定基础。

能力培养：通过药学综合大实验的学习，学生将课堂上所学理论知识综合运用到实践中，在实验中遇到问题运用理论知识解决，完成从理论到实践再到理论的过程，做到融会贯通，综合实践能力得到明显提高；本课程还能有助于学生发现自己的专业爱好、特长及薄弱环节，提高综合素质。学生在实践中学习研究性、创新性学习方法，提高学习的自觉性和创新能力，并加强团队合作精神，为未来的社会适应能力，奠定坚实的基础。

二、实验课程教学内容和学时分配

本课程设置是将药学综合实验和大四下学期的毕业专题实习及毕业论文工作结合，充分考虑学生对药学各专业的兴趣以及毕业论文的选题方向，128 个学时的课程内容分别由药学院 8 个研究所（药物化学、药物分析、新药药理、生药学、天然药物化学、药物制剂、生化与生物技术、免疫药物）根据各自专业特点和要求，制定 8 个不同方向的教学大纲，有针对性地对学生进行基本实验技能及科研素养等相关知识的传授及训练。学生可以直接参与各研究所教师的各类科研课题工作，掌握规范的实验操作、数据处理和研究报告撰写。学生根据自己的专业兴趣选择其中之一，学期结束后由研究所根据培养大纲的要求对学生进行考核并给出成绩。

药学综合实验第一阶段为查阅文献与实验设计，第二阶段为实验操作阶段。根据各专业方向对实验技能要求的不同，每个专业方向为学生拟定多个代表性的实验项目供学生选择。学生根据实际情况和指导教师要求学习并完成实验项目，经研究所课程教学组依据成绩评分标准综合考评后给出成绩。

附表 11　药学学科攻读硕士学位研究生课程设置情况表（2020 版）

课程类别		课程号	课程名	开课学期	学时	学分	开课单位	备注
学位课（必修课）	学位公共课	G090002	思想政治理论（理工医）	一	54	3	马克思主义学院	必选
		G910001	第一外国语（英）	一、二	108	3	大学外语教学部	必选
	学位基础课	0690059	专业英语（硕士）	二	32	2	药学院	必选
		0690045	文献阅读（硕士）	二	32	2	药学院	必选
		0690054	论文写作与学术规范	二	32	2	药学院	必选
	学位专业课	0690008	高等有机化学	一	64	4	药学院	药物化学必选
		0690025	高等药物化学	二	64	4	药学院	
		0690027	现代药剂学	二	64	4	药学院	药剂学必选
		0690013	现代药物制剂技术		48	3	药学院	
		0690012	现代中药研究与开发	一	32	2	药学院	生药学必选
		0690002	分子药理学	一	32	2	药学院	
		0690053	天然药物化学 II	一	32	2	药学院	
		0690015	现代仪器分析与应用	一	48	3	药学院	药物分析学必选
		0690010	现代药物分析选论	一	32	2	药学院	
		0690042	药物结构分析实验	二	32	1	药学院	
		0690004	生物药物学	一	64	4	药学院	微生物与生化药学必选
		0690018	生物分离技术（双语）	一	32	2	药学院	
		0690002	分子药理学	一	32	2	药学院	药理学必选
		0690020	临床药理学	一	32	2	药学院	
		0600308	心脑血管药理学	一	36	2	药学院	
		0690005	天然产物生物合成	一	64	4	药学院	天然药物化学必选
		0690053	天然药物化学 II	一	32	2	药学院	
		0690011	现代药品生产与运作管理	一	32	2	药学院	制药工程学必选
		0690014	现代近红外光谱分析技术的应用	一	32	2	药学院	
		0690015	现代仪器分析与应用	一	48	3	药学院	
		0690043	临床药学实践	二-五	64	15	药学院	临床药学必选
		0690020	临床药理学	一	32	2	药学院	
		0690055	免疫生物学	一	64	4	药学院	免疫药物学必选
		0690004	生物药物学	一	64	4	药学院	

续表

课程类别		课程号	课程名	开课学期	学时	学分	开课单位	备注
非学位课（选修课）	专业选修课	0690026	国际药事管理与质量控制	二	32	2	药学院	
		0690001	化学生物学	一	32	2	药学院	
		0690056	生物与医药研究方法与技术进展	二	32	2	药学院	
		0690058	药学综合实验与实践	二	32	1	药学院	
		0690007	药物活性筛选	一	48	3	药学院	
		0690028	药学前沿研讨	二	64	4	药学院	
		0690009	有机波谱学	一	64	4	药学院	
		0690049	精准医学与个体化治疗	二	32	2	药学院	
		0690003	药物信息学	一	32	2	药学院	
		0690016	重大疾病免疫基因治疗技术	一	32	2	药学院	
		0690021	制药工艺学与制剂工程	一	48	3	药学院	
		0690017	实验室有机制备与分离技术	一	32	2	药学院	
		0690019	药源性疾病及预防	二	32	2	药学院	
		0690022	医患交流与沟通技巧	二	32	2	药学院	
		0690024	药事法规概论	二	32	2	药学院	
		0690036	药物设计学实验	二	32	1	药学院	
	公共选修课	G910002	第二外国语（英）	二	72	2	大学外语教学部	公共选修课
		G150005	第二外国语（日）	二	72	2	外国语学院	公共选修课
		G150006	第二外国语（法）	二	72	2	外国语学院	公共选修课
		G150007	第二外国语（德）	二	72	2	外国语学院	公共选修课
		G150008	第二外国语（俄）	二	72	2	外国语学院	公共选修课
		G470003	计算机应用（医）	二	54	2	计算机科学与技术学院	公共选修课
		G640001	医学统计学	一	72	4	公共卫生学院	公共选修课
		G090006	医学文献检索	二	36	1	图书馆	公共选修课

课程类别		课程号	课程名	开课学期	学时	学分	开课单位	备注
非学位课（选修课）	公共选修课	G330001	人文学术概论	二	54	3	儒学高等研究院	公共选修课
		G490001	大球综合（篮、足、排）	二	36	1	体育学院	公共选修课
		G490002	小球综合（网、乒、羽）	二	36	1	体育学院	公共选修课
		G490003	武术散打综合	二	36	1	体育学院	公共选修课
		G490004	形体综合	二	36	1	体育学院	公共选修课
		G090005	人际沟通艺术	二	36	1	心理中心	公共选修课
		G040001	复杂世界中的经济学	二	38	2	经济学院	公共选修课
		G310001	管理4.0：进展与方法	二	18	1	管理学院	公共选修课
		G310002	创业管理专题	二	18	1	管理学院	公共选修课
		G390001	工程伦理素养	二	32	2	材料科学与工程学院	公共选修课
		G600001	生物医学研究伦理学	二	16	1	基础医学院	公共选修课
		G090007	文献获取与利用十讲	二	18	1	图书馆	公共选修课
补修课		0690052	药剂学	二	64	/	药学院	补修课
		0690051	药理学	一	64	/	药学院	补修课

附表12 攻读药学硕士专业学位研究生课程设置情况表（2020版）

课程类别		课程名称	课程编号	开课学期	课时	学分	考核方式	备注
学位课（必修课）	学位公共课	思想政治理论（理工医）	G090002	一	54	3.0	考试	必选
		医学英语	G910007	一	108	3.0	考试	必选
	学位专业课	药学综合实验与实践	0690058	二	32	1.0	考查	必选
		生物与医药研究方法与技术进展	0690056	二	32	2.0	考查	必选
		专业英语（硕士）	0690059	二	32	2.0	考查	必选
		文献阅读（硕士）	0690045	二	32	2.0	考试	必选
		药事法规概论	0690024	二	32	2.0	考试	必选
非学位课（选修课）		论文写作与学术规范	0690054	二	32	2.0	考查	
		心脑血管药理学	060308	一	36	2	考试	
		现代药品生产与运作管理	0690011	一	32	2	考试	

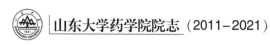

续表

课程类别	课程名称	课程编号	开课学期	课时	学分	考核方式	备注
非学位课（选修课）	制药工艺学与制剂工程	0690021	一	32	2	考试	
	生物药物学	0690004	一	64	4.0	考试	
	天然产物生物合成	0690005	一	64	4.0	考试	
	免疫生物学	0690055	一	64	4.0	考试	
	高等药物化学	0690025	二	64	4.0	考试	
	国际药事管理与质量控制	0690026	二	32	2.0	考试	
	现代药剂学	0690027	二	64	4.0	考试	
	分子药理学	0690002	二	32	2.0	考试	
	现代中药研究与开发	0690012	一	32	2.0	考试	
	临床药理学	0690020	一	32	2.0	考试	
	药物活性筛选	0690007	一	48	3.0	考试	
	药学前沿研讨	0690028	二	64	4.0	考试	
	有机波谱学	0690009	一	64	4.0	考试	
	化学生物学	0690001	一	32	2	考试	
	药物信息学	0690003	一	32	2	考试	
	高等有机化学	0690008	一	64	4	考试	
	现代药物分析选论	0690010	一	32	2	考试	
	现代药物制剂技术	0690013	一	48	3	考试	
	现代近红外光谱分析技术的应用	0690014	一	32	2	考试	
	现代仪器分析与应用	0690015	一	48	3	考试	
	重大疾病免疫基因治疗技术	0690016	一	32	2	考试	
	实验室有机制备与分离技术	0690017	一	32	2	考试	
	生物分离技术（双语）	0690018	一	32	2	考试	
	药源性疾病及预防	0690019	二	32	2	考试	
	医患交流与沟通技巧	0690022	二	32	2	考试	
	药物设计学实验	0690036	二	32	1	考试	
	药物结构分析实验	0690042	二	32	1	考试	
	精准医学与个体化治疗	0690049	二	32	2	考试	
	天然药物化学Ⅱ	0690053	一	32	2	考查	
补修课	药剂学	0690052	二	56	/	考试	
	药理学	0690051	一	64	/	考试	

附表 13 攻读生物与医药专业领域专业学位硕士研究生课程设置表

课程类别		课程名称	课程编号	开课学期	课时	学分	考核方式	备注
必修课（学位课）	学位公共课	思想政治理论（理工医）	G090002	一	54	3.0	考试	必选
		科技英语	G910006	一	108	3.0	考试	必选
		工程数学	G190005	一	72	3.0	考试	必选
		工程伦理	G390002	一	32	2.0	考查	必选
	学位专业课	生物与医药研究方法与技术进展	0690056	二	32	2.0	考查	必选
		药学综合实验与实践	0690058	二	32	1.0	考查	必选
选修课（非学位课）		专业英语（硕士）	0690059	二	32	2.0	考查	
		文献阅读（硕士）	0690045	二	32	2.0	考查	
		现代药品生产与运作管理	0690011	一	32	2	考试	
		制药工艺学与制剂工程	0690021	一	32	2	考试	
		药物信息学	0690003	一	32	2	考试	
		生物药物学	0690004	一	64	4.0	考试	
		天然产物生物合成	0690005	一	64	4.0	考试	
		免疫生物学	0690055	一	64	4.0	考试	
		高等药物化学	0690025	二	64	4.0	考试	
		高等有机化学	0690008	一	64	4.0	考试	
		国际药事管理与质量控制	0690026	二	32	2.0	考试	
		现代药剂学	0690027	二	64	4.0	考试	
		分子药理学	0690002	一	32	2.0	考试	
		现代中药研究与开发	0690012	一	32	2.0	考试	
		临床药理学	0690020	一	32	2.0	考试	
		药物活性筛选	0690007	一	48	3.0	考试	
		药学前沿研讨	0690028	二	64	4.0	考查	
		有机波谱学	0690009	一	64	4.0	考试	
		天然药物化学Ⅱ	0690053	一	32	2	考查	
		化学生物学	0690001	一	32	2	考试	
		现代药物分析选论	0690010	一	32	2	考试	
		现代药物制剂技术	0690013	一	48	3	考试	

续表

课程类别	课程名称	课程编号	开课学期	课时	学分	考核方式	备注
选修课（非学位课）	现代近红外光谱分析技术的应用	0690014	一	32	2	考试	
	现代仪器分析与应用	0690015	一	48	3	考试	
	重大疾病免疫基因治疗技术	0690016	一	32	2	考试	
	实验室有机制备与分离技术	0690017	一	32	2	考试	
	生物分离技术（双语）	0690018	一	32	2	考试	
	药源性疾病及预防	0690019	二	32	2	考试	
	医患交流与沟通技巧	0690022	二	32	2	考试	
	药事法规概论	0690024	二	32	2	考试	
	精准医学与个体化治疗	0690049	二	32	2	考试	
	药物设计学实验	0690036	二	32	1	考试	
	药物结构分析实验	0690042	二	32	1	考试	
	论文写作与学术规范	0690054	二	32	2	考查	
补修课	药剂学	0690052	二	56	/	考试	
	药理学	0690051	一	64	/	考试	

附表14 药学学科攻读博士学位课程设置表

课程类别		课程号	课程名	开课学期	学时	学分	开课单位	备注
必修课（学位课）	学位公共课	G090003	中国马克思主义与当代	一	36	2.0	马克思主义学院	必选
	学位基础课	0690060	专业英语（博士）	二	32	2.0	药学院	必选
		0690046	文献阅读（博士）	二	32	2.0	药学院	必选
	学位专业课	0690054	论文写作与学术规范	二	32	2.0	药学院	必选
选修课（非学位课）		0690030	药物化学进展	二	32	2.0	药学院	
		0690057	生药学前沿进展	二	32	2.0	药学院	
		0690033	药剂学研究进展	二	32	2.0	药学院	

课程类别	课程号	课程名	开课学期	学时	学分	开课单位	备注
选修课（非学位课）	0690034	药物分析研究进展	二	32	2.0	药学院	
	0690031	生物药物进展	二	32	2.0	药学院	
	0690032	药理学进展	二	32	2.0	药学院	
	0690029	天然药物化学研究进展	二	32	2.0	药学院	
	0690035	免疫药物学研究进展	二	32	2.0	药学院	
	0690008	高等有机化学	一	64	4.0	药学院	
	0690025	高等药物化学	二	64	4.0	药学院	
	0690013	现代药物制剂技术	一	48	3.0	药学院	
	0690012	现代中药研究与开发	一	32	2.0	药学院	
	0690010	现代药物分析选论	一	32	2.0	药学院	
	0690042	药物结构分析实验	二	32	1.0	药学院	
	0690004	生物药物学	一	64	4.0	药学院	
	0690018	生物分离技术（双语）	一	32	2.0	药学院	
	0690002	分子药理学	一	32	2.0	药学院	
	0690020	临床药理学	一	32	2.0	药学院	
	0690005	天然产物生物合成	一	64	4.0	药学院	
	0690053	天然药物化学Ⅱ	一	32	2.0	药学院	
	0690011	现代药品生产与运作管理	一	32	2.0	药学院	
	0690014	现代近红外光谱分析技术的应用	一	32	2.0	药学院	
	0690055	免疫生物学	一	64	4.0	药学院	
	0690026	国际药事管理与质量控制	二	32	2.0	药学院	
	0690007	药物活性筛选	一	48	3.0	药学院	
	0690028	药学前沿研讨	二	64	4.0	药学院	
	0690009	有机波谱学	一	64	4.0	药学院	
	0690049	精准医学与个体化治疗	二	32	2.0	药学院	
	0690001	化学生物学	一	32	2	药学院	

续表

课程类别	课程号	课程名	开课学期	学时	学分	开课单位	备注
选修课（非学位课）	0690003	药物信息学	一	32	2	药学院	
	0690016	重大疾病免疫基因治疗技术	一	32	2	药学院	
	0690017	实验室有机制备与分离技术	一	32	2	药学院	
	0690019	药源性疾病及预防	一	32	2	药学院	
	0690022	医患交流与沟通技巧	一	32	2	药学院	
	0690024	药事法规概论	二	32	2	药学院	
	0690036	药物设计学实验	二	32	1	药学院	
	0690021	制药工艺学与制剂工程	一	32	2	药学院	
	0690056	生物与医药研究方法与技术进展	二	32	2	药学院	
	0690058	药学综合实验与实践	二	32	2	药学院	
补修课	0690027	现代药剂学	二	64	/	药学院	
	0690015	现代仪器分析及应用	一	48	/	药学院	

附表15 攻读生物与医药工程博士专业学位研究生课程设置表

课程类别		课程号	课程名	开课学期	学时	学分	开课单位	备注
必修课（学位课）	学位公共课	G090003	中国马克思主义与当代	一	36	2.0	马克思主义学院	必选
	学位基础课	0690060	专业英语（博士）	二	32	2.0	药学院	必选
	学位专业课	0690054	论文写作与学术规范	二	32	2.0	药学院	必选
		0920003	管理经济学	一	32	2.0	MBA中心	必选
选修课（非学位课）		0690046	文献阅读（博士）	二	32	2.0	药学院	
		0690030	药物化学进展	二	32	2.0	药学院	
		0690057	生药学前沿进展	二	32	2.0	药学院	
		0690033	药剂学研究进展	二	32	2.0	药学院	

课程类别	课程号	课程名	开课学期	学时	学分	开课单位	备注
选修课（非学位课）	0690034	药物分析研究进展	二	32	2.0	药学院	
	0690031	生物药物进展	二	32	2.0	药学院	
	0690032	药理学进展	二	32	2.0	药学院	
	0690029	天然药物化学研究进展	二	32	2.0	药学院	
	0690035	免疫药物学研究进展	二	32	2.0	药学院	
	0690008	高等有机化学	一	64	4.0	药学院	
	0690025	高等药物化学	二	64	4.0	药学院	
	0690027	现代药剂学	二	64	4.0	药学院	
	0690013	现代药物制剂技术	一	48	3.0	药学院	
	0690012	现代中药研究与开发	一	32	2.0	药学院	
	0690010	现代药物分析选论	一	32	2.0	药学院	
	0690015	现代仪器分析及应用	一	48	3.0	药学院	
	0690042	药物结构分析实验	二	32	2.0	药学院	
	0690004	生物药物学	一	64	4.0	药学院	
	0690018	生物分离技术（双语）	一	48	3.0	药学院	
	0690002	分子药理学	一	32	2.0	药学院	
	0690020	临床药理学	一	32	2.0	药学院	
	0690005	天然产物生物合成	一	64	4.0	药学院	
	0690053	天然药物化学Ⅱ	一	32	2.0	药学院	
	0690011	现代药品生产与运作管理	一	32	2.0	药学院	
	0690014	现代近红外光谱分析技术的应用	一	32	2.0	药学院	
	0690055	免疫生物学	一	64	4.0	药学院	
	0690026	国际药事管理与质量控制	二	32	2.0	药学院	
	0690007	药物活性筛选	一	48	3.0	药学院	
	0690028	药学前沿研讨	二	64	4.0	药学院	
	0690009	有机波谱学	一	64	4.0	药学院	
	0690049	精准医学与个体化治疗	二	32	2.0	药学院	

续表

课程类别		课程号	课程名	开课学期	学时	学分	开课单位	备注
选修课（非学位课）		0690001	化学生物学	一	32	2	药学院	
		0690003	药物信息学	一	32	2	药学院	
		0690016	重大疾病免疫基因治疗技术	一	32	2	药学院	
		0690017	实验室有机制备与分离技术	一	32	2	药学院	
		0690019	药源性疾病及预防	一	32	2	药学院	
		0690022	医患交流与沟通技巧	一	48	3	药学院	
		0690024	药事法规概论	二	32	2	药学院	
		0690036	药物设计学实验	二	32	2	药学院	
		0690021	制药工艺学与制剂工程	一	32	2	药学院	
		0690056	生物与医药研究方法与技术进展	二	32	2	药学院	
		0690058	药学综合实验与实践	二	32	2	药学院	
补修课		0690027	现代药剂学	二	64	/	药学院	
		0690015	现代仪器分析及应用	一	48	/	药学院	

附表16　药学学科硕博连读（直博）研究生课程设置表

课程类别		课程号	课程名	开课学期	学时	学分	开课单位	备注
学位课	学位公共课	G090002	思想政治理论（理工医）	一	54	3.0	马克思主义学院	必选
		G910001	第一外国语（英）	一、二	108	3.0	大学外语教学部	必选
		G090003	中国马克思主义与当代	一	36	2.0	马克思主义学院	必选
	学位基础课	0690059	专业英语（硕士）	二	32	2.0	药学院	必选
		0690045	文献阅读（硕士）	二	32	2.0	药学院	必选
		0690060	专业英语（博士）	二	32	2.0	药学院	必选
		0690046	文献阅读（博士）	二	32	2.0	药学院	必选
	学位专业课	0690054	论文写作与学术规范	二	32	2.0	药学院	必选

课程类别		课程号	课程名	开课学期	学时	学分	开课单位	备注
非学位课（选修课）	专业选修课	0690008	高等有机化学	一	64	4.0	药学院	药物化学必选
		0690025	高等药物化学	二	64	4.0	药学院	
		0690027	现代药剂学	二	64	4	药学院	药剂学必选
		0690013	现代药物制剂技术	一	48	3	药学院	
		0690012	现代中药研究与开发	一	32	2	药学院	生药学必选
		0690002	分子药理学	一	32	2	药学院	
		0690053	天然药物化学Ⅱ	一	32	2	药学院	
		0690015	现代仪器分析与应用	一	48	3	药学院	药物分析学必选
		0690010	现代药物分析选论	一	32	2	药学院	
		0690042	药物结构分析实验	二	32	1	药学院	
		0690004	生物药物学	一	64	4	药学院	微生物与生化药学必选
		0690018	生物分离技术（双语）	一	32	2	药学院	
		0690002	分子药理学	一	32	2	药学院	药理学必选
		0690020	临床药理学	一	32	2	药学院	
		0600308	心脑血管药理学		36	2	药学院	
		0690005	天然产物生物合成	一	64	4	药学院	天然药物化学必选
		0690053	天然药物化学Ⅱ	一	32	2	药学院	
		0690011	现代药品生产与运作管理	一	32	2	药学院	制药工程学必选
		0690014	现代近红外光谱分析技术的应用	一	32	2	药学院	
		0690015	现代仪器分析与应用	一	48	3	药学院	
		0690043	临床药学实践	三－六	64	15	药学院	临床药学必选
		0690020	临床药理学	一	32	2	药学院	
		0690055	免疫生物学	一	64	4.0	药学院	免疫药物学必选
		0690004	生物药物学	一	64	4	药学院	
		0690030	药物化学进展	二	32	2.0	药学院	
		0690057	生药学前沿进展	二	32	2.0	药学院	
		0690033	药剂学研究进展	二	32	2.0	药学院	
		0690034	药物分析研究进展	二	32	2.0	药学院	

续表

课程类别		课程号	课程名	开课学期	学时	学分	开课单位	备注
非学位课（选修课）	专业选修课	0690031	生物药物进展	二	32	2.0	药学院	
		0690032	药理学进展	二	32	2.0	药学院	
		0690029	天然药物化学研究进展	二	32	2.0	药学院	
		0690035	免疫药物学研究进展	二	32	2.0	药学院	
		0690001	化学生物学	一	32	2	药学院	
		0690056	生物与医药研究方法与技术进展	二	32	2	药学院	
		0690058	药学综合实验与实践	二	32	1	药学院	
		0690026	国际药事管理与质量控制	二	32	2	药学院	
		0690007	药物活性筛选	一	48	3.0	药学院	
		0690028	药学前沿研讨	二	64	4.0	药学院	
		0690009	有机波谱学	二	64	4.0	药学院	
		0690049	精准医学与个体化治疗	二	32	2	药学院	
		0690003	药物信息学	一	32	2	药学院	
		0690016	重大疾病免疫基因治疗技术	一	32	2	药学院	
		0690021	制药工艺学与制剂工程	一	48	3	药学院	
		0690017	实验室有机制备与分离技术	一	32	2	药学院	
		0690019	药源性疾病及预防	二	32	2	药学院	
		0690022	医患交流与沟通技巧	二	32	2	药学院	
		0690024	药事法规概论	二	32	2	药学院	
		0690036	药物设计学实验	二	32	1	药学院	

专业	年级	2011	2012	2013	2014	2015	2016	2017	2018	2019	2020	小计
药物化学	招生	7	9	9	9	8	8	8	8	7	7	80
	授位	7	10	3	13	4	10	10	8	6	6	77
微生物与生化药学	招生	4	4	4	4	4	4	4	4	3	4	39
	授位	4	7	7	4	5	3	5	2	4	2	43
药理学	招生	1	2	1	1	1	3	1	1	2	4	17
	授位	4	4	4	2	2	0	1	1	1	0	19
药物分析	招生	2	2	1	3	4	4	0	0	0	1	17
	授位	0	0	0	0	0	3	2	3	2	3	13
药剂学	招生	2	3	3	2	2	2	5	5	6	5	35
	授位	1	1	2	1	2	2	4	3	2	2	20
生药学	招生	0	0	0	0	0	0	0	0	0	1	1
	授位	0	0	0	0	0	0	0	0	0	0	0
天然药物化学	招生	7	6	6	5	6	3	4	4	5	3	49
	授位	4	3	6	3	5	6	3	8	7	4	49
免疫药物学	招生	3	2	3	2	2	3	2	2	2	2	23
	授位	0	0	0	1	0	2	3	2	5	0	13
生物与医药	招生	0	2	4	5	6	4	7	7	7	9	51
	授位	0	0	0	0	2	1	3	2	1	1	10
总计	招生	26	30	31	31	33	31	31	31	32	36	312
	授位	20	25	22	24	20	27	31	29	28	18	244

附表 18　药学历届硕士研究生各专业招生、授学位情况一览表（2011~2020 年）

专业	年级	2011	2012	2013	2014	2015	2016	2017	2018	2019	2020	小计
药物化学	招生	19	19	18	17	19	20	20	20	18	16	186
	授位	13	19	14	9	13	13	12	14	14	19	140
微生物与生化药学	招生	8	7	7	6	7	10	8	8	5	3	69
	授位	10	10	6	6	4	5	5	7	8	7	68

本书附表

续表

专业	年级	2011	2012	2013	2014	2015	2016	2017	2018	2019	2020	小计
药理学	招生	6	5	4	4	4	4	4	2	2	5	40
	授位	5	7	4	5	5	4	4	4	4	4	46
药物分析	招生	6	5	5	3	4	4	4	4	3	1	39
	授位	4	5	5	6	3	4	2	1	2	2	34
药剂学	招生	10	9	11	10	9	10	12	14	14	13	112
	授位	14	10	11	10	8	9	8	8	7	11	96
生药学	招生	2	2	2	1	2	2	2	2	1	2	18
	授位	2	3	2	2	2	2	1	2	2	2	20
天然药物化学	招生	9	8	8	9	10	12	11	12	11	12	102
	授位	2	6	9	7	4	5	6	7	12	8	66
制药工程学	招生	2	2	1	1	1	2	2	2	2	2	17
	授位	2	2	2	1	2	1	1	1	2	2	16
临床药学	招生	2	2	1	1	2	2	2	2	2	1	17
	授位	3	3	2	2	2	1	1	2	1	2	19
免疫药物学	招生	5	3	3	3	3	5	4	5	4	5	40
	授位	0	0	3	3	1	2	3	3	4	2	21
制药工程	招生	10	7	5	10	2	3	2	2	1	1	43
	授位	0	46	0	10	7	4	10	2	3	2	84
药学	招生	22	29	38	42	49	43	43	50	76	99	491
	授位	0	0	0	19	26	38	44	50	41	40	258
生物与医药	招生	0	0	0	0	0	0	0	0	0	25	25
	授位	0	0	0	0	0	0	0	0	0	0	0
药学（非全日制）	招生	0	0	0	0	0	0	10	5	4	12	31
	授位	0	0	0	0	0	0	0	0	0	6	6
总计	招生	101	98	103	107	112	117	124	128	143	197	1230
	授位	55	111	58	80	77	88	97	101	100	107	874

附表19　药学历届留学生博士研究生各专业招生、授学位情况一览表（2011~2020 年）

专业	年级	2011	2012	2013	2014	2015	2016	2017	2018	2019	2020	小计
药物化学	招生	/	/	/	0	0	0	0	1	0	1	2
	授位	/	/	/	0	0	0	0	0	0	0	0
药理学	招生	/	/	/	0	0	1	2	1	1	0	5
	授位	/	/	/	0	0	0	0	0	0	1	1
药剂学	招生	/	/	/	1	0	1	0	1	0	0	3
	授位	/	/	/	0	0	0	1	0	0	1	2
总计	招生	/	/	/	1	0	2	2	3	1	1	10
	授位	/	/	/	0	0	0	1	0	0	2	3

附表20　药学历届留学生硕士研究生各专业招生、授学位情况一览表（2011~2020 年）

专业	年级	2011	2012	2013	2014	2015	2016	2017	2018	2019	2020	小计
药物化学	招生	/	/	/	1	0	2	0	0	2	0	5
	授位	/	/	/	0	0	0	0	0	1	0	1
微生物与生化药学	招生	/	/	/	0	0	0	0	1	0	1	2
	授位	/	/	/	0	0	0	1	0	0	1	2
药剂学	招生	/	/	/	0	0	1	0	0	0	0	1
	授位	/	/	/	0	0	0	1	0	0	0	1
临床药学	招生	/	/	/	0	0	0	1	0	0	0	1
	授位	/	/	/	0	0	0	0	0	0	1	1
总计	招生	/	/	/	1	0	3	2	0	2	0	8
	授位	/	/	/	0	0	0	1	0	1	2	4

附表21　同等学力申请博士学位人员招生、授学位情况一览表

专业	年级	2011	2012	2013	2014	2015	2016	2017	2018	2019	2020	小计
药物化学	招生	0	0	0	0	0	0	1	0	0	0	1
	授位	0	0	0	0	0	0	0	0	0	0	0

续表

专业	年级	2011	2012	2013	2014	2015	2016	2017	2018	2019	2020	小计
微生物与生化药学	招生	0	0	0	0	0	0	0	0	1	1	2
	授位	0	0	1	1	0	0	0	0	0	0	2
药理学	招生	1	0	0	0	0	0	1	0	0	1	3
	授位	0	0	0	0	0	0	0	0	0	0	0
药剂学	招生	0	0	0	0	1	0	0	0	0	0	1
	授位	0	0	0	0	0	0	0	0	0	0	0
天然药物化学	招生	0	0	0	0	0	0	0	0	0	1	1
	授位	0	0	0	2	0	0	0	0	0	0	2
免疫药物学	招生	0	0	0	0	0	0	0	0	1	0	1
	授位	0	0	0	0	0	0	0	0	0	0	0
总计	招生	1	0	0	0	1	0	2	0	2	3	9
	授位	0	0	1	3	0	0	0	0	0	0	4

附表22　同等学力申请硕士学位人员招生、授学位情况一览表

专业	年级	2011	2012	2013	2014	2015	2016	2017	2018	2019	2020	小计
药物化学	招生	1	0	0	0	0	0	1	1	1	1	5
	授位	0	1	0	0	1	0	0	0	0	0	2
微生物与生化药学	招生	2	0	1	0	0	0	2	0	1	2	8
	授位	1	0	0	2	1	0	0	0	0	0	4
药理学	招生	1	2	2	1	2	2	2	3	1	2	18
	授位	0	0	1	1	0	1	2	0	0	0	5
药物分析化学	招生	1	0	0	0	0	3	2	2	0	1	9
	授位	0	0	0	0	0	1	0	0	0	1	2
药剂学	招生	4	2	2	4	5		6	5	1	2	31
	授位	2	0	1	2	2	2	2	1	0	0	12
天然药物化学	招生	0	0	0	0	0	0	0	0	0	1	1
	授位	0	0	0	0	0	0	0	0	0	0	0

续表

专业	年级	2011	2012	2013	2014	2015	2016	2017	2018	2019	2020	小计
生药学	招生	0	0	0	0	0	1	0	1	0	1	3
	授位	0	0	0	0	0	0	0	0	0	0	0
制药工程学	招生	0	0	0	0	0	0	1	1	3	1	6
	授位	0	0	0	0	0	0	0	0	0	0	0
免疫药物学	招生	0	0	0	0	1	0	0	0	1	2	4
	授位	0	0	0	0	0	0	0	0	0	0	0
临床药学	招生	2	4	0	2	1	1	2	10	3	3	28
	授位	0	0	0	1	1	2	0	0	0	0	4
总计	招生	11	8	5	7	9	7	16	23	11	16	113
	授位	3	1	2	6	5	6	4	1	0	1	29

附表23 在职申请硕士学位研究生（工程硕士）招生、授学位情况一览表

年级	2011	2012	2013	2014	2015	2016	2017	2018	2019	2020	合计
招生	74	48	43	30	39	22	0	0	0	0	256
授位	32	47	59	55	39	29	22	9	8	9	309

附表24 2011~2020 年药学院历届继续教育招生、授学位情况一览表

年度	专科		本科		获得学士学位人数
	招生人数	毕业人数	招生人数	毕业人数	
2011	1030	1114	717	789	63
2012	1600	1072	1144	856	31
2013	3061	1390	2123	968	29
2014	3533	1457	2575	1112	51
2015	3316	1868	1947	1314	52
2016	4364	3746	2046	2569	168
2017	8638	4695	5103	3486	234
2018	4936	5629	2996	3052	204
2019	4015	7885	2449	4001	231
2020	295	7046	787	3999	238

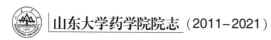

附表25 全院在职人员一览表（以工作所、室排序）

序号	姓名	性别	籍贯	最高学历	毕业学校	最高学位	职称	从事专业
1	鞠建华	男	山东省潍坊市安丘市	博士研究生	北京协和医学院	博士	教授	天然药物化学
2	王秋生	男	山东省烟台市招远市	大学本科	曲阜师范大学	硕士	副研究员	管理
3	方浩	男	江苏省苏州市昆山市	博士研究生	中国药科大学	博士	教授	药物化学
4	李敏勇	男	江西省南昌市	博士研究生	中国药科大学	博士	教授	药物化学
5	王小宁	男	山东省滨州市	博士研究生	中国科学院上海药物研究所	博士	教授	天然药物化学
6	沈涛	男	山东省滨州市	博士研究生	山东大学	博士	教授	生药学
7	张慧	女	山东省	成人本科	山东大学	硕士	副研究员	管理
8	王巍巍	男	山东省威海市乳山市	硕士研究生	山东大学	硕士	讲师	管理
9	徐文忠	男	山东省烟台市莱阳市	大学本科	山东医科大学	硕士	副研究员	管理
10	张春河	男	山东省聊城市阳谷县	函授本科	山东师范大学	硕士	副研究员	管理
11	王海钠	女	辽宁省抚顺市	博士研究生	浙江大学	博士	副教授	药物分析学
12	韩杰	女	山东省济南市章丘区	硕士研究生	山东大学	硕士	助理研究员	管理
13	周洪	男	山东省威海市荣成市	函授本科	山东大学	学士	实验师	管理
14	魏宏	女	山东省济宁市嘉祥县	硕士研究生	山东大学	硕士	讲师	管理
15	李莉	女	山东省聊城市	硕士研究生	厦门大学	硕士	助理实验师	化学

序号	姓名	性别	籍贯	最高学历	毕业学校	最高学位	职称	从事专业
16	苏子洋	男	山东省济南市	硕士研究生	英国新南威尔士大学	硕士		管理
17	董芹	女	山东省济南市	博士研究生	山东大学	博士	实验师	微生物与生化药学
18	李冬	女	山东省威海市荣成市	硕士研究生	山东大学	硕士	讲师	管理
19	周现民	男	山东省临沂市兰陵县	硕士研究生	山东大学	硕士	助教	管理
20	刘晓燕	女	山东省潍坊市安丘市	博士研究生	山东大学	博士	讲师	管理
21	张诗迎	女	陕西省西安市未央区	大学本科	山东大学	学士		管理
22	刘新泳	男	山东省青岛市平度市	博士研究生	山东大学	博士	教授	药物化学
23	展鹏	男	山东省济南市	博士研究生	山东大学	博士	教授	药物化学
24	康东伟	男	山东省聊城市冠县	博士研究生	山东大学	博士	研究员	药物化学
25	MARKUS NECKENIG	男	外籍（德国）	博士研究生	英国谢菲尔德大学	博士	讲师	药物化学
26	刘兆鹏	男	山东省烟台市招远市	博士研究生	日本富山医药科大学	博士	教授	药物化学
27	李孝训	男	山东省青岛市城阳区	博士研究生	威斯康星大学麦迪逊分校	博士	教授	药物化学
28	吴敬德	男	山东省济南市章丘区	博士研究生	山东大学	博士	副教授	药物化学
29	杜吕佩	女	浙江省金华市	博士研究生	中国药科大学	博士	副教授	药物化学
30	刘继田	男	山东省枣庄市薛城区	博士研究生	天津大学	博士	副研究员	药物化学
31	刘超	男	山东省泰安市肥城市	博士研究生	比利时鲁汶大学	硕士	副研究员	药物化学

续表

序号	姓名	性别	籍贯	最高学历	毕业学校	最高学位	职称	从事专业
32	唐龙骞	男	山东省潍坊市昌乐县	硕士研究生	山东医科大学	硕士	讲师	药物化学
33	马淑涛	男	山东省临沂市罗庄区	博士研究生	山东大学	博士	教授	药物化学
34	赵桂森	男	山东省淄博市博山区	硕士研究生	山东医科大学	博士	教授	药物化学
35	余志义	男	湖北省	博士研究生	荷兰莱顿大学	博士	教授	药物化学
36	单刚	男	山东省潍坊市高密市	博士研究生	清华大学	博士	教授	药物化学
37	金康	男	山东省淄博市桓台县	博士研究生	香港大学	博士	研究员	药物化学
38	张颖杰	男	山东省烟台市海阳市	博士研究生	山东大学	博士	副教授	药物化学
39	侯旭奔	男	山东省菏泽市	博士研究生	山东大学	博士	副研究员	药物化学
40	李翔	男	山东省济南市	博士研究生	南开大学	博士	助理研究员	药物化学
41	王德凤	女	山东省济宁市兖州区	函授本科	山东大学	学士	高级实验师	药物化学
42	于爱华	女	山东省滨州市惠民县	函授本科	山东大学	硕士	高级实验师	药物化学
43	李忠	男	河北省沧州市	函大专科	山东医科大学		实验师	药物化学
44	赵宇	男	山东省济南市	硕士研究生	山东大学	硕士	高级实验师	药物化学
45	栾小艺	女	山东省烟台市蓬莱市	硕士研究生	山东大学	硕士	助理实验师	药物化学
46	翟光喜	男	山东省泰安市肥城市	博士研究生	沈阳药科大学	博士	教授	药剂学
47	赵忠熙	男	外籍（美国）	博士研究生	美国杨伯翰大学	博士	教授	药剂学

序号	姓名	性别	籍贯	最高学历	毕业学校	最高学位	职称	从事专业
48	张娜	女	山东省烟台市	博士研究生	中国药科大学	博士	教授	药剂学
49	李凌冰	男	山东省济南市	博士研究生	山东大学	博士	教授	药剂学
50	姜新义	男	山东省潍坊市青州市	博士研究生	比利时根特大学	博士	教授	药剂学
51	张志岳	男	山东省济南市章丘区	博士研究生	复旦大学	博士	教授	药剂学
52	赵坤	男	山东省潍坊市青州市	博士研究生	德国亚琛工业大学	博士	教授	药剂学
53	刘永军	男	河北省沧州市青县	博士研究生	山东大学	博士	副教授	药剂学
54	叶磊	男	湖北省襄樊市南漳县	博士研究生	天津大学	博士	副研究员	药剂学
55	杨小叶	女	山东省泰安市宁阳县	博士研究生	山东大学	博士	副研究员	药剂学
56	栾玉霞	女	山东省青岛市即墨区	博士研究生	山东大学	博士	教授	药剂学
57	林贵梅	女	山东省日照市五莲县	博士研究生	浙江大学	博士	副教授	药剂学
58	姜悦	女	山东省烟台市	博士研究生	香港中文大学	博士	副教授	药剂学
59	黄桂华	女	山东省威海市荣成市	硕士研究生	沈阳药科大学	博士	应用研究员	药剂学
60	席延卫	男	山东省济南市章丘区	函授本科	山东医科大学		高级实验师	药剂学
61	冯瑞华	女	山东省菏泽市巨野县	硕士研究生	山东大学	硕士	实验师	药剂学
62	聂磊	男	山东省德州市齐河县	博士研究生	中国科技大学	博士	副教授	药物分析学
63	郎爱东	女	山东省潍坊市	博士研究生	北京大学	博士	副教授	药物分析学

本书附表

续表

序号	姓名	性别	籍贯	最高学历	毕业学校	最高学位	职称	从事专业
64	刘后梅	女	山东省临沂市费县	博士研究生	中国科学院兰州分院	博士	助理研究员	药物分析学
65	蔡容	女	云南省曲靖市	博士研究生	美国西弗吉尼亚大学	博士	教授	药物分析学
66	刘武	男	湖南省益阳市沅江市	博士研究生	清华大学	博士	教授	药物分析学
67	刘秀美	女	山东省菏泽市成武县	博士研究生	兰州大学	博士	副教授	药物分析学
68	郑义	女	河南省安阳市唐河县	博士研究生	中国药科大学	博士	助理研究员	药物分析学
69	杨新颖	女	河南省焦作市	博士研究生	山东大学	博士	高级实验师	药物分析学
70	桑立红	女	山东省烟台市莱州市	函授本科	山东大学		高级实验师	药物分析学
71	侯准	男	山东省济南市	函授本科	山东中医药大学		高级实验师	药物分析学
72	马斌	男	山东省泰安市	博士研究生	沈阳药科大学	博士	高级工程师	药物分析学
73	邢杰	女	山东省滨州市邹平市	博士研究生	沈阳药科大学	博士	应用研究员	药物分析学
74	高彦慧	女	山东省威海市乳山市	函授本科	山东大学	硕士	应用研究员	药物分析学
75	王姝麒	男	黑龙江省黑河嫩江县	博士研究生	山东大学	博士	高级实验师	药物分析学
76	向兰	女	新疆维吾尔自治区伊宁市	博士研究生	北京大学	博士	教授	生药学
77	温学森	男	山东省聊城市茌平县	博士研究生	北京大学	博士	教授	生药学
78	陈沪宁	男	上海市	大学本科	吉林农业大学	学士	副教授	生药学
79	王凤山	男	山东省菏泽市曹县	博士研究生	华东理工大学	博士	教授	微生物与生化药学

序号	姓名	性别	籍贯	最高学历	毕业学校	最高学位	职称	从事专业
80	崔慧斐	女	上海市	博士研究生	山东大学	博士	教授	微生物与生化药学
81	刘纯慧	男	山东省济南市莱芜区	博士研究生	中国药科大学	博士	教授	微生物与生化药学
82	生举正	男	山东省济南市	博士研究生	山东大学	博士	教授	微生物与生化药学
83	蒋文洁	女	广西壮族自治区桂林市全州县	博士研究生	山东大学	博士	助理研究员	微生物与生化药学
84	曹吉超	男	山东省青岛市崂山区	函授本科	山东大学	学士	高级实验师	微生物与生化药学
85	臧恒昌	男	山东省济宁市梁山县	硕士研究生	山东医科大学	博士	应用研究员	微生物与生化药学
86	李连	男	山东省济南市槐荫区	博士研究生	山东大学	博士	副研究员	微生物与生化药学
87	郭秀丽	女	山东省威海市文登区	博士研究生	中国海洋大学	博士	教授	药理学
88	秦承雪	女	外籍（澳大利亚）	博士研究生	墨尔本大学	博士	教授	药理学
89	赵保兵	男	山东省菏泽市定陶区	博士研究生	厦门大学	博士	教授	药理学
90	焦波	男	山东省潍坊市安丘市	博士研究生	山东大学	博士	副教授	药理学
91	韩秀珍	女	山东省济南市莱芜区	博士研究生	山东大学	博士	副教授	药理学
92	厉保秋	男	山东省日照市五莲县	硕士研究生	山东医科大学	博士	副教授	药理学
93	张新科	女	山东省济南市章丘区	博士研究生	山东大学	博士	高级实验师	药理学
94	纪建波	女	山东省烟台市海阳市	硕士研究生	山东大学	硕士	实验师	药理学
95	娄红祥	男	山东省临沂市苍山县	博士研究生	沈阳药科大学	博士	教授	天然药物化学

本书附表

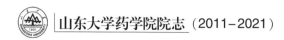

续表

序号	姓名	性别	籍贯	最高学历	毕业学校	最高学位	职称	从事专业
96	孙隆儒	男	山东省临沂市费县	博士研究生	沈阳药科大学	博士	教授	天然药物化学
97	沈月毛	男	安徽省安庆市宿松县	博士研究生	中国科学院昆明植物研究所	博士	教授	天然药物化学
98	董婷	女	陕西省	博士研究生	北京协和医学院	博士	教授	天然药物化学
99	任冬梅	女	山东省淄博市	博士研究生	山东大学	博士	教授	天然药物化学
100	程爱霞	女	山东省临沂市	博士研究生	山东大学	博士	教授	天然药物化学
101	范培红	女	山东省泰安市新泰市	博士研究生	瑞士日内瓦大学	博士	教授	天然药物化学
102	鲁春华	女	山东省菏泽市郓城县	博士研究生	中国科学院昆明植物研究所	博士	教授	天然药物化学
103	李瑶瑶	女	吉林省四平市	博士研究生	厦门大学	博士	副教授	天然药物化学
104	常文强	男	山西省晋城市	博士研究生	山东大学	博士	副教授	天然药物化学
105	徐泽军	男	山东省临沂市费县	博士研究生	中国科学院上海有机化学研究所	博士	副研究员	天然药物化学
106	张教真	女	山东省临沂市临沭县	博士研究生	山东大学	博士	实验师	天然药物化学
107	张建	女	山东省烟台市牟平区	博士研究生	山东大学	博士	教授	免疫药物学
108	张涛	男	山东省聊城市东阿县	博士研究生	南开大学	博士	教授	免疫药物学
109	韩秋菊	女	山东省聊城市临清市	博士研究生	山东大学	博士	副教授	免疫药物学
110	王潇	女	山东省烟台市蓬莱区	硕士研究生	山东大学	硕士	实验师	免疫药物学
111	崔飞	女	内蒙古自治区赤峰市	硕士研究生	山东大学	硕士	实验师	免疫药物学

续表

序号	姓名	性别	籍贯	最高学历	毕业学校	最高学位	职称	从事专业
112	赵维	男	河北省石家庄市井陉县	博士研究生	巴黎笛卡尔大学	博士	教授	免疫药物学
113	郝国祥	男	山东省枣庄市薛城区	博士研究生	山东大学	博士	讲师	免疫药物学

附表26 离退休人员一览表（按离退时间先后排序）

序号	姓名	性别	出生年月	职称	职务	退休时间	备注
1	王厚全	男	1950.12	副教授		2011.1	
2	任慧霞	女	1950.12	副教授		2011.1	
3	田进国	男	1951.4	应用研究员		2011.5	
4	武贵兰	女	1951.7	高级工程师		2011.7	
5	霍德兰	女	1951.12	高级实验师		2012.1	
6	李爱国	男	1952.2	高级实验师		2012.2	
7	宋全道	男	1952.3	副教授		2012.3	
8	王少云	女	1952.8	应用研究员		2012.8	
9	袁玉梅	女	1954.8	高级实验师		2014.9	
10	赵翠萍	女	1954.10	研究员	党委书记	2014.11	
11	帅翔	女	1955.3	研究员	办公室主任	2015.3	
12	王唯红	女	1956.5	教授		2016.5	
13	邵伟	男	1956.8	教授	副院长	2016.8	
14	张庆柱	男	1956.9	教授		2016.9	
15	赵丽	女	1957.3	副教授		2017.3	
16	孟昭力	男	1957.4	副教授		2017.4	
17	任健	女	1957.12	高级实验师		2017.12	
18	程艳娜	女	1959.11	高级实验师		2019.11	
19	季梅	女	1965.1	应用研究员		2019.11	2020.5 病逝
20	刘丽娟	女	1959.11	副教授	办公室主任	2019.11	
21	吉爱国	男	1956.5	教授		2019.12	
22	张彩	女	1965.10	教授		2020.10	

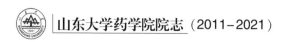

附表27　调离人员一览表（按调离时间先后排序）

序号	姓名	性别	出生年月	学历	调离时间	去往何处	备注
1	张艳强	男	1986.7	硕士研究生	2011.7	山大本科生院招生办	
2	李士雪	男	1961.9	博士研究生	2013.5	山大公共卫学院	
3	曲显俊	男	1961.1	博士研究生	2013.6	首都医科大学	
4	刘法磊	男	1986.7	硕士研究生	2014.7	教育部	
5	刘 磊	男	1981.11	博士研究生	2015.9	山大化学院	
6	李雨嘉	女	1971.3	大学本科	2016.6	山大艺术学院	
7	张泰松	男	1975.2	大学本科	2016.7	山大齐鲁医学院教务处	
8	郑 华	女	1985.12	硕士研究生	2016.7	山大齐鲁医学院研究生处	
9	韩本政	男	1965.4	硕士研究生	2017.8	武汉同泰医药有限公司	离职
10	徐 东	男	1971.9	大学本科	2017.12	山大齐鲁医学院科研与国际交流处	
11	鲁凤友	男	1963.12	大学本科	2018.6	山东施普生医疗（集团）有限公司	离职
12	封 达	男	1994.10	大学本科	2018.7	山大药学院	读研
13	张嵩迎	女	1990.6	硕士研究生	2018.9	山大党委办公室、校长办公室	
14	徐文方	男	1952.1	硕士研究生	2015.3		离职
15	李智贤	女	1994.9	大学本科	2019.7	山大公共卫生学院	读研
16	王晓林	男	1968.8	大学本科	2020.7	山大护理与康复学院	
17	马宏峰	男	1971.9	硕士研究生	2020.7	山大基础医学院	
18	朱嘉铭	女	1996.3	大学本科	2020.7	山大历史文化学院	读研
19	李 荀	女	1976.7	博士研究生	2021.1	山东第一医科大学	离职
20	曹一斐	女	1985.10	硕士研究生	2021.1	山大护理与康复学院	
21	张海燕	女	1964.3	成人本科	2021.5	山大口腔医学院	

附表28　工作期间病逝人员一览表（按病逝时间先后排序）

姓名	性别	出生年月	所在教研室	病逝时间
张典瑞	男	1963.4.1	药剂学教研室	2013.9
王朴	男	1955.1.1	药物化学教研室	2014.3
葛蔚颖	男	1959.12.4	药物化学教研室	2014.8
王磊	女	1964.4.15	药物分析学教研室	2017.1

附表29　历届博士研究生名单（2011～2020年）

年级	专业	人数（专业）	人数（全年）	姓名
2011	药物化学	7	26	关鹏　陈来中　陈绪旺　陈文敏　曹江营　谢元超　徐福明
	药剂学	2		郝吉福　刘永军
	药物分析学	2		杨新美[2]　张永春
	微生物与生化药学	4		王耀　廉倩倩　宋志刚　李平利
	药理学	1		孙翠翠
	天然药物化学	7		李瑞娟　李晓彬　于海娜　林兆民　吕超　李震宇　韩勇
	免疫药物学	3		李燕　赵恒利　王海刚
2012	药物化学	9	30	付焕生　刘建珍　时方圆　田野　张凌子　李新　闫玉刚　段文文　刘真真
	药剂学	3		刘光璞　蔡晓青　姚瑶
	药物分析学	2		王凯铭　张芳
	微生物与生化药学	4		邵华荣　张燕　李连　赵婷
	药理学	2		王潞　郝国祥
	天然药物化学	6		陈旺　谢智宇　高彦慧　周金川　李璐宁　丁艳娇
	免疫药物学	2		徐东青　孟德萍
	生物与医药	2		李涛　宋伟国
2013	药物化学	9	31	江余祺　李潇　李晓杨　刘洋　马朝　万义超　闫蜜　贾海永　马陈晨

续表

年级	专业	人数 专业	人数 全年	姓名
2013	药剂学	3	31	汪 洋　王永杰　张 波
	药物分析学	1		杨 民
	微生物与生化药学	4		李 妍　宋新蕾　刘福艳　郝大可
	药理学	1		袁 奕
	天然药物化学	6		李 颖　张教真　刘希功　胡清文　梁传鹏 张治强
	免疫药物学	3		王 冠　于 馨　关 妘
	生物与医药	4		杜德平　王维剑　李 瑾　徐玉文
2014	药物化学	9	31	侯旭奔　姜天宇　黄伯世　赵国栋　杨德志 梁学武　高玉祺　张 健　王印虎
	药剂学	2		杜洪亮　韩雷强
	药物分析学	3		姜晓燕　陈文静　刘 燕
	微生物与生化药学	4		美 丽　蒋文洁　刘 军　赵 娜
	药理学	1		郑冰清
	天然药物化学	5		高 帅　武兴康　解 斐　武一凤　李小曼
	免疫药物学	2		赵华俊　刘梅芳
	生物与医药	5		高肇林　张 涛　许金珂　王彦厚　李明丽
2015	药物化学	8	33	孔秀杰　刘仁帅　刘婷婷　卢雪怡　张道广 康东伟　石小龙　毕方超
	药剂学	2		王天琪　杨小叶
	药物分析学	4		李 伟　朱晓松　宋广慧[2]　李 昂
	微生物与生化药学	4		孟彩彩　张 舒　李 策　陈聪聪
	药理学	1		李 雅
	天然药物化学	6		刘梦玉洁　柳新艳　孙书涛　张 明　李 琳 史晏榕
	免疫药物学	2		尹春来　王嘉琦
	生物与医药	6		窦茜茜[1]　林永强　左爱侠　牛 冲　刘 飞 常建晖
2016	药物化学	8	31	陈 晨　高 萍　林御星　冉凡胜　周忠霞 余治宇[2]　秦银辉　张 衡

续表

| 年级 | 专业 | 人数 | | 姓名 |
		专业	全年	
2016	药剂学	2	31	蒋丹丹　刘梦锐
	药物分析学	4		齐秋晨　丁胜勇　黄　超　孙　晓
	微生物与生化药学	4		周　英　陈启鑫　郑小菊　董　芹
	药理学	3		王　磊　杨晓霞　周　岳
	天然药物化学	3		李　祎　李岳兰　郑泓波
	免疫药物学	3		于林艳　邵利伟　姜　雨
	生物与医药	4		隋　强　于　芳　徐　东　张　惠
2017	药物化学	8	29	崔英杰　丁　笑　孙　林　覃晓君　周　易　董高攀　宋　迪　李文华
	药剂学	5		张会苑　董中华　张雅楠　张自鹏　郑丹丹
	药物分析学	2		刘晓亭　谢跃武
	微生物与生化药学	3		邵新田　陈　上　吴丽丹
	药理学	1		孙　超
	天然药物化学	5		李晓梅　乔亚南　徐　珂　孙　永　卢志远
	免疫药物学	2		胡　渊　潘召义
	生物与医药	3		史爱欣　王大志　何淑旺
2018	药物化学	8	31	梁　啸　王健华　杨兴业　赵　彤　鞠　翰　严　宁　张　发[3]　王书美
	药剂学	5		徐江康　牟伟伟　陈　晨　孙月月　曲　颖
	微生物与生化药学	4		李帅广　路　璐　马东旭　魏永恒
	药理学	1		吴月娥
	天然药物化学	4		宗　岩　宋金同　齐　杰　徐广森
	免疫药物学	2		王亚南　王学耀
	生物与医药	7		王小兵　王文心　丁　勃　董　旭　谢强胜　李树英　李　丽
2019	药物化学	7	32	梁　涛　李臻臻　吕明君　贾瑞芳　汪　昭　徐玉良　张　龙
	药剂学	6		张盛昌　杜希友　郝燕云　梁　爽　张勤秀　刘善桂[4]
	微生物与生化药学	3		王珑坤　王婷婷　田伟路

续表

年级	专业	人数 专业	人数 全年	姓名
2019	药理学	2	32	徐 艳 汤博皓
	天然药物化学	5		倪 荣 韩敬敬 张春阳 李中越 吴 杨
	免疫药物学	2		石崇灯 冯玉洁
	生物与医药	7		朱元菊 张成盈 刘册家 咸瑞卿 孙钟毓 刘凤喜 李 楠
2020	药物化学	7	36	张 硕 刘 蒙 梁 栋 封 达 荆兰兰 张盼盼 张乃宁
	药剂学	5		李 倩 高 珊 高 彤 吕怀友 闫崇政
	生药学	1		王 甜
	药物分析学	1		谭 静
	微生物与生化药学	4		石楚琦 刘清月 刘子婷 于 宸
	药理学	4		张 倩 李蕾蕾 周 倩 杨 帆
	天然药物化学	3		靳雪杨 朱婷婷 马菁菁
	免疫药物学	2		董源敏 于雅婷
	生物与医药	9		刘明霞 李秀云 王 雪 李婷婷 张帅华 刘成虎 文松松 张雅慧 李根举

注：1 放弃入学资格；2 退学；3 转为硕士培养；4 院内转专业。

附表30　历届硕士研究生名单（2011～2020 年）

年级	专业	人数 专业	人数 全年	姓名
2011	药物化学	19	101	侯旭奔 李晓杨[4] 万义超[4] 邢华鲁 张 威 梁 鑫 马 朝[4] 李 潇[4] 刘 涛 王元泽 刘 洋[4] 施雷雷 闫 蜜[4] 江余祺[4] 赵奕盛 王 荣 李姗姗 庞 鑫 武柱强[1]
	药剂学	10		郭和坚 张 丽 蒋志美 胡 玥[2] 赵兰霞 田晓娜 杨春芬 赵艳丽 卢杉杉 冯立霞
	生药学	2		孙玉静 王培培
	药物分析学	6		冯春景 代 爽 聂彦芳 刘 燕 祝凡平 段小菊
	微生物与生化药学	8		赵 娜 罗 洁 宋新蕾[4] 李 妍[4] 李 涵 赵丽娟 田继康 马远娜

年级	专业	人数 专业	人数 全年	姓名
2011	药理学	6	101	林晓倩　袁　奕[4]　王文芳　王　姣　唐琳琳 陈金花
	天然药物化学	9		潘馨慧　昝　鑫　李　颖[4]　张教真[4]　沈　燕 马铭怿　武一凤　窦艳丽　邓晶晶
	制药工程学	2		王金凤　周到宏[2]
	临床药学	2		张东梅　李　辉
	免疫药物学	5		左增妍　于　馨[4]　王　冠[4]　张鸿儒　李卫群
	制药工程	10		沈婧祎　曹丽丽　张潇男　刘茂玄　冯瑞华 陈晓彤　谢文成　张灿飞　韩雷强　杨海龙
	药学硕士	22		陈文芳　刘　章　李　超　王海荣　张　燕 王忠兰　张　虹　林　昂　张秀蕾　赵丽娟 宋建伟　陈　雷　刘龙飞　窦金凤　高翠翠 闫春雷　李彩云　孔婷婷　朱宝萌　王睿齐 邱凯贤[2]　秦一卓
2012	药物化学	19	98	郭子煜　梁学武[4]　丁书芳[2]　郭珍珍　王　明 杨德志[4]　王　仪　周　楠　顿艳艳　姜天宇[4] 黄伯世[4]　王　磊　吴文晓　赵国栋[4]　李　昂 刘照强　白海秀　刘晏娜　熊成鹤[5]
	药剂学	9		刘新权　王明芳　左甜甜　栾晶晶　刘婷先 张海群　杜洪亮[4]　刘俊丽　刘　静
	生药学	2		刘治华　焦泽沼
	药物分析学	5		吴李娜　姜晓燕[4]　李新秀　杨爱娟　孙杰威
	微生物与生化药学	7		许玲华　陈聪聪　韩　震　美　丽[4]　张肖冰 蒋文洁[4]　谭晓青
	药理学	5		辛　明　褚佳慧　姚　红　朱珊珊　宋志玉
	天然药物化学	8		张　瑶　张娟利　夏宏蕊　赵贵石　高　帅[4] 安　玮[2]　解　斐[4]　武兴康[4]
	制药工程学	2		杨　彪　柳东明
	临床药学	2		邢晓敏　刘书源
	免疫药物学	3		余　庚[2]　王亚群　赵华俊[4]
	制药工程	7		王　淼　亓丽司　李晓光　翟英杰　姜　玮 康东伟　韩小娟

续表

年级	专业	人数		姓名
		专业	全年	
2012	药学硕士	29	98	龚清格　张　波　吴婧怡　张春梅　王　欢 肖　云　高　云　鹿玉印　梁艳超　张　杰 李　津　姚文龙　董馨文　康亚琪　周斯淼 魏　婷　陈文佳[2]　田婷婷　宋林林[3]　尹燕振 韩　阳　张龙龙　李鹏战　杨　龙　王常德 韩雪梅　孙中利　高慧丰　管圆圆
2013	药物化学	18	103	郭丽威　纪娅婷　孔秀杰[4]　李婧瑶　李文馨 刘　娜　刘仁帅[4]　刘婷婷[4]　卢雪怡[4]　潘晓乐 沈　艳　谭　帅　汪蓓蕾　张道广[4]　张　衡 张华腾　张天超　赵法宝
	药剂学	11		段玉伟　范晓慧　季晓晴　焦　艳　李暖暖 李廷廷　苏志会　王天琪[4]　肖亚男　杨小叶[4] 赵莉莉
	生药学	2		孙洪祥　岳　苏
	药物分析学	5		李　伟[4]　王慧娟　杨　梅　张丹潞　朱晓松[4]
	微生物与生化药学	7		冯丹阳　纪小虎　孟彩彩[4]　薛佳俊　张　舒[4] 赵　丹　赵晓禹
	药理学	4		李水仙　王静静　王　磊　周　岳
	天然药物化学	8		郝慧琳　李海珍　刘梦玉洁[4]　柳新艳[4]　孙书涛[4] 王　彬　闫晓丽　张　明[4]
	制药工程学	1		王　斐
	临床药学	1		谷文睿
	免疫药物学	3		胡　渊　杨　丹　尹春来[4]
	制药工程	5		郭园园　刘　鑫[2]　师春焕　杨佳沛　张　绪
	药学硕士	38		常明露　陈　禹　刁　丽[1]　丁路阳　丁永正 高金花　高雯雯　郭广柱　侯金宁　胡　甜 李　伟　李文龙　陆锦杰　马淑丽　蒙志林 侍成锦　宋金同　王冠杰　王红媛　王龙梅 王　朋　王　鹏[3]　王　潇　王　璇　王　雪 王　莹　许瑞雪　杨绍梅　尹风新　于林艳 于文君　臧美彤　臧娅妮　张倩云　张　洋 赵　灿　郑泓波　周艳辉

续表

年级	专业	人数 专业	人数 全年	姓名
2014	药物化学	17	107	陈　晨[4]　高　萍[4]　高倩文　高　帅　林御星[4] 刘　芳　刘家翔　强升升　冉凡胜[4]　许昊然 姚艺莉　袁明亮　臧　杰　张景雅　张自鹏 周忠霞[4]　朱鹏举
	药剂学	10		蒋丹丹[4]　李霏霏　刘　婧　刘梦锐[4]　马娜新 马亚坤　于小越　张保梅　张　慧　赵杜娟
	生药学	1		金天云
	药物分析学	3		蔡天宇　齐秋晨[4]　吴丹丹
	微生物与生化药学	6		韩志鹏　胡贵新　李怡君　刘从敏　赵　楠 周　英[4]
	药理学	4		曹战起　陈　上　张　颖　周利春
	天然药物化学	9		黄竹青　李丹丹　李　明　李　祎[4]　李岳兰[4] 孙明伟　张鹏亮　郑　莎　周　媛
	制药工程学	1		李　灿
	临床药学	1		李秀云
	免疫药物学	3		李思宇　庞　敏　覃育红
	制药工程	10		陈　会　崔筱琳　丁钦阁　葛妍秀　贾玉杰 李　雪　孟　青　宋　迪　张　佩　张文嘉
	药学硕士	42		安　平　陈奉泉　陈士雷　耿得珍　郭庆丽 郭亚华　郭志行　胡楚红　姜彦杰　蒋梦雅 雷　虹　李利芬　李彤彤　刘慧香　刘　静 刘　娜　刘　涛　龙　桓　罗　倩　吕方冰 倪志坚　潘文燕　曲　颖　荣雪菁　孙丽敏 万　森　王　岗　王　艳　王永涛　夏巧红 薛　芮　严　妍　杨振磊　叶雅晴　尹　浩 于明秀　于　钊　张　超　张辉辉　张　愉 张玉莹　周水清
2015	药物化学	19	112	崔英杰[4]　丁　笑[4]　胡江伟　贾　莉　金朝斌 鞠　翰　刘敬如　孙　林[4]　覃晓君[4]　唐春超 汪秀秀　王学顺　谢新文　徐广森　杨兴业 张超超　张晓梦　张　震　周　易[4]
	药剂学	9		陈钰娟　范　洋　何文秀　黄春芝　李一木 慕升君　张会苑[4]　张　璟　张幸真
	生药学	2		李玲玉　张芳芳

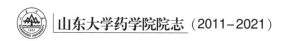

续表

年级	专业	人数 专业	人数 全年	姓名
2015	药物分析学	4	112	董中华[4]　刘晓亭[4]　王 罡　杨利军
	微生物与生化药学	7		冯昭龙　高 鑫　金凡琪　邵 萌　铁诗瑒　臧立轩　郑 爽
	药理学	4		管延辉　郝昭君　路振宁　田 冰
	天然药物化学	10		陈 兰　李晓梅[4]　刘 慧　路 然　乔亚南[4]　石红茜　尉飞飞　徐 珂[4]　张紫茹　赵晓玉
	制药工程学	1		王佳月
	临床药学	2		陈杏凯　禄梦娇
	免疫药物学	3		穆永亮　王亚南　赵荣荣
	制药工程	2		孙巧凤　孙燕红
	药学硕士	49		陈 烨　崔昌义　丁婷婷　董鹏欣　董 倩　高 雪　关弘浩　郭全娟　郭岩乳　何 峰　黄卫珍　霍志鹏　李爱玲　李关宝　李 可　李 玲　李斯雯　李孝贤　刘海梅　刘荣华　刘文增　马艾彬　马 林　马 睿　孟 然　苏 冉　粟肖为　田 柳　王俭雄　王平平　王晓雪　吴雪韦　邢 亮　徐玉良　薛 菲　杨 亮　杨庆滔　杨 莹　尹晓兰　虞成功　张龙腾　张 倩　张修平　周明星　周世宇　周悦芳　周子腾　祝浩淼　邹今幂
2016	药物化学	20	134	陈 晨　程锡强　董俊泽　龚亚平　顾新杰　洪仁元　贾瑞芳[4]　李臻臻　梁 啸[4]　刘 攀　刘统申　刘志阳　吕明君　王 彩[2]　武高禅　闫崇政　于 晶　张 发[4]　赵 彤[4]　周欣
	药剂学	10		付 璐[2]　古自力　胡 旭　梁 爽　牟伟伟[4]　庞秀萍　孙思雨　吴继莲　徐江康[4]　朱艺馨
	生药学	2		胡水瑶　李妍茹
	药物分析学	4		董思晶　阚爱玲[5]　孙月月[4]　张云锐
	微生物与生化药学	10		金毅明　路 璐[4]　孟丹华　孙 莹　田伟路　王婷婷　吴季栩　吴 坤　张成盈　赵雅萍
	药理学	4		党一凡　巩福莲　姜晓宁　张 宇
	天然药物化学	12		陈吉宁　代立平　高 云　刘 焱　倪 荣　宋 薇　王金霞　王珊珊　王 瑀　袁方玉　张春阳　张 玲

续表

年级	专业	人数 专业	人数 全年	姓名
2016	制药工程学	2	134	李丹阳　孙钟毓
	临床药学	2		宫　颖　吴月娥[4]
	免疫药物学	5		方可可　李　蕾　沈文姝　王学耀[4]　赵雪梅
	制药工程	3		程慧玲　胡雪芳　刘晶晶
	药学硕士	43		白金卓　卜亚茹　蔡小康　蔡兆阳　陈　颜 崔媛媛　戴长浩　范晟华　封秀丽　高玲玲 郝燕云　贺美莲　胡超羽　姜文文　蒋　伟 黎　婷　李憬昱　李　谦　李　蕊　李天红 李　伟[3]　李　悦　刘美霞　刘瑞玲　刘小钰 刘昕皓　栾小艺　吕　畅　吕佳徽　石崇灯 孙卓森　汤博皓　吴云飞　徐　峰　尹志成 俞　霁　张芳芳　张华然　张嘉茜　张秋琼 张思颖　张晓双　张晓玉
2017	药物化学	20	143	艾　炜　曹　朔　郝　霞　梁翰之　梁　涛[4] 梁圆媛　刘璐璐　马银刚　孙崧凯　孙英爱 唐文弟　滕月泰　汪　昭　王冠凯　王婉秋[2] 修海萍　于升平　张　硕　张　政　赵春龙
	药剂学	12		杜希友[4]　侯　腾　侯彦宏　黄　艺　李　倩 刘梦瑶　莫　敏　史晓群　杨　锐　杨雪华 张　获　张　静
	生药学	2		胡慧心　吴学祎
	药物分析学	4		刘肖雁　王　宁　王　欣　张学利
	微生物与生化药学	8		姜红蕾　刘子垶　王珑坤[4]　王田田　王艳霞[2] 杨　雪　于　婕　张晶晶
	药理学	4		李晓彤　李莹爽　史兆钰　赵　麟
	天然药物化学	11		韩敬敬[4]　焦玉杰　靳雪杨　李中越[4]　史晓佳 孙春景　王苗苗　王　甜　吴　杨[4]　郑娴静 朱婷婷
	制药工程学	2		杜冉冉　王海燕
	临床药学	2		阚　敏　杨　帆
	免疫药物学	4		陈　锦　董源敏　冯玉洁[4]　胡　芮
	制药工程	2		权　爽　杨　敏

续表

年级	专业	人数		姓名
		专业	全年	
2017	药学硕士（全日制）	43	143	陈新新　初琪慧　笪艳艳　杜　彬　高慧敏 郭凯文　韩光喜　胡世龙　黄　硕　黄英豪 荆兰兰　李安琪　李春燕　李冬璇　李　佳 李　奇　李一曼　刘清月　刘兴邦　刘　燕 罗　玮　任永梅　石　悦　宋慧娜　唐凤琰 田海隆　汪飘逸　王　川　王宁宁　王　雪 吴坤荣　徐阿娜　徐明铭　杨二兰　杨瑞鑫 杨文静　衣凌云　于海鹏　张红玉　张祥娜 朱明亮　朱亚胜　左晓芳
	药学硕士（非全日制）	10		程婉秋[1]　付曼菲[2]　刘瑞琛　吕　燕[1]　米凤雅 苏　美　汪文博[1]　王汝娟　徐　源　张兆倩
2018	药物化学	20	128	陈　鑫　董　航　董　悦　范　颖　封　达[4] 付志鹏　贾聪聪　贾奎勇　李　杰　李　雯 梁　栋[4]　马思月　宋　淑　王训华　魏粉菊 修思雨　杨月利　张　楠　张盼盼[4]　赵云鹏
	药剂学	14		单如梦　房玉潇　高　彤[4]　何孔方　刘　洋 刘元秀　祁同同　邱　娜　尚　琦　向福云[1] 杨浩通　周诗瑶　周亚新　周莹莹
	生药学	2		李　萍　张　刊
	药物分析学	4		陈晓月　李菲菲　林丹丹　孙　越
	微生物与生化药学	8		陈鲁洲　刘冬科　马亚卿　任广琳　石楚琦[4] 孙　婷　徐文佳　张桂姣
	药理学	2		金秋阳　杨佳伟
	天然药物化学	12		冯亚美　贺巧变　刘春雨　路静慧　马菁菁[4] 牛　梦　谢向前　许林涛　颜雅倩　杨　虎 张晓春　朱明珠
	制药工程学	2		于　宸[4]　钟　亮
	临床药学	2		李　雪　姚卜凡
	免疫药物学	5		韩鹏虎　雷正扬　刘玉霞　王志会　于雅婷[4]
	制药工程	2		管　丽　王宁宁

年级	专业	人数		姓名
		专业	全年	
2018	药学硕士（全日制）	50	128	安路路　陈兴兴　陈旭玲　陈雪琪　董方芳 董艺宁[3]　杜微　段会芹　方丽媛　冯茹 高乐乐　高荣荣　高嫄　巩洁　关紫菀 郭永真　黄天广　姜敏　姜向毅　李刘香 李梦婷　李莎莎　李长昊　刘凯　刘兰玲 刘茜婷　刘晓晴　罗雄峰　马洁　马悦 牟悦　乔兴慧　冉莹瑛　任晓萌　申培博 宋天佳　魏超　魏玲　吴玢祺　徐常青 杨帆　杨越　于佩霞　袁菁聪　张晶 张娜　赵培　赵永昌　周可　禚慧君
	药学硕士（非全日制）	5		李灿　马文丽　苏珊　陶胜岩　周静
2019	药物化学	18	143	陈丽　陈维金　董旭辉　郭婷　侯凌欣 李敬　马晓虹　彭敦权　施琦　孙彦莹 田雨欣　王甜甜　徐淑静　薛俊鑫　杨剑锋 张涛　张燕芸　朱月
	药剂学	14		常丽丽　邓琦　付顺利　傅相蕾　葛孝艳 黄小雨　李沐函　刘晓庆　宋凯丽　王榕 闫会仙　张梦竹　张玉　赵志鹏
	生药学	1		程欣平
	药物分析学	3		滕飞　王智明　张立媛
	微生物与生化药学	5		陈逸攀　孙柳　王晓　王钰佳　赵春乾
	药理学	2		杜丹丹　张元祯
	天然药物化学	11		陈金瑶　段希萌　刘绪源　刘悦　马丽然 王雨　徐家鑫　叶峰　元双芝　郑浩 邹郝琛
	制药工程学	2		杨翠　张梦琪
	临床药学	2		聂爱清　印瑞
	免疫药物学	4		毕文超　郭飞越　石彤　赵晓天
	制药工程	1		张晋

续表

年级	专业	人数		姓名
		专业	全年	
2019	药学硕士（全日制）	76	143	步思情　陈　晨　杜　倩　段晓明　房凯丽 傅　杰　高　灿　高健翔　高　琳　宫雪艳 顾晓彤　郭紫璇　胡一飞　解春雨　李双双 李雯雯　李　雪　李玉霞　李园园　李志颖 李　卓　梁瑞鹏　刘明杰　刘妮姗　刘清莹 刘书功　刘　颖　刘昱彤　刘园园　卢　豪 麻婧雯　马文青　倪英倩　潘　威　秦晓晗 邱胜男　任玉洁　桑　晓　宋若男　宋禹良 唐凯俊　陶昱岑　童麒蓉　汪　铃　王　晨 王程霖　王晶晶　王　珂　王蒙蒙　王　锐 王晓旭　王亚利　王钰博　王照忠　魏文秀 文照慧　邢文兰　熊睿琳　许启富　杨　晗 杨慧珍　杨　康　尹立敏　尹梦月　尤钰琳 余冰芳　袁　萌　张婧哲　张珂帆　张　菱 张　琪　张　蕊　张潇月　赵　川　朱丽华 庄见星
	药学硕士（非全日制）	4		刘云娜　鹿　琦　王林林　夏　玉
2020	药物化学	16	196	曾艳丽　陈继伟　姜巧云　林　浩　聂义明 王启硕　王　硕　阳志凌　杨　凯　俞尚哲 张继伟　张丽娜　张沈雁　张续杰　赵树洁 赵　伟
	药剂学	13		陈翔梧　方跃霖　赫志静　江泽宇　孔欣茹 刘　颖　莫凡阳　聂鑫鑫　牛德草　王　笑 杨华天　杨贞梅　袁诗俊
	生药学	2		彭广程　陶　叙
	药物分析学	1		耿　畅
	微生物与生化药学	3		承艳真　邓建群　胡宏羽
	药理学	5		李延霞　柳红玉　苗　琦　尚鹏飞　王晓婷
	天然药物化学	12		崔潇云　房　岷　付晓杰　李　凡　马梦娇 苗慧聪　谭　慧　田锐沣　许盛杰　张洪洋 赵玲玲　朱忠航
	制药工程学	2		董海玲　黄瑞琪
	临床药学	1		吴珂梁
	免疫药物学	5		陈　皓　董　浩　李梦华　王宇灿　杨颂鸽

年级	专业	人数		姓名
		专业	全年	
2020	生物与医药	25	196	曾庆恺　陈伟佳　陈馨月　何　晨　胡铭钊 孔文茹　李顺达　李莹莹　梁　杰　林　扬 刘暑珺　马文阁　任晨艳　宋纯阳　苏爱红 田玲然　王　禅　许秀华　杨　梅　杨　雁 姚泽富　叶　扬　张　莹　周超民　庄晓琪
	药学硕士（全日制）	99		柏冰芳　曹玉伟　常晓虹　陈宏飞　陈晓宇 程玉森　褚昭君　单丹丹　范志俐　高昕晔 何　峰　胡　月　黄昕研　霍琛鑫　纪慧敏 季相凯　金　翩　李涤非　李浩浩　李　静 李　静　李梦轩　李　霞　李莹欣　李　雨 李玉娇　李祖仪　廖　敬　林泊然　刘冬竹 刘国梁　刘　健　刘金虎　刘　娟　刘　娟 刘美辰　刘　琪　刘　倩　刘淑娴　刘玉靖 刘玉南　柳　荷　罗　洁　吕瑞峰　毛会秀 孟　辉　牛　群　亓欣钰　秦鹏霞　秦晓翠 邱雪婷　申　华　石利智　宋明慧　宋振伟 孙广霖　孙立平　唐春伟　汪文博　王宝柱 王　琳　王晓燕　王星辰　吴　航　武晓康 徐桂香　徐　静　闫祥臻　杨瑷璐　杨昊斓 杨　浩　杨继元　杨开华　杨向春　叶文慧 于灿灿　于聪聪　余心惠　袁文娟　张国真 张海荣　张涵睿　张　慧　张　靖　张榴可 张萌阳　张　颂　张　婷　张　薇　张雅琪 章　健　赵广磊　赵晶晶　赵　欣　郑宗雪 周　鹭　周兆邦　朱　琳　左升荣
	药学硕士（非全日制）	12		海彦娟　何云英　孔　鹃[3]　李现华[3]　林钰镓 齐文修　任亚楠　沈　悦　王钰翔　肖　苏 徐　鹏　张　欣

注：1 放弃入学资格；2 退学；3 单独考试；4 转博；5 转博转出学院（阚爱玲转博时转入化学与化工学院，熊成鹤转博到糖工程中心）。

附表 31　历届留学生硕士研究生名单（2014~2020 年，自 2014 年起招生）

年级	专业	人数		姓名
		专业	全年	
2014	微生物与生化药学	1	1	Ijaz Muhammad
2016	药物化学	2	3	Randriantsoa Sittakarivelo Germain[1] Samul
	药剂学	1		Deresa, Berhanu Tesfaye[1]

续表

年级	专业	人数 专业	人数 全年	姓名
2017	微生物与生化药学	1	2	Aiman Saleh Abdullah Mohammed
	临床药学	1		Muhammad Ahmer Raza
2019	药物化学	2	2	Elhassan Mohammed, Reham Mirghani Adam, Amina Noraddin Abdallah

注：1退学。

附表32　历届留学生博士研究生名单（2014~2020年，自2014年起招生）

年级	专业	人数 专业	人数 全年	姓名
2014	药剂学	1	1	Olerile Livesey David
2016	药剂学	1	2	Khan, Abdur Rauf
	药理学	1		Khan, Wasim
2017	药理学	2	2	Muhammad Ijaz Totsapol Jirasomprasert
2018	药物化学	1	3	Shams Ur Rehman
	药剂学	1		Sajid Iqbal
	药理学	1		Christina Vallen Malichewe
2019	药理学	1	1	Ashaq, Muhammad Sameer
2020	药物化学	1	1	Musab Mohamed Ibrahim Ali

附表33　同等学力申请博士学位人员名单（2011~2020年）

答辩时间	专业	人数	姓名
2013.6	微生物与生化药学	1	臧恒昌
2014.6	天然药物化学	1	陈立江
2014.12	微生物与生化药学	2	郭学平　厉保秋

附表34 同等学力申请硕士学位人员名单（2011～2020年）

答辩时间	专业	人数	姓名
2011.6	药剂学	1	高玉霞
2011.12	药剂学	1	郭京艳
	微生物与生化药学	1	裴小捷
2012.6	药物化学	1	胡清文
2013.6	药理学	1	高　伟
2013.12	药剂学	1	张　文
2014.6	微生物与生化药学	2	房　晓　侯重文
	药理学	1	张　晶
	临床药学	1	陈永刚
2014.12	药剂学	2	贺秀婷　张新慧
2015.6	临床药学	1	王维欣
2015.12	药剂学	2	王乃东　张　琳
	药物化学	1	李成文
	微生物与生化药学	1	杨桂兰
2016.6	药物分析学	1	冯　凯
	药理学	1	田慧芹
	临床药学	2	展宏刚　孙卫英
	药剂学	1	岳　珍
2016.12	药剂学	1	牛传芹
2017.6	药理学	1	白长焕
	药剂学	1	刘俊杰
2017.12	药剂学	1	马　林
	药理学	1	刘　娜
2018.9	药剂学	1	刘　新
2020.6	药物分析学	1	王英新

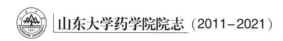

附表 35　在职攻读硕士学位研究生（工程硕士，2011~2020 年）

答辩时间	人数	姓名						
2011.6	20	张新波	钟国琛	李启照	岳春雯	柏常洪	曹文冰	高　艳
		胡晓光	李大涛	李印秋	刘旭亮	孟宏伟	盛照志	宋振民
		徐豪杰	徐　英	杨成顺	张红贞	张美荣	张世磊	
2011.12	12	贺　坤	李丽君	丁晓红	董江涛	宫怀正	孟勇涛	肖扬帆
		邢晋华	许双庆	杨爱荣	葛建君	孙国栋		
2012.6	20	宋鲁萍	李淑敏	孙华睿	高　娟	于荣锋	冉大强	陈国强
		邹小丽	李　静	刘长宏	史雪莲	孙君辉	孙艳华	汪海洋
		许维成	姜瑞玲	王延鹏	张迎秋	杨杰	俞永浩	
2012.12	27	巩　蕾	路立峰	张立庆	李　虎	菅长永	宋　健	谢纪珍
		历　娜	丛淑芹	陈岐信	崔效廷	吕英刚	乔俊波	邱　娟
		杨小梅	张　玲	徐　前	沈思音	李明斌	杨杰锋	潘迎锋
		朱春妹	陈美田	张　博	李因宝	翟树林	张宗保	
2013.6	23	吕海芹	胡志利	高新富	姜　爽	孔玉萍	倪华丽	张　晶
		朱业靖	张瑷惠	伯小霞	王广珠	徐伟红	姜卓文	黄海波
		吴　悦	张玉玲	李　洁	曲　宁	郭景瑞	董雪菊	郭　强
		曹忠诚	刘　辉					
2013.12	36	李　彧	程树仑	侯凤寿	经　嘉	李　梅	李学华	路营营
		潘海勇	汤　青	王　振	张　青	张晓冲	朱　克	张　峰
		廉婷婷	戴晓莉	曹悦兴	程新德	李　斌	崔茂杰	泮海亚
		崔正华	施利群	梅　源	王义永	文　君	颜　宾	徐楠楠
		李德谦	刘　蕊	寇祖星	杨琳琳	王　玲	陈海霞	刘宏明
		马新荣						
2014.6	20	刘　娟	毛燕群	王凤军	迟妍妍	朱宗磊	李绪霞	朱旭伟
		李婷婷	黄丽君	耿　伟	王春琴	孔祥锋	魏东法	李后涛
		高　云	李广瑞	李怀平	刘存领	沈红宾	王海英	
2014.12	35	李峥嵘	王爱华	何超元	柳晓芳	张　华	赵仁永	张　谦
		刘　羽	黄云战	陈丹菲	毛　政	吴丽敏	武玉敏	于永辉
		孔霁虹	齐　勇	杜传强	逯之玮	李具伟	邢琳琳	陈延祥
		郑志华	王鸣宇	王亚楠	先桂花	冯华东	贾庆文	穆　军
		时　艳	王　颖	吴文华	赵　霞	张晓然	郭作兵	姜丽红
2015.6	18	张立平	孙国春	崔亦军	鹿永华	翟毓磊	边　玲	宁微微
		李广利	刁龙翔	万培红	王　佳	王　静	张　慧	薛敬录
		刘东升	徐　东	卜凡龙	张存国			

续表

答辩时间	人数	姓名						
2015.12	21	安 芸	孙 涛	郭新营	崔良峰	张体磊	吴振军	任丽娜
		曲荣昌	许文东	许宏凯	薛 蔚	徐峰波	彭 坤	仲立军
		马宏伟	王 振	颜携国	李菊平	王淑华	王晓波	徐 明
2016.6	19	任泽林	徐志文	蔡丽娟	卜 伟	王长丹	韩如冰	姜晓峰
		林永进	苗 方	田震学	王玉玲	王仲臣	张翠萍	周美丽
		王丽丽	宋丽丽	李明杰	翟 璨	张 聪		
2016.12	10	代 炎	曹大伟	柴龙龙	廖年生	马美玲	孟 建	孙双喜
		张 鹏	李 菊	颜 东				
2017.3	4	安敏美	李继强	孙英	张国锋			
2017.6	6	白长焕	石海英	刘德杰	郗遵波	邓观杰	刘俊杰	
2017.9	2	刘绪贵	乜红磊					
2017.12	10	刘文进	邰晓鹏	田守林	扈长青	李 楠	刘秀萍	刘明霞
		范 剑	于 晓	王 真				
2018.6	4	朱国香	刘 伟	蒋宝安	张清娜			
2018.12	5	胡宝文	陈友清	刘晓慧	王燕波	朱元菊		
2019.6	3	王连慧	高明	刘 虎				
2019.9	1	籍瑞芳						
2019.12	4	陈 强	侯善波	曹艳华	赵晓辉			
2020.6	5	郭 凡	胡建强	路淑淑	林晓冬	谭晓娟		
2020.9	2	朱玉青	王秀萍					
2020.12	2	任松鹏	范加金					

本书附表

毕业照片

博士、硕士毕业照片

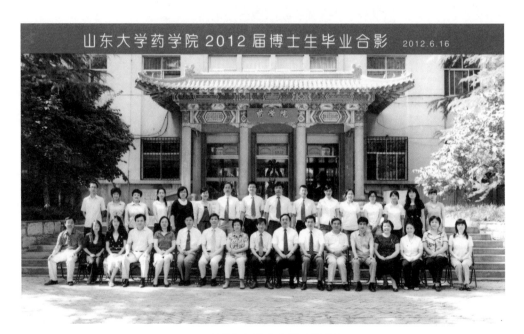

2012届博士生毕业合影（便装）

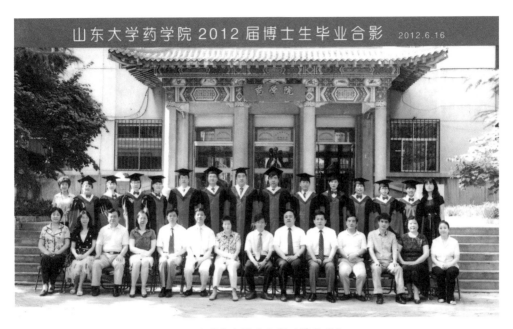

2012 届博士生毕业合影（学位服）

毕业照片

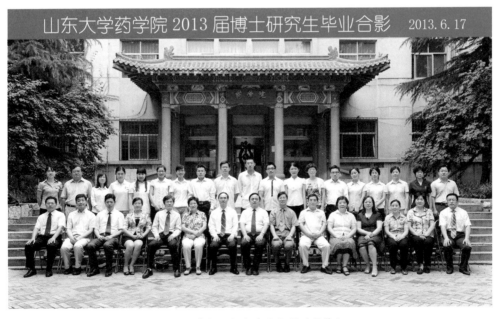

2013 届博士研究生毕业合影（便装）

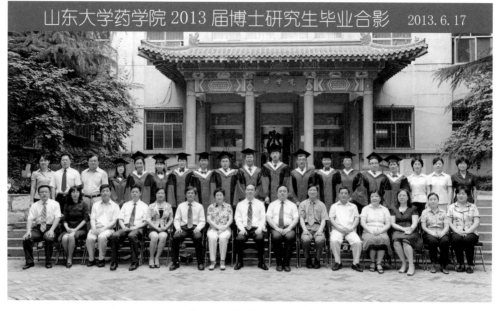

2013届博士研究生毕业合影（学位服）

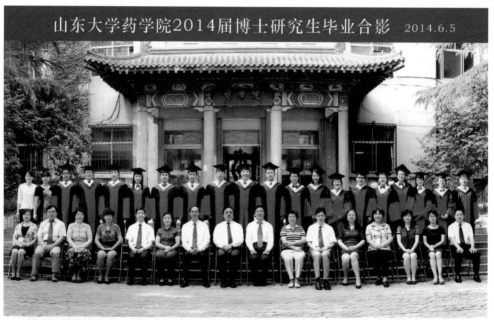

第一排：崔飞、郑华、陈来中、徐福明、林兆民、杨华、刘永军、谢元超、肖玉良、张剑、徐巍、杨银莉、王璟、王军华、陈洪飞、孟欣、李瑞娟、陈文敏、李平利、陈绪旺；

第二排：张娜、臧恒昌、王唯红、李雨嘉、刘新泳、帅翔、赵忠熙、王凤山、徐文方、赵翠萍、方浩、张建、刘丽娟、郭秀丽、向兰、马宏峰；

2014届博士研究生毕业合影（学位服）

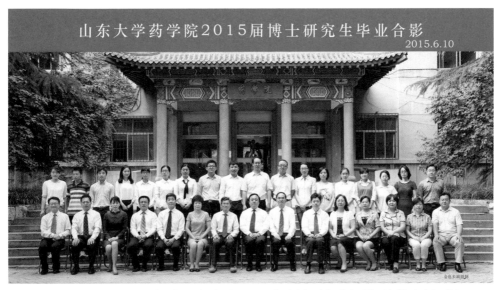

第一排：周洪、马宏峰、王磊、翟光喜、刘新泳、李雨嘉、沈月毛、王凤山、赵忠熙、方浩、张建、张娜、刘丽娟、郭秀丽、臧恒昌；
第二排：崔飞、陈旺、谢智宇、张凌子、邵华荣、于海娜、李晓彬、韩勇、刘光璞、宋志刚、郝吉福、廉倩倩、孙翠翠、李燕、王潞、
张燕、向兰、张泰松；

2015 届博士研究生毕业合影（便装）

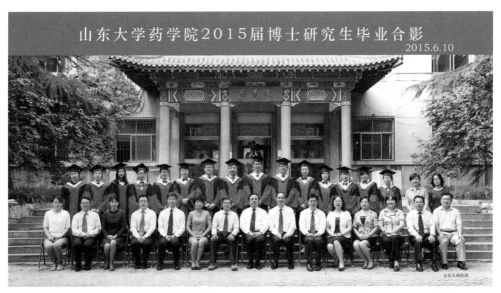

第一排：崔飞、周洪、王磊、翟光喜、刘新泳、李雨嘉、沈月毛、王凤山、赵忠熙、方浩、张建、张娜、刘丽娟、马宏峰、臧恒昌；
第二排：陈旺、谢智宇、张凌子、邵华荣、于海娜、李晓彬、韩勇、刘光璞、宋志刚、郝吉福、廉倩倩、孙翠翠、李燕、王潞、张燕、
郭秀丽、向兰

2015 届博士研究生毕业合影（学位服）

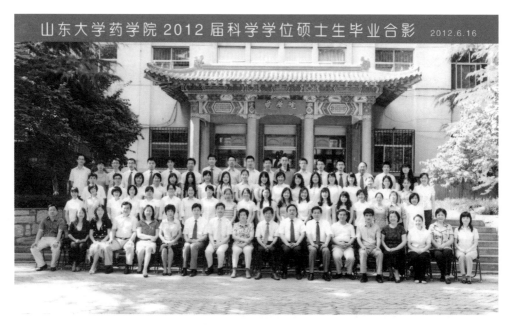

2012届科学学位硕士生毕业合影（便装）

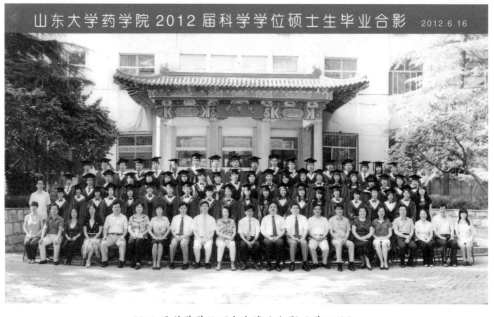

2012届科学学位硕士生毕业合影（学位服）

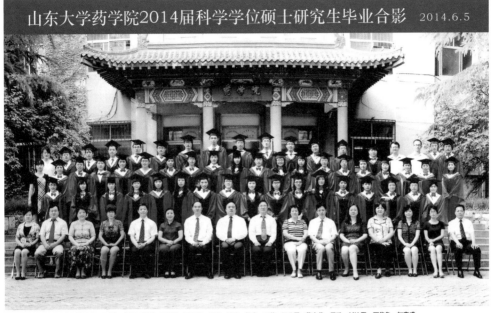

山东大学药学院2014届科学学位硕士研究生毕业合影　2014.6.5

第一排：崔飞、刘涛、施雷雷、田继康、李涵、李辉、郭和坚、王元泽、梁鑫、张威、智鑫、王荣、祝凡平、蒋志美、周洪、刘法磊、邢华鲁、赵奕盛；
第二排：郑华、王金凤、张鸿儒、赵丽娟、王姣、邓晶晶、刘燕、冯春景、罗洁、庞鑫、张丽、冯立霞、赵艳丽、林晓倩、唐琳琳、王培培、陈金华、聂彦芳、王文芳、赵兰霞；
第三排：李卫群、左增妍、代爽、段小菊、李姗姗、马远娜、沈燕、窦艳丽、卢彬彬、潘馨慧、武一凤、田晓娜、赵娜、张东梅、杨春芬、孙玉静、马铭悻；
第四排：张娜、臧恒昌、王唯红、李雨嘉、刘新泳、帅翔、赵忠熙、王凤山、徐文方、赵翠萍、方浩、张建、刘丽娟、郭秀丽、向兰、马宏峰；

2014届科学学位硕士研究生毕业合影（学位服）

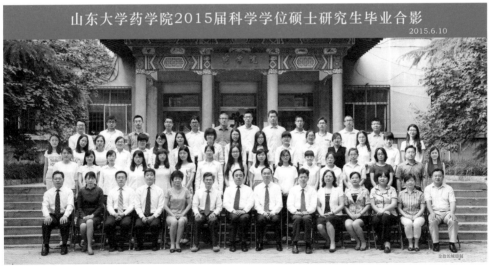

山东大学药学院2015届科学学位硕士研究生毕业合影
2015.6.10

第一排：马宏峰、王磊、翟光喜、刘新泳、李雨嘉、沈月毛、王凤山、赵忠熙、方浩、张建、张娜、刘丽娟、郭秀丽、臧恒昌；
第二排：崔飞、陈聪聪、王仪、左甜甜、栾晶晶、邢晓敏、吴文晓、张瑶、张肖冰、姚红、朱珊珊、顿艳艳、刘治华、向兰、张泰松；
第三排：刘书源、张海群、刘宴娜、谭晓青、吴李娜、宋志玉、刘俊丽、李昂、褚佳慧、孙杰威、王明芳、周楠、白海秀、张娟利、张嵩迎；
第四排：周洪、郭子煜、柳东明、许玲华、王磊、辛明、赵贵石、刘新权、王明、王亚群、刘照强、焦泽昭。

2015届科学学位硕士研究生毕业合影（便装）

毕业照片

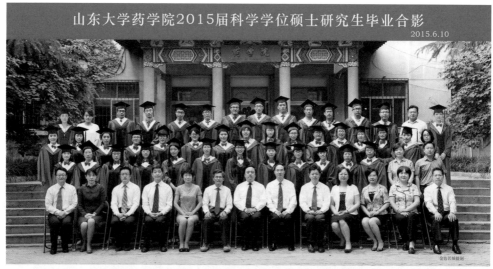

第一排：周洪、王磊、翟光喜、刘新泳、李雨嘉、沈月毛、王凤山、赵忠熙、方浩、张建、张娜、刘丽娟、马宏峰；
第二排：陈聪聪、王仪、左甜甜、栾晶晶、邢晓敏、吴文晓、张瑶、张肖冰、姚红、朱珊珊、顿艳艳、刘治华、郭秀丽、张泰松；
第三排：刘书源、张海群、刘宾娜、谭晓青、吴李娜、宋志玉、刘俊丽、李昂、褚佳慧、孙杰威、王明芳、周楠、白海秀、张娟利、向兰；
第四排：崔飞、郭子煜、柳东明、许玲华、王磊、辛明、赵贵石、刘新权、王明、王亚群、刘照强、焦泽昭、臧恒昌。

2015 届科学学位硕士研究生毕业合影（学位服）

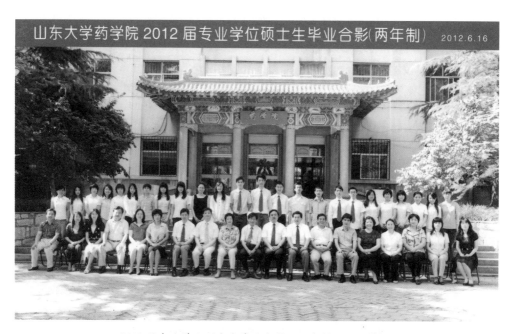

2012 届专业学位硕士生毕业合影（两年制）（便装）

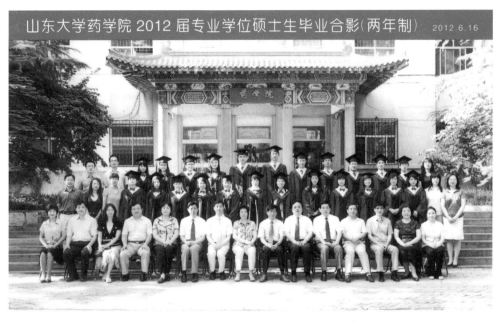

山东大学药学院 2012 届专业学位硕士生毕业合影（两年制） 2012.6.16

2012 届专业学位硕士生毕业合影（两年制）（学位服）

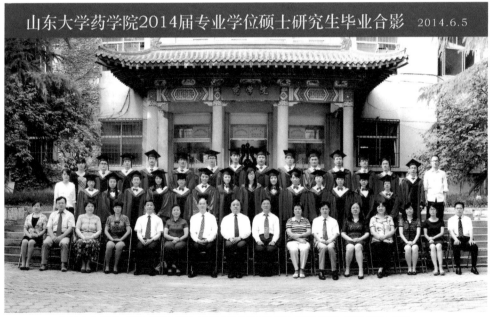

山东大学药学院2014届专业学位硕士研究生毕业合影 2014.6.5

第一排：郑华、杨海龙、刘龙飞、刘茂华、张灿飞、谢文成、刘章、陈雷、林彤、李超、闫春雷、张潇男、韩雷强、陈文芳、刘法磊；
第二排：崔飞、孔婷婷、朱宝萌、冯瑞华、窦金凤、高翠翠、张秀蕾、张燕、陈晓彤、沈婧祎、李彩云、王忠兰、赵丽娟、张虹、曹丽丽；
第三排：张娜、臧恒昌、王唯红、李雨嘉、刘新泳、帅翔、赵忠熙、王凤山、徐文方、赵翠萍、方浩、张建、刘丽娟、郭秀丽、向兰、马宏峰；

2014 届专业学位硕士研究生毕业合影（学位服）

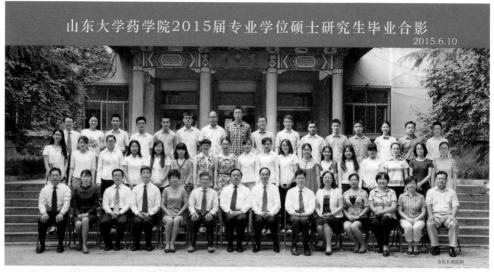

第一排：马宏峰、王磊、翟光喜、刘新泳、李雨嘉、沈月毛、王凤山、赵忠熙、方浩、张建、张娜、刘丽娟、郭秀丽、臧恒昌；

第二排：张嵩迎、崔飞、管圆圆、孙中利、韩小娟、张波、康亚琪、翟英杰、王海荣、魏婷、王淼、董馨文、亓丽司、李津、田婷婷、高慧慧、向兰；

第三排：周洪、张龙龙、韩阳、杨龙、肖云、姜玮、姚文龙、康东伟、鹿玉印、张杰、梁艳超、王常德、尹燕振、龚清格、张泰松。

2015 届专业学位硕士研究生毕业合影（便装）

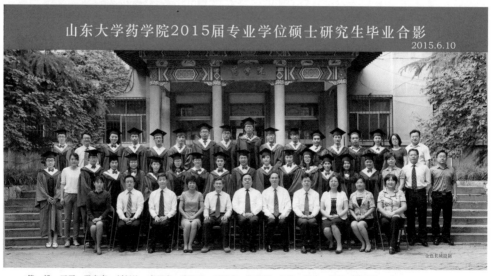

第一排：王磊、翟光喜、刘新泳、李雨嘉、沈月毛、王凤山、赵忠熙、方浩、张建、张娜、刘丽娟；

第二排：崔飞、管圆圆、孙中利、韩小娟、张波、张春梅、康亚琪、高慧慧、翟英杰、王海荣、魏婷、王淼、亓丽司、李津、田婷婷、郭秀丽、马宏峰、张泰松；

第三排：周洪、张龙龙、韩阳、杨龙、肖云、姚文龙、姜玮、康东伟、鹿玉印、张杰、梁艳超、王常德、尹燕振、龚清格、向兰、臧恒昌。

2015 届专业学位硕士研究生毕业合影（学位服）

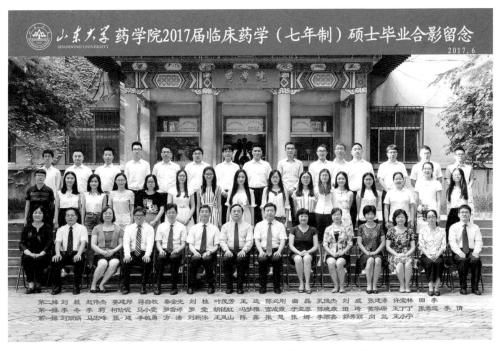

第二排 刘毅 赵伟杰 姜建邦 蒋自牧 秦金光 刘柱 叶茂芳 王远 陈必刚 曲磊 孔俊杰 刘威 张建港 许宝林 田孛
第二排 李冬 李莉 柯哈妮 马小雯 罗雪婷 罗莹 胡铭红 冯梦雅 宫成薇 于亚菲 陈晓康 田琦 黄华册 王丁丁 李倩
第一排 刘丽娟 马宏峰 张建 李航勇 方浩 刘新永 王凤山 陈鑫 张慧 张娜 李雨嘉 郭秀丽 向兰 王小宁

2017届临床药学（七年制）硕士毕业合影（便装）

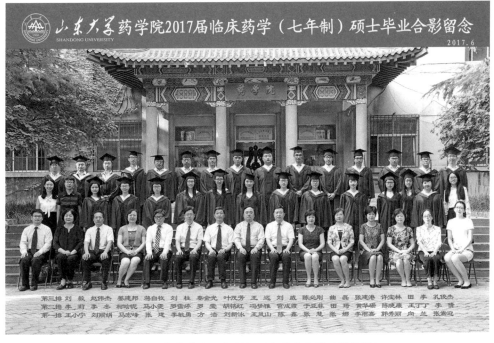

第三排 刘毅 赵伟杰 姜建邦 蒋自牧 刘柱 秦金光 叶茂芳 王远 刘威 陈必刚 曲磊 张建港 许宝林 田孛 孔俊杰
第二排 李莉 李冬 柯哈妮 马小雯 罗雪婷 罗莹 胡铭红 冯梦雅 宫成薇 于亚菲 田琦 黄华册 陈晓康 王丁丁 李倩
第一排 王小宁 刘丽娟 马宏峰 张建 李航勇 方浩 刘新永 王凤山 陈鑫 张慧 张娜 李雨嘉 郭秀丽 向兰 张尚迎

2017届临床药学（七年制）硕士毕业合影（学位服）

267

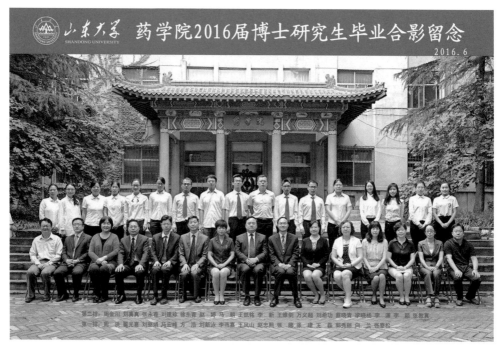

2016届博士研究生毕业合影（便装）

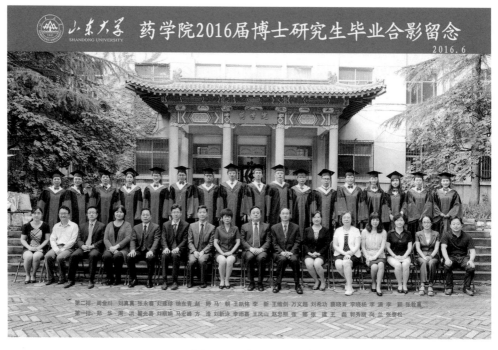

2016届博士研究生毕业合影（学位服）

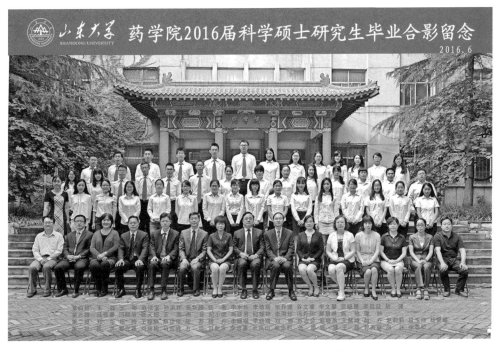

2016届科学硕士研究生毕业合影（便装）

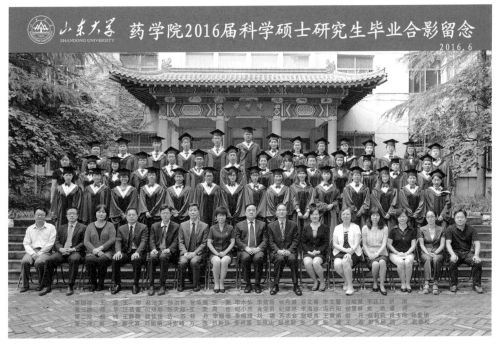

2016届科学硕士研究生毕业合影（学位服）

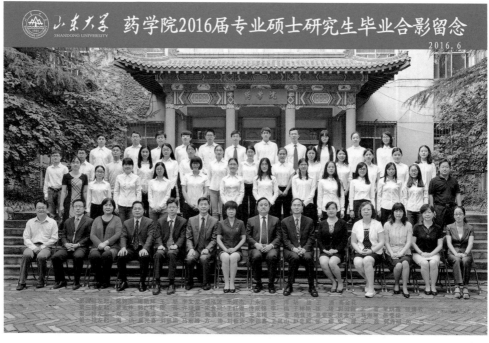

2016 届专业硕士研究生毕业合影（便装）

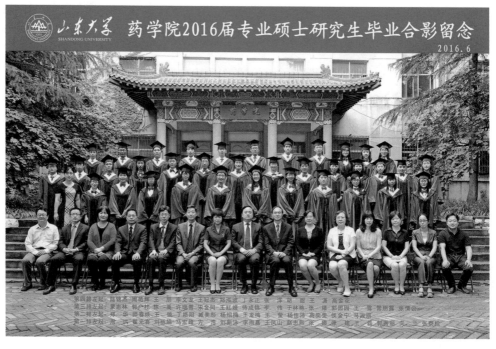

2016 届专业硕士研究生毕业合影（学位服）

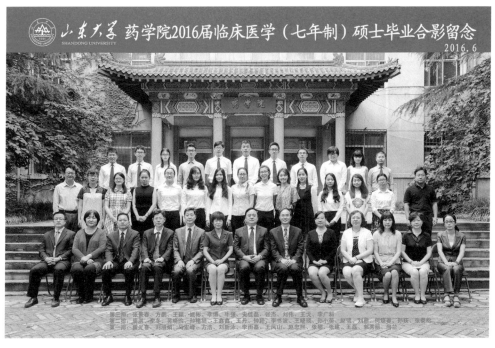

2016 届临床医学（七年制）硕士毕业合影（便装）

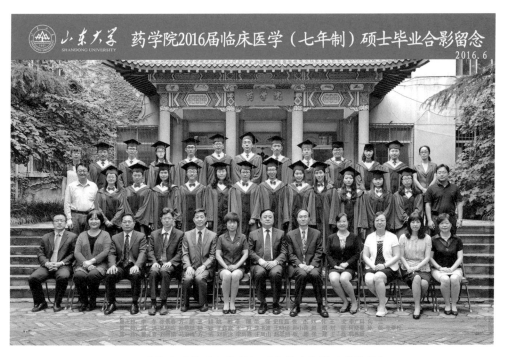

2016 届临床医学（七年制）硕士毕业合影（学位服）

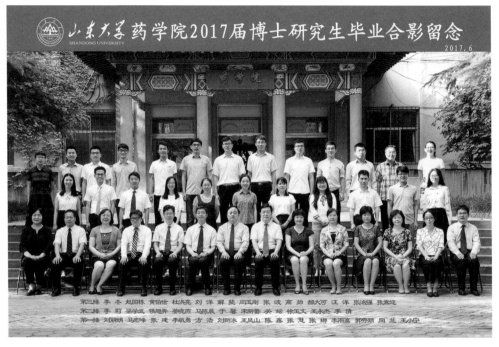

2017 届博士研究生毕业合影（便装）

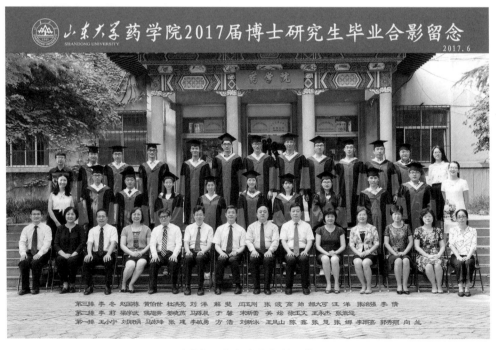

2017 届博士研究生毕业合影（学位服）

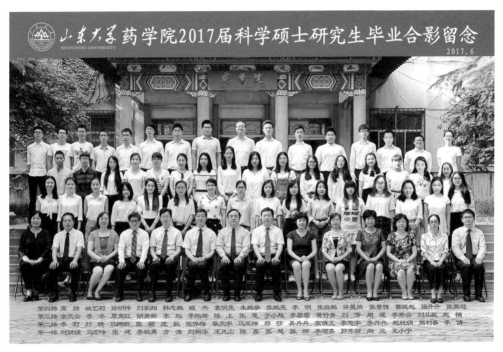

2017届科学硕士研究生毕业合影（便装）

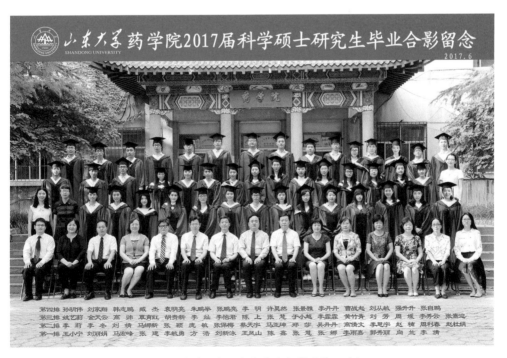

2017届科学硕士研究生毕业合影（学位服）

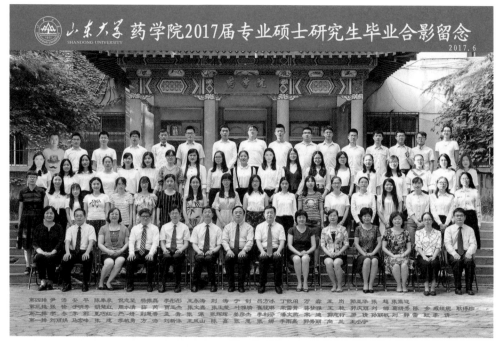

2017 届专业硕士研究生毕业合影（便装）

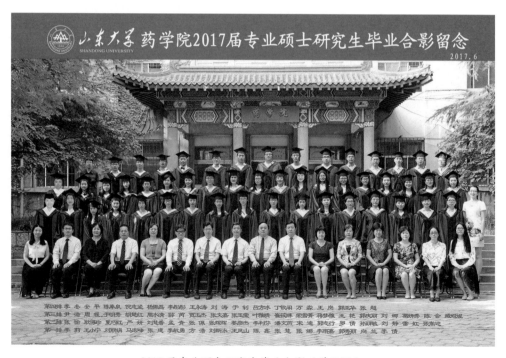

2017 届专业硕士研究生毕业合影（学位服）

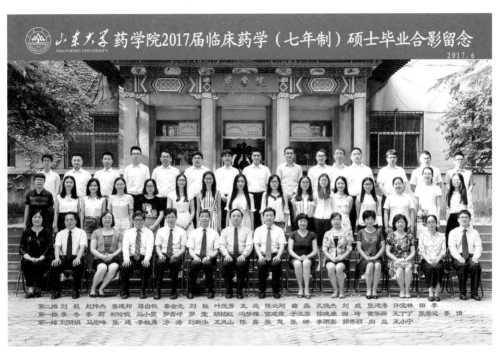

2017 届临床药学（七年制）硕士毕业合影（便装）

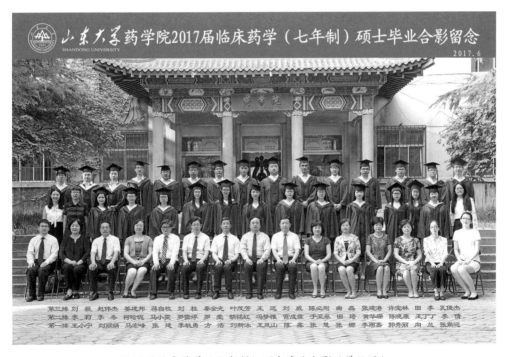

2017 届临床药学（七年制）硕士毕业合影（学位服）

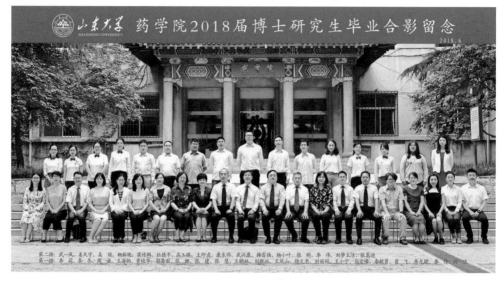

2018届博士研究生毕业合影（便装）

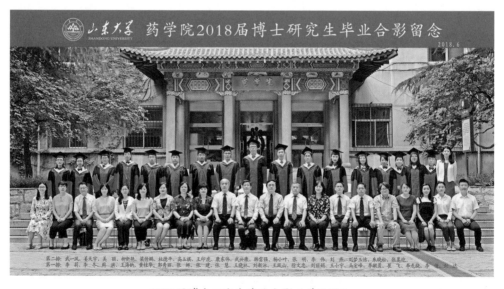

2018届博士研究生毕业合影（学位服）

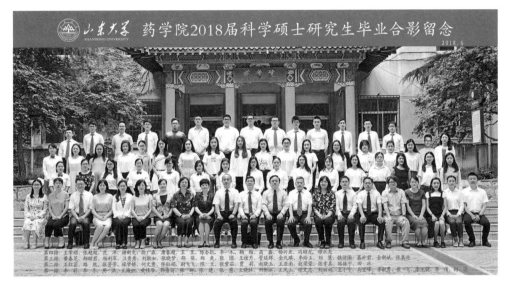

2018届科学硕士研究生毕业合影（便装）

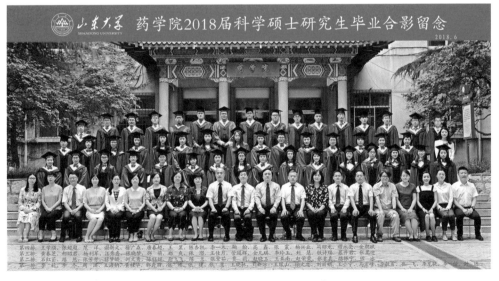

2018届科学硕士研究生毕业合影（学位服）

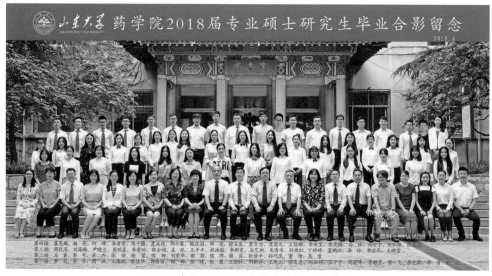

2018 届专业硕士研究生毕业合影（便装）

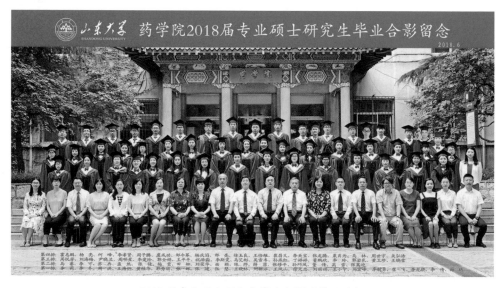

2018 届专业硕士研究生毕业合影（学位服）

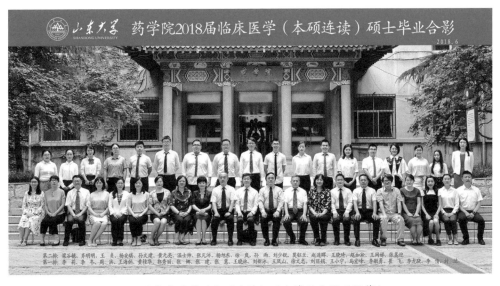

2018 届临床医学（本硕连读）硕士毕业合影（便装）

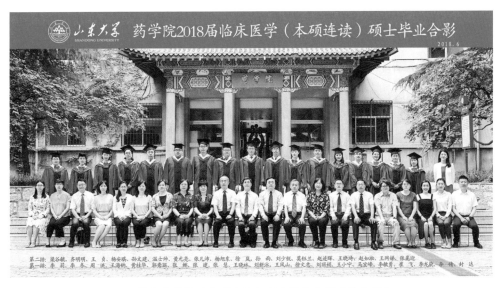

2018 届临床医学（本硕连读）硕士毕业合影（学位服）

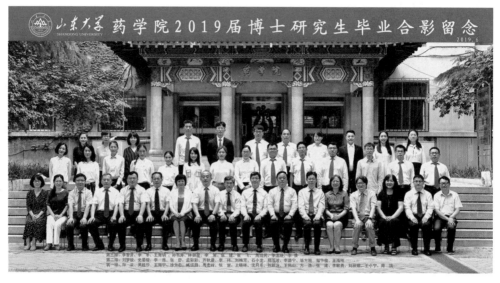

2019届博士研究生毕业合影（便装）

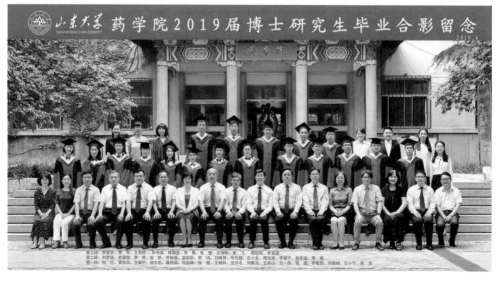

2019届博士研究生毕业合影（学位服）

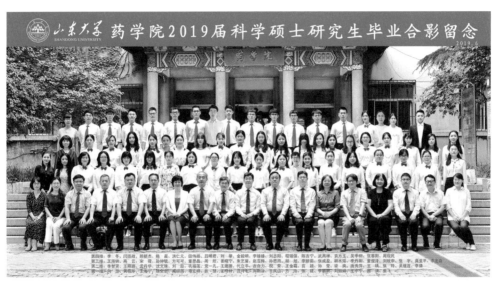

2019 届科学硕士研究生毕业合影（便装）

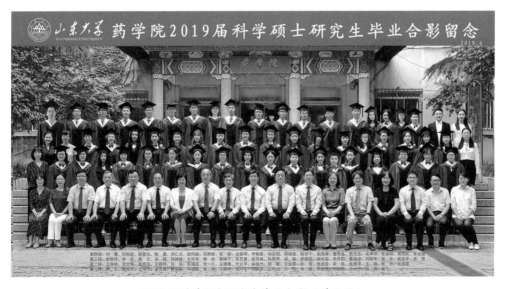

2019 届科学硕士研究生毕业合影（学位服）

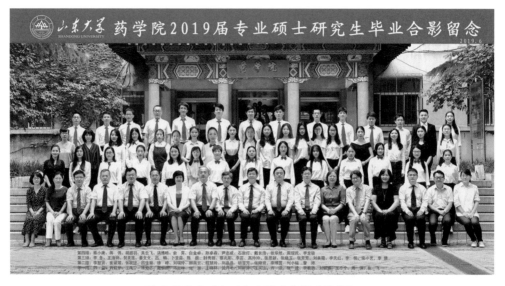

2019届专业硕士研究生毕业合影（便装）

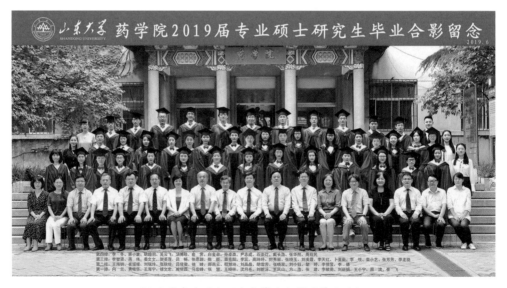

2019届专业硕士研究生毕业合影（学位服）

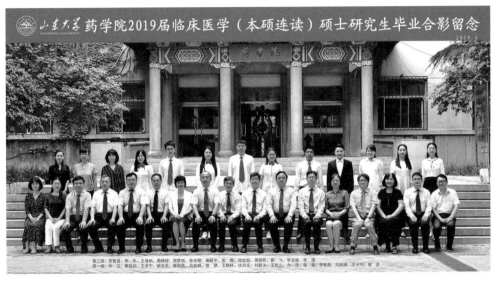

2019 届临床医学（本硕连读）硕士研究生毕业合影（便装）

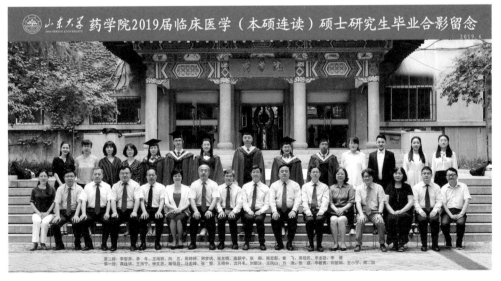

2019 届临床医学（本硕连读）硕士研究生毕业合影（学位服）

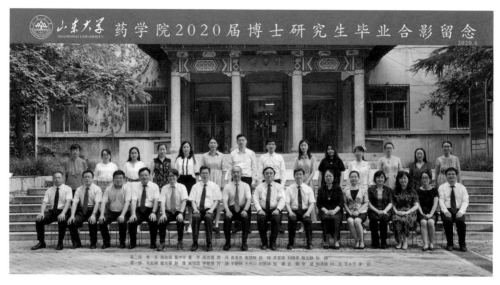

2020届博士研究生毕业合影（便装）

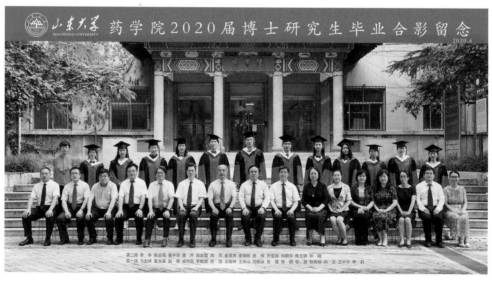

2020届博士研究生毕业合影（学位服）

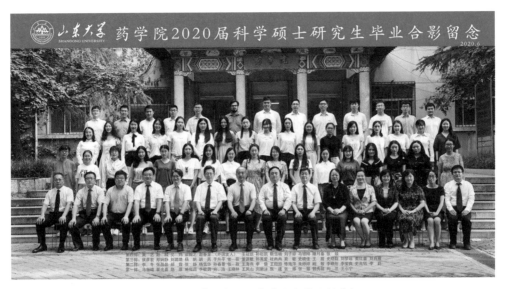

2020届科学硕士研究生毕业合影（便装）

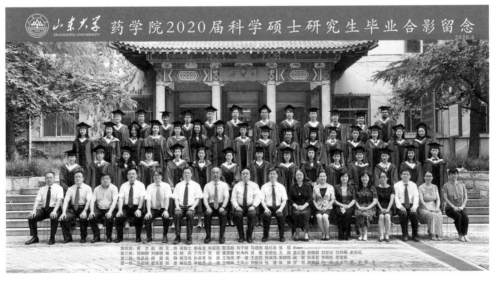

2020届科学硕士研究生毕业合影（学位服）

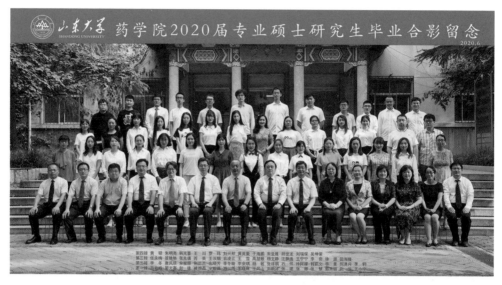

2020届专业硕士研究生毕业合影（便装）

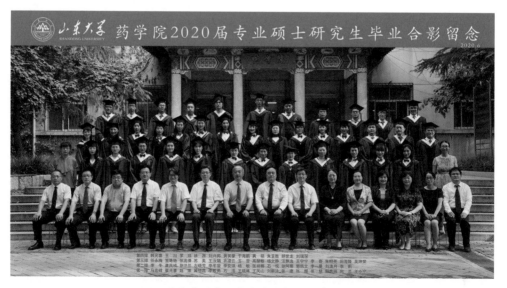

2020届专业硕士研究生毕业合影（学位服）

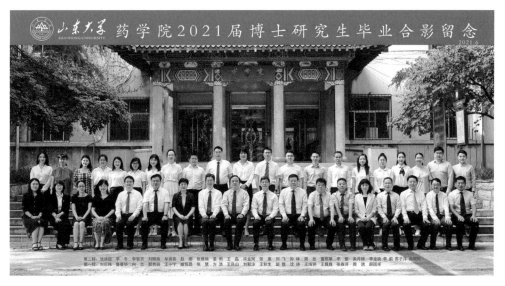

2021届博士研究生毕业合影（便装）

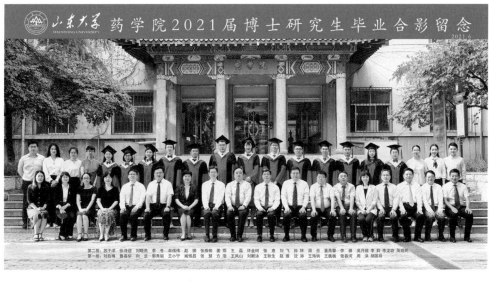

2021届博士研究生毕业合影（学位服）

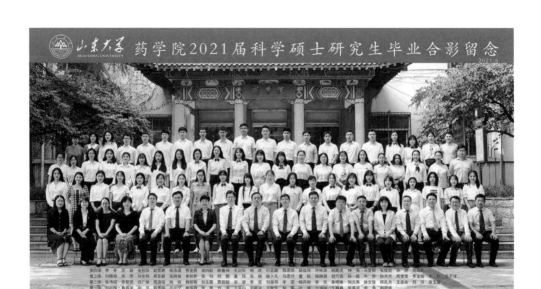

2021届科学硕士研究生毕业合影（便装）

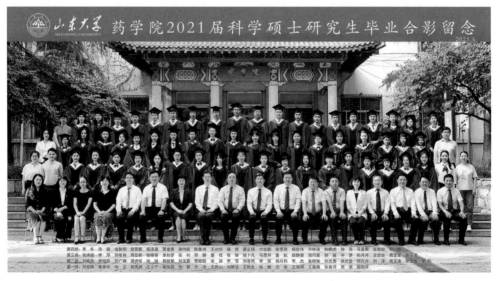

2021届科学硕士研究生毕业合影（学位服）

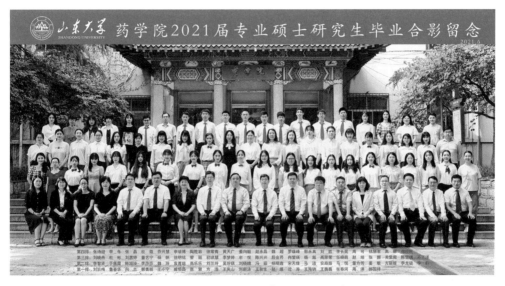

2021届专业硕士研究生毕业合影（便装）

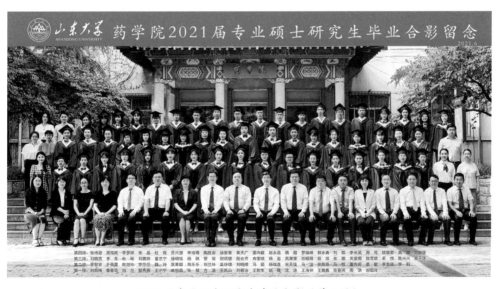

2021届专业硕士研究生毕业合影（学位服）

本科生毕业照片

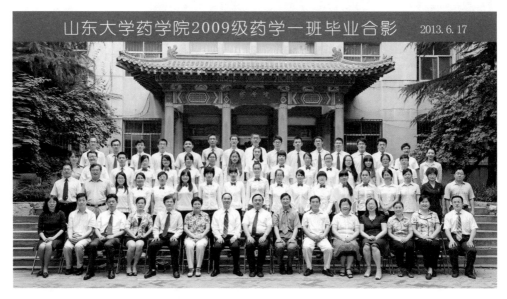

2013届药学一班毕业合影（便装）

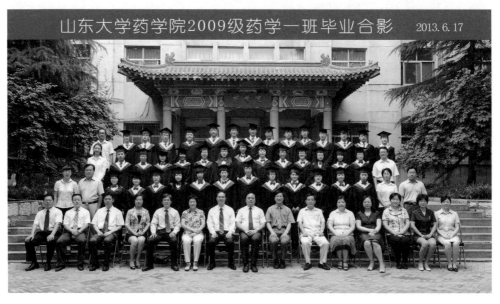

2013届药学一班毕业合影（学位服）

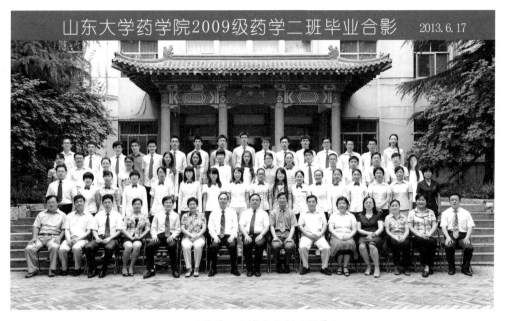

2013 届药学二班毕业合影（便装）

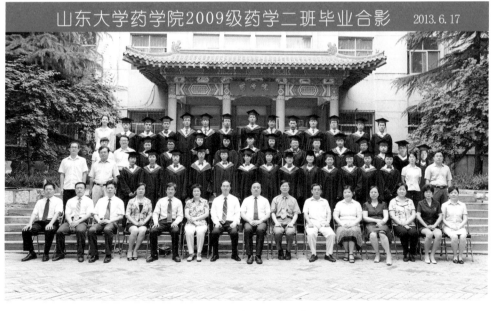

2013 届药学二班毕业合影（学位服）

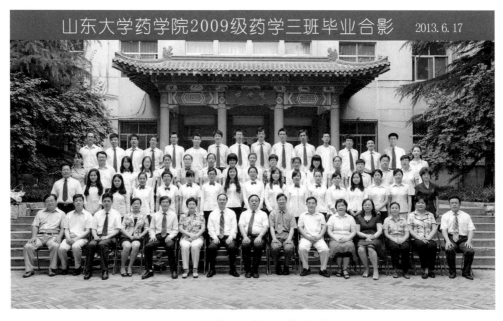

2013届药学三班毕业合影（便装）

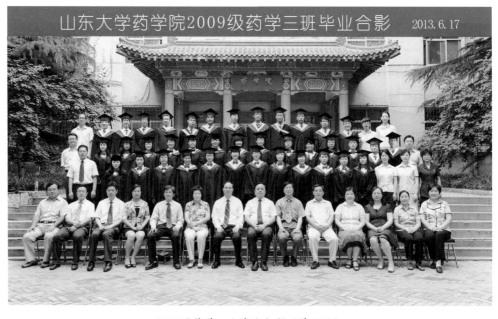

2013届药学三班毕业合影（学位服）

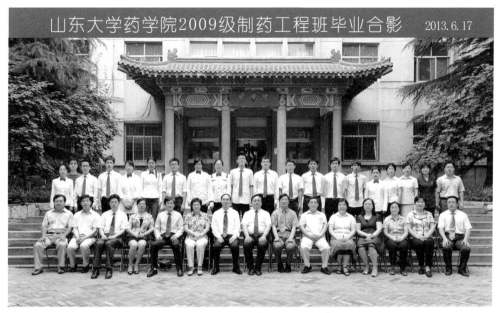

2013届制药工程班毕业合影（便装）

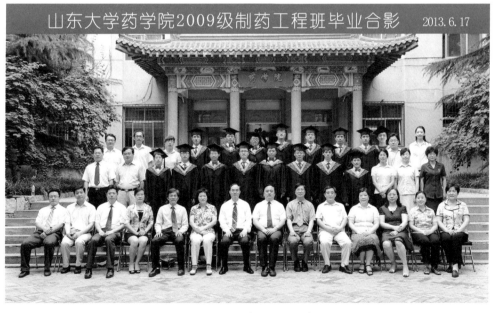

2013届制药工程班毕业合影（学位服）

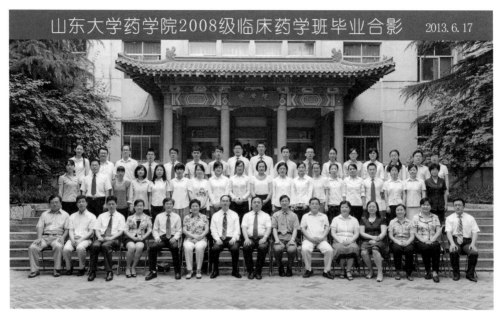

2013届临床药学班（七年制）本科毕业合影（便装）

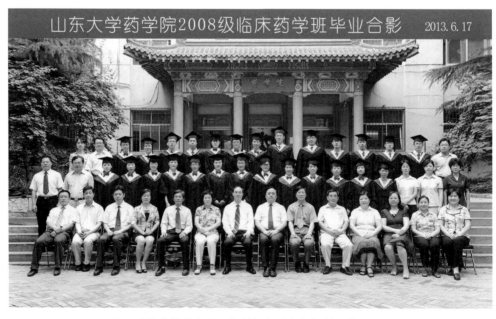

2013届临床药学班（七年制）本科毕业合影（学位服）

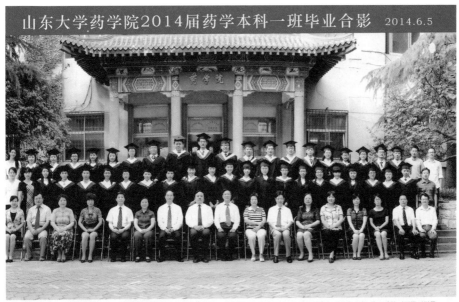

第一排：张嵩迎、刘天琪、刘丹丹、李珊珊、贾玉杰、岳佩琳、姚霞、徐竞阳、余田立、王亚伟、王文谦、赖亮杰、于炳辰、孙明伟、李灿、艾梦杰、张垚芳、徐磊、褚飞、李键、郝国祥、刘法磊
第二排：崔飞、郑华、张烁、李勇、叶红彬、张永睿思、覃晓君、高梅梅、蒋丹丹、章丹、刘梦锐、董倩、张文嘉、陈璐、张辉辉、高雅、铁诗瑶、王颖、陈会、赵玉、方克勇、张泰松
坐　排：张娜、臧恒昌、王唯红、李雨嘉、刘新泳、帅翔、赵忠熙、王凤山、徐文方、赵翠华、方浩、张建、刘丽娟、郭秀丽、向兰、马宏峰、周洪

2014届药学本科一班毕业合影（学位服）

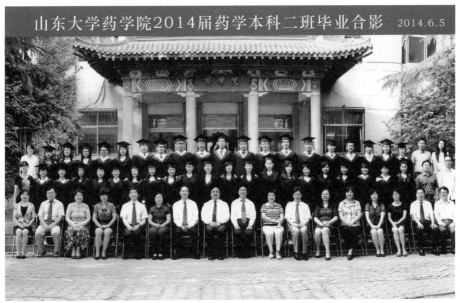

第一排：崔飞、陈秋菊、田小雪、冯腾、陈上、邵千航、梁抒炜、刘晓、孙超、夏建华、白金卓、夏德刚、袁隗、兰天龙、王晔、程启璐、万淼、李潇、盛晓琳、葛延秀、郝国祥、张嵩迎
第二排：郑华、崔敏、段琳琳、吴兰、高倩文、蒋舒婷、邹文宽、李秀云、严妍、俞燕娜、王秋水、陈颖、邱淑兵、于秀娟、周忠霞、徐梅、张佩、崔美炜、乔秋晨、段贵敬、尤云菊、张泰松、刘法磊
坐　排：张娜、臧恒昌、王唯红、李雨嘉、刘新泳、帅翔、赵忠熙、王凤山、徐文方、赵翠华、方浩、张建、刘丽娟、郭秀丽、向兰、马宏峰、周洪

2014届药学本科二班毕业合影（学位服）

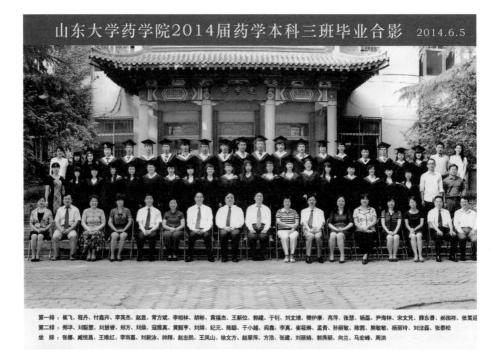

第一排：崔飞、程丹、付鑫卉、李英志、赵昱、常方斌、李相林、胡彬、黄福杰、王新位、郭建、于钊、刘文增、懒护康、高萍、张慧、杨磊、尹海林、宋文凭、薛东香、郝国祥、张嵩迎

第二排：郑华、刘聪慧、刘慧婷、郑方、刘焕、冠雅真、黄馆岑、刘婧、纪元、陈聪、于小越、阎鑫、李真、崔祝琳、孟青、孙丽敏、陈茵、熊敏敏、杨丽玲、刘法磊、张泰松

坐　排：张娜、咸恒昌、王唯红、李雨嘉、刘新泳、帅翔、赵忠熙、王凤山、徐文方、赵翠库、方浩、张建、刘丽娟、郭秀丽、向兰、马宏峰、周洪

2014 届药学本科三班毕业合影（学位服）

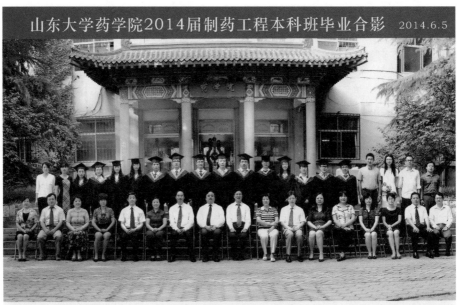

站排：崔飞、郑华、李朝芳、刘新花、张成菊、杨婷、高华春、宋增鑫、代德胜、陈晨、张锦富、王丁、马晓垦、赵云、张良、吴文勇、郝国祥、张嵩迎、刘法磊、张泰

坐排：张娜、咸恒昌、王唯红、李雨嘉、刘新泳、帅翔、赵忠熙、王凤山、徐文方、赵翠萍、方浩、张建、刘丽娟、郭秀丽、向兰、马宏峰、周洪

2014 届制药工程本科班毕业合影（学位服）

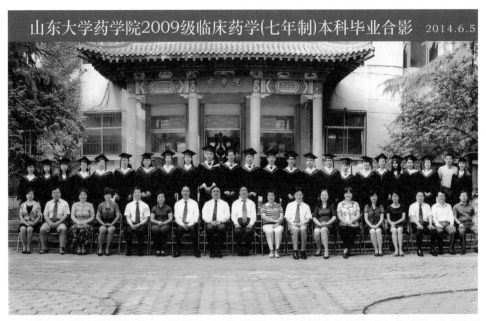

山东大学药学院2009级临床药学(七年制)本科毕业合影　2014.6.5

站排：孙狄、何晓春、刘丽、吴晓昀、孙艳喆、李书波、刘伟、王晓瑛、王颖、牛强、李博、史佳磊、姚彬、方鹏、张杰、张景春、李广科、王戈、王鑫鑫、钟颖、孙小荷、王丹、都国祥、赵

坐排：张娜、臧恒昌、王唯红、李雨嘉、刘新泳、帅翔、赵忠熙、王凤山、徐文方、赵翠萍、方浩、张建、刘丽娟、郭秀丽、向兰、马宏峰、张泰松

2014届临床药学（七年制）本科毕业合影（学位服）

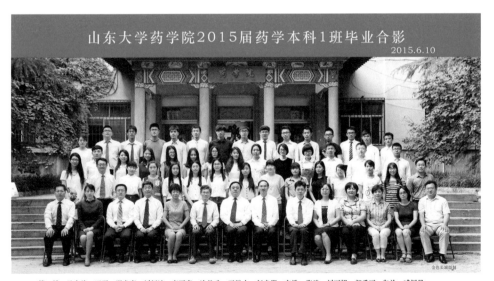

山东大学药学院2015届药学本科1班毕业合影
2015.6.10

第一排：马宏峰、王磊、翟光喜、刘新泳、李雨嘉、沈月毛、王凤山、赵忠熙、方浩、张建、刘丽娟、郭秀丽、向兰、臧恒昌；

第二排：张嵩迎、周洪、毕惠丽、罗梦婷、董中华、俞秋霞、路振宁、解帮凤、苏冉、王佩、李醒、禄梦娇、黄春芝、张会苑、张泰松；

第三排：苏超、赵婉竹、赵丹、张幸真、王婷婷、张星、曾雨苗、孙禧、周诗意、王芸、朱煜、王一鸣、杨威；

第四排：崔飞、王罡、臧立轩、唐春超、翟炜翔、赵彤、郑向楠、孙溥阳、史家兴、周易、彭晶晶、张圣强、黄周力、郑祥伟。

2015届药学本科1班毕业合影（便装）

297

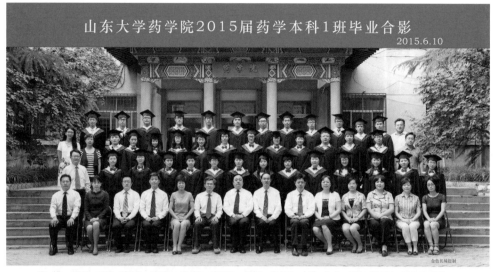

第一排：马宏峰、王磊、翟光喜、刘新泳、李雨嘉、沈月毛、王凤山、赵忠熙、方浩、张建、张娜、刘丽娟、郭秀丽、向兰；
第二排：周洪、俞秋霞、路振宁、董中华、李醒、禄帮娇、黄春芝、解帮凤、王佩、苏冉、张辛真、赵丹、赵婉竹、张会苑；
第三排：张嵩迎、李冬、苏超、罗梦婷、王婷婷、张星、曾雨苗、孙禧、周诗意、王芸、毕惠丽、王一鸣、朱煜、杨威、张泰松；
第四排：赵彤、孙溥阳、王罡、唐春越、臧立轩、翟炜翔、周易、彭晶晶、徐广森、张圣国、郑祥伟、黄周力、臧恒昌。

2015 届药学本科 1 班毕业合影（学位服）

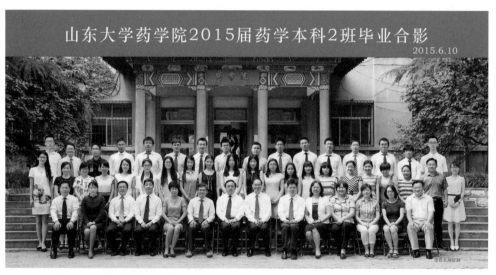

第一排：马宏峰、王磊、翟光喜、刘新泳、李雨嘉、沈月毛、王凤山、赵忠熙、方浩、张建、刘丽娟、郭秀丽、向兰、臧恒昌；
第二排：张嵩迎、江凯、何文秀、刘晓亭、郝昭君、冯琳晶、管延辉、李莹、胡伟、彭宁仙、路璐、温路、叶晓计、李敏、周强强、
倪若璇、孙佳惠、李晓艳、杰美曲珍、张泰松；
第三排：周洪、韩学亮、王佳晨、韩玖均、奥布力喀斯木·艾散、王亨渊、吴云飞、杨光、王立国、宗岩、张力扬、胥明东、李一木、高海涛。

2015 届药学本科 2 班毕业合影（便装）

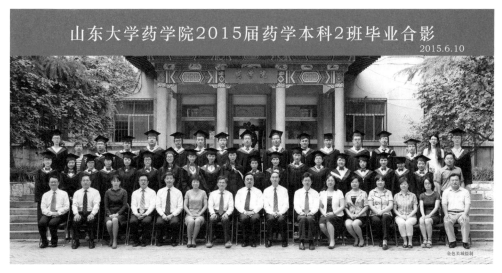

山东大学药学院2015届药学本科2班毕业合影
2015.6.10

第一排：周洪、马宏峰、王磊、翟光喜、刘新泳、李雨嘉、沈月毛、王凤山、赵忠熙、方浩、张建、张娜、刘丽娟、郭秀丽、向兰、臧恒昌；

第二排：江凯、何文秀、刘晓亭、郝昭君、冯琳晶、管延辉、李莹、胡伟、彭宁仙、叶晓计、李敏、路璐、温路、倪若馥、周强强、孙佳惠、李晓艳、杰美曲珍、张泰松；

第三排：李冬、韩学亮、杨光、韩玖均、吴云飞、王亨渊、胥明东、王立国、宗岩、奥布力喀斯木·艾散、王佳晨、李一木、张力扬、高海涛、张嵩迎。

2015 届药学本科 2 班毕业合影（学位服）

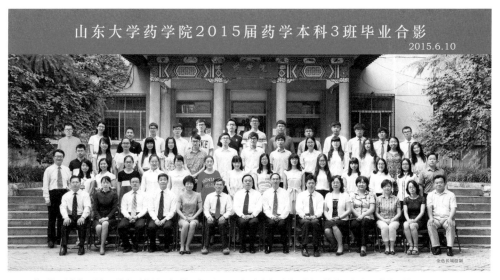

山东大学药学院2015届药学本科3班毕业合影
2015.6.10

第一排：马宏峰、王磊、翟光喜、刘新泳、李雨嘉、沈月毛、王凤山、赵忠熙、方浩、张建、刘丽娟、郭秀丽、向兰、臧恒昌；

第二排：周洪、石红苗、李会英、王艳婷、李晓荟、于子茹、古桑德吉、李晓楠、刘畅、刘唯唯、李燕、谢佩珍、侯彦宏、唐嘉婧、张泰松；

第三排：王学顺、卢丽、唐甜、乔亚南、王丽娜、蔡正康、袁磊、刘清远、陈振托、田怡安、王媛媛、李晓伟、王丽、魏爱琳；

第四排：张嵩迎、曾子余、王学耀、史兴鹏、李春辉、朱宇豪、张昊、冯祺慧、白全喜、延纪普、张群、龚爱喜、聂俊杰；

2015 届药学本科 3 班毕业合影（便装）

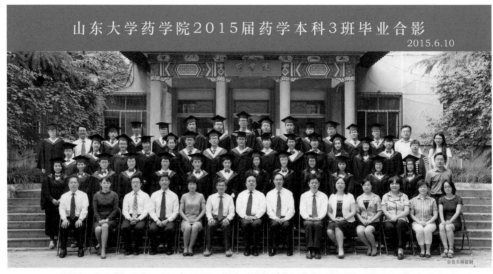

第一排：马宏峰、王磊、翟光喜、刘新泳、李雨嘉、沈月毛、王凤山、赵忠熙、方浩、张建、张娜、刘丽娟、郭秀丽、向兰；
第二排：石红苗、李会英、王艳婷、李晓芸、于子茹、古桑德吉、李晓梅、刘畅、刘唯唯、李燕、谢佩珍、侯彦宏、唐嘉婧、张泰松；
第三排：王学顺、卢丽、唐甜、乔亚南、王丽娜、蔡正康、袁磊、刘清远、陈振托、田怡安、王媛媛、李晓伟、魏爱琳、王丽、李冬、张嵩迎；
第四排：周洪、曾子余、王学耀、史兴鹏、李春辉、朱宇豪、张昊、冯祺慧、延纪普、白全喜、张群、龚坤、聂俊杰、臧恒昌；

2015 届药学本科 3 班毕业合影（学位服）

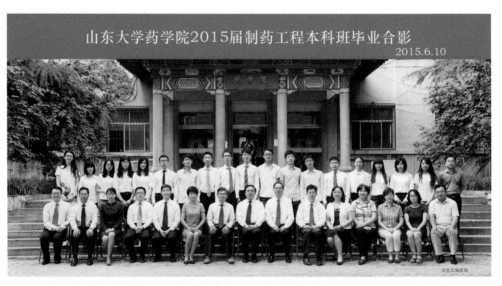

第一排：周洪、马宏峰、王磊、翟光喜、刘新泳、李雨嘉、沈月毛、王凤山、赵忠熙、方浩、张建、刘丽娟、郭秀丽、向兰、臧恒昌；
第二排：张嵩迎、范佳会、武艳芳、赵荣荣、徐慧、刘效军、刘国、马国强、解立宁、庄严、胡江伟、朱炳洁、陈奕名、马世超、付凯莉、
　　　　阳艳、陶雪、胡洋、张泰松；

2015 届制药工程本科班毕业合影（便装）

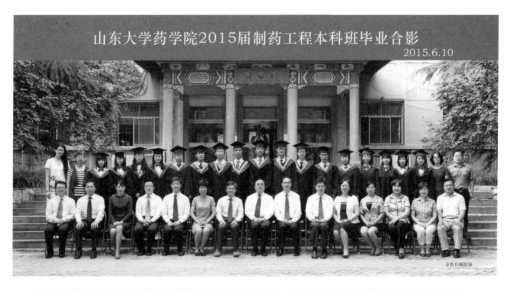

第一排：周洪、马宏峰、王磊、翟光喜、刘新泳、李雨嘉、沈月毛、王凤山、赵忠熙、方浩、张建、张娜、刘丽娟、郭秀丽、臧恒昌；

第二排：张嵩迎、李冬、范佳会、武艳芳、赵荣荣、徐慧、刘效军、刘国、马国强、解立宁、庄严、胡江伟、朱炳洁、陈奕名、马世超、付凯莉、阳艳、陶雪、胡洋、向兰、张泰松；

2015 届制药工程本科班毕业合影（学位服）

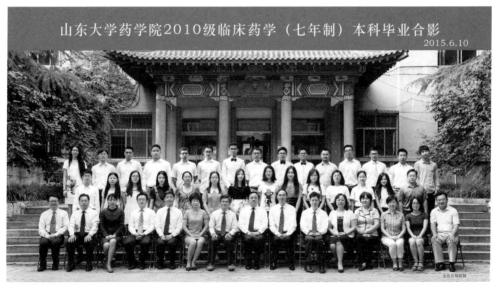

第一排：周洪、马宏峰、王磊、翟光喜、刘新泳、李雨嘉、沈月毛、王凤山、赵忠熙、方浩、张建、刘丽娟、郭秀丽、向兰、臧恒昌；

第二排：刘毅、黄华珊、于亚菲、田琦、马晓雯、罗雪婷、罗莹、胡铭虹、冯梦雅、宫成霞、陈晓康、王丁丁、柯晗昵、张泰松；

第三排：张嵩迎、叶茂芳、王远、刘威、张建港、曲磊、陈必刚、秦金光、刘柱、田李、赵伟杰、蒋自牧、许宝林、姜建邦、孔俊杰。

2015 届临床药学班（七年制）本科毕业合影（便装）

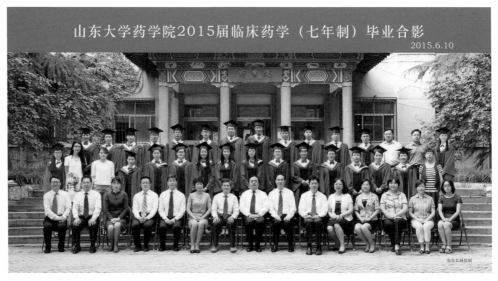

山东大学药学院2015届临床药学（七年制）毕业合影
2015.6.10

第一排：周洪、马宏峰、王磊、瞿光喜、刘新泳、李雨嘉、沈月毛、王凤山、赵忠熙、方浩、张建、张娜、刘丽娟、郭秀丽、向兰；
第二排：张嵩迎、崔飞、韦艺霖、张文佳、高珍、张诗文、杨晓唯、徐日、赵江南、刘娜、张静、王莹、丁珊珊、梁曦、李冬；
第三排：文世媛、董莹、吕岩红、蒋康、武之洋、贾伟伟、孙东杰、姚中杨、侯兴赏、王遥度、郑春龙、冯泽民、臧恒昌、张泰松。

2015届临床药学班（七年制）本科毕业合影（学位服）

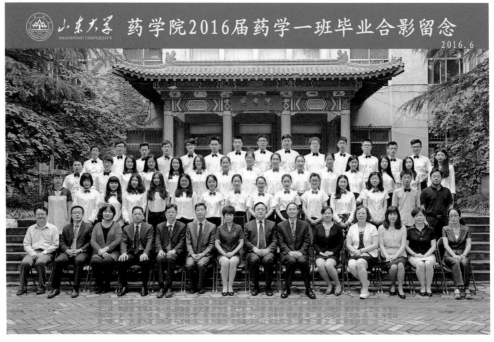

山东大学 SHANDONG UNIVERSITY 药学院2016届药学一班毕业合影留念
2016.6

2016届药学一班毕业合影（便装）

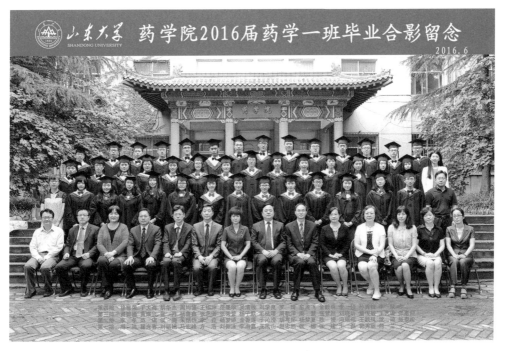

2016 届药学一班毕业合影（学位服）

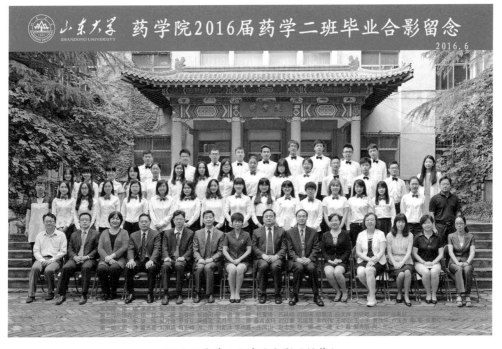

2016 届药学二班毕业合影（便装）

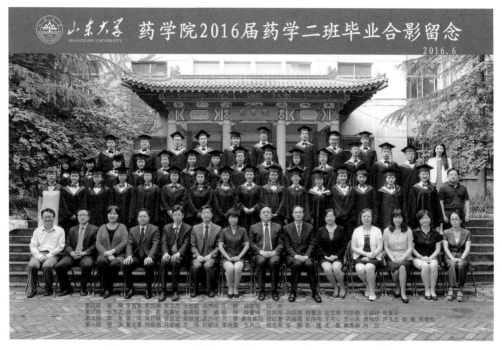

2016届药学二班毕业合影（学位服）

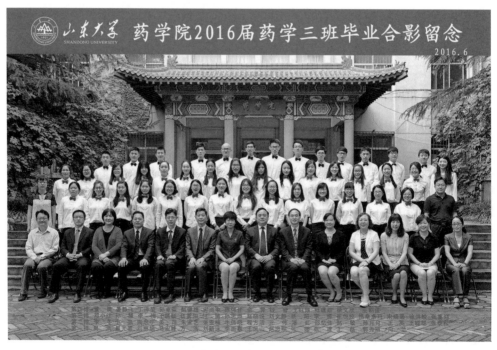

2016届药学三班毕业合影（便装）

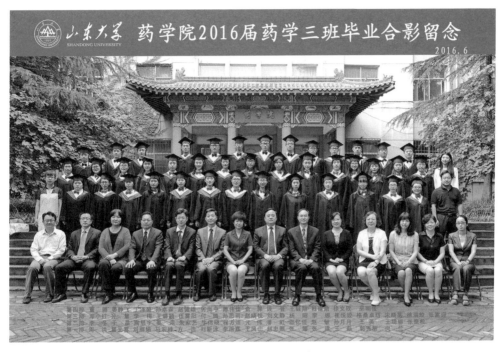

2016 届药学三班毕业合影（学位服）

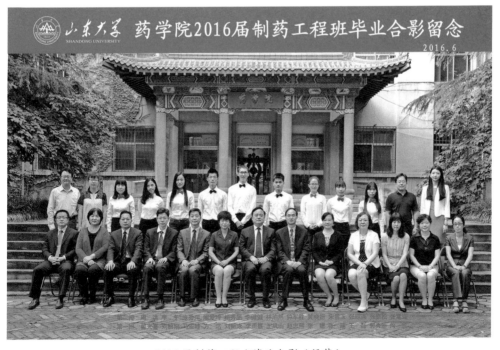

2016 届制药工程班毕业合影（便装）

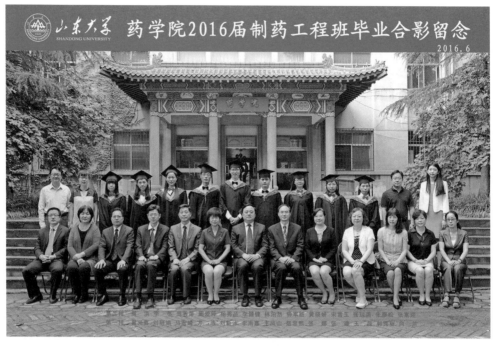

2016 届制药工程班毕业合影（学位服）

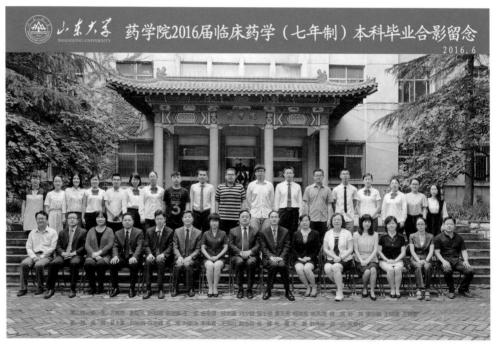

2016 届临床药学班（七年制）本科毕业合影（便装）

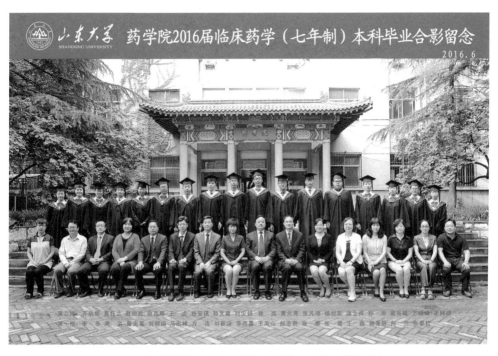

2016 届临床药学班（七年制）本科毕业合影（学位服）

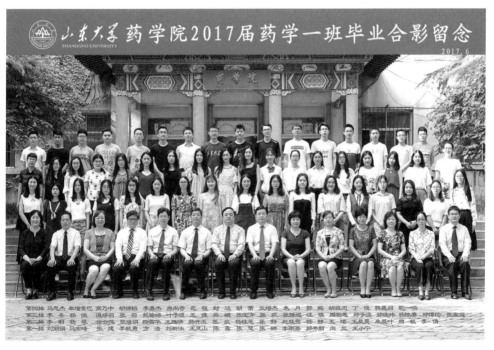

2017 届药学一班毕业合影（便装）

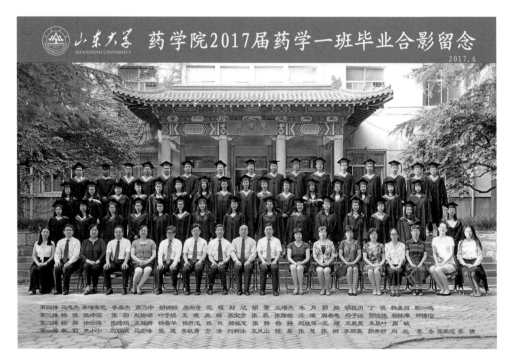

2017届药学一班毕业合影（学位服）

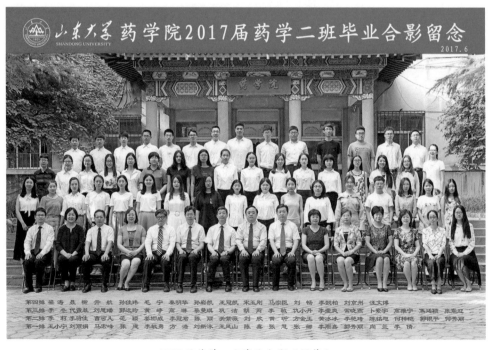

2017届药学二班毕业合影（便装）

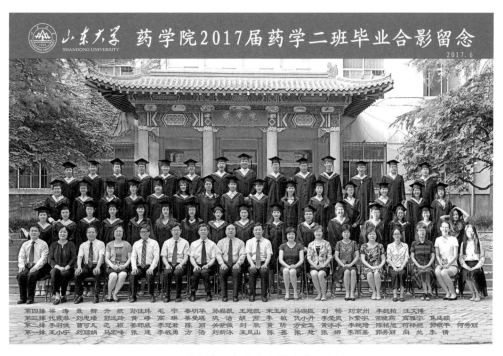

2017届药学二班毕业合影（学位服）

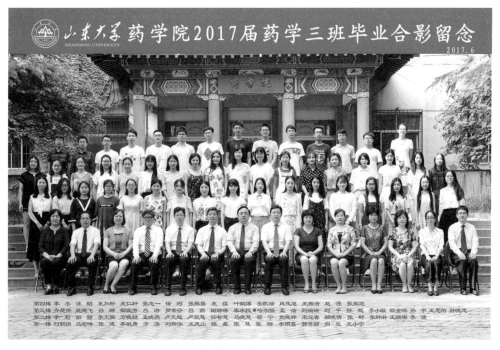

2017届药学三班毕业合影（便装）

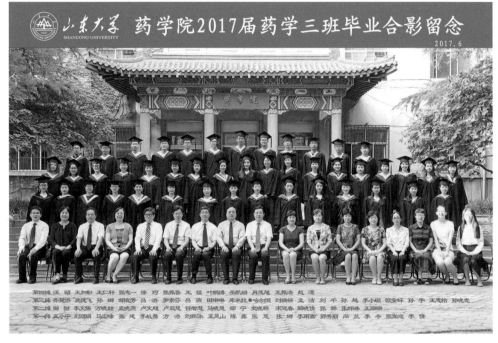

2017届药学三班毕业合影（学位服）

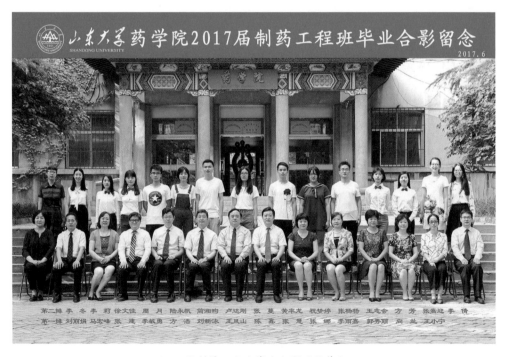

2017届制药工程班毕业合影（便装）

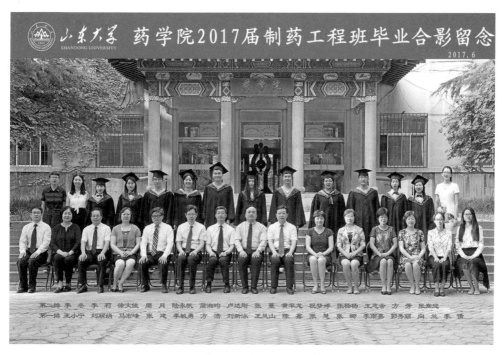

2017届制药工程班毕业合影（学位服）

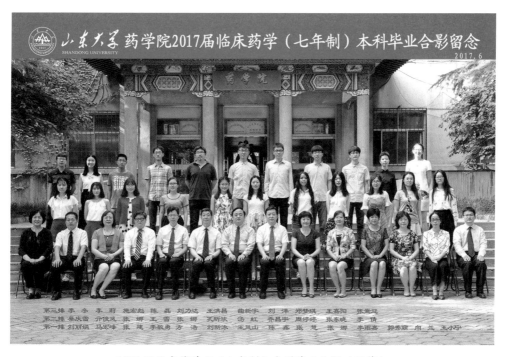

2017届临床药学班（七年制）本科毕业合影（便装）

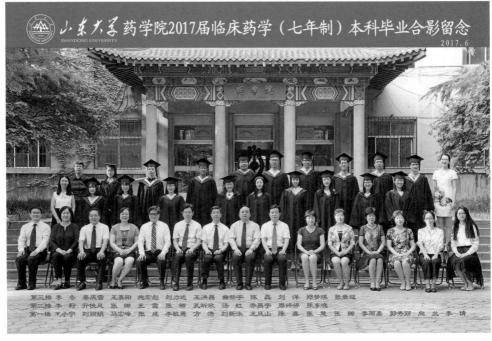

2017 届临床药学（七年制）本科毕业合影（学位服）

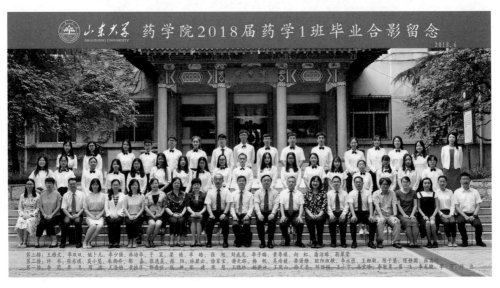

2018 届药学 1 班毕业合影（便装）

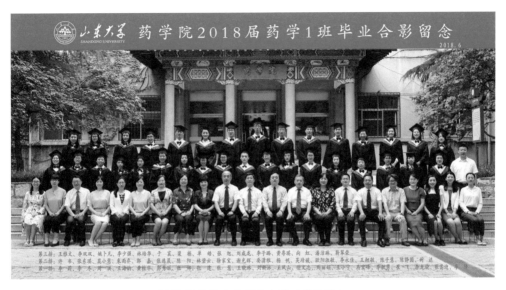

2018 届药学 1 班毕业合影（学位服）

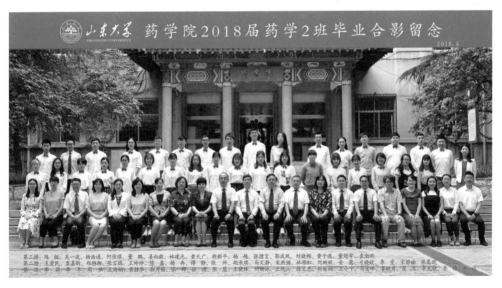

2018 届药学 2 班毕业合影（便装）

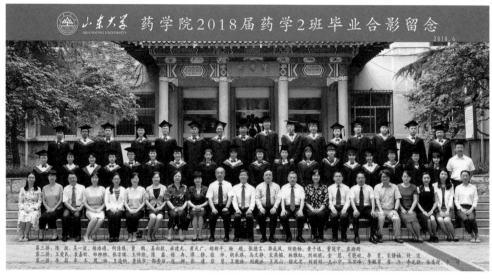

2018届药学2班毕业合影（学位服）

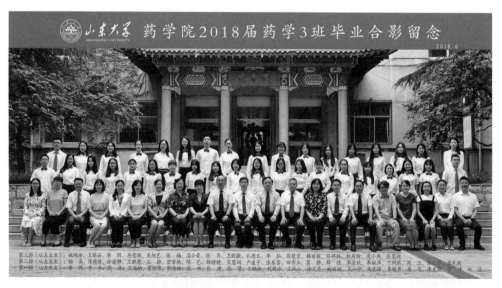

2018届药学3班毕业合影（便装）

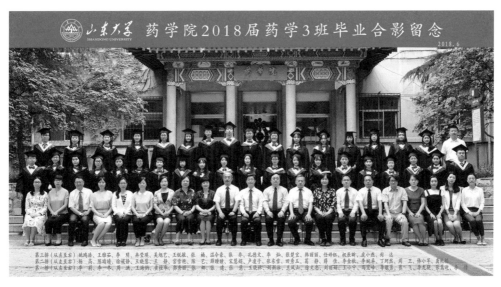

2018 届药学 3 班毕业合影（学位服）

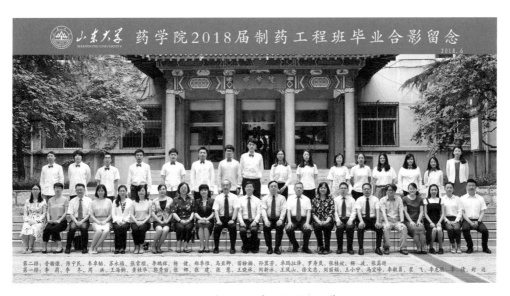

2018 届制药工程班毕业合影（便装）

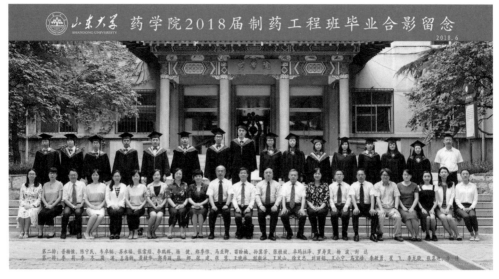

2018届制药工程班毕业合影（学位服）

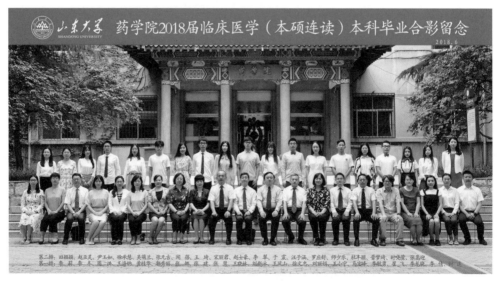

2018届临床医学（本硕连读）本科毕业合影（便装）

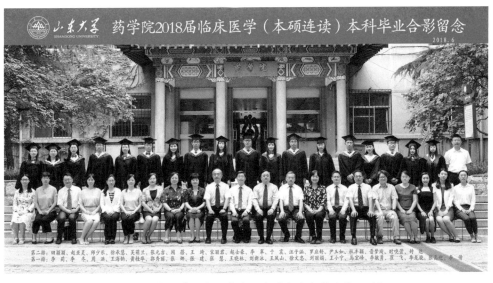

2018届临床医学（本硕连读）本科毕业合影（学位服）

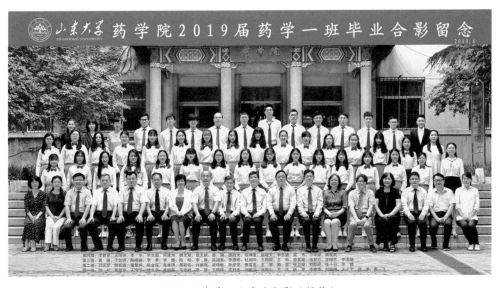

2019届药学一班毕业合影（便装）

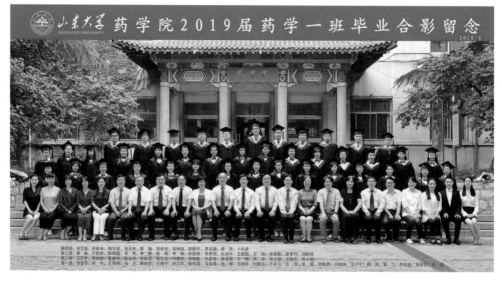

2019届药学一班毕业合影（学位服）

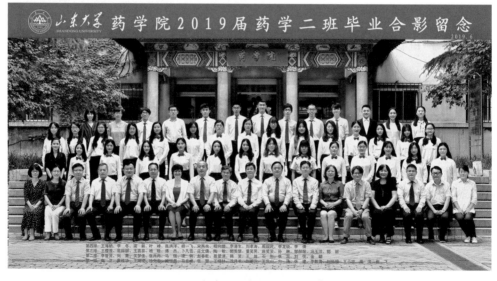

2019届药学二班毕业合影（便装）

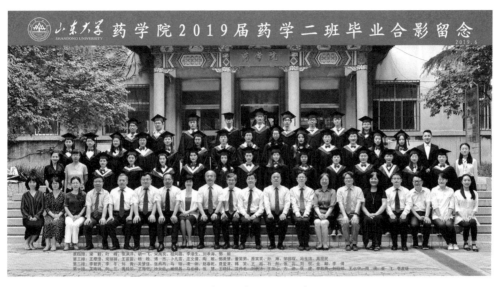

2019 届药学二班毕业合影（学位服）

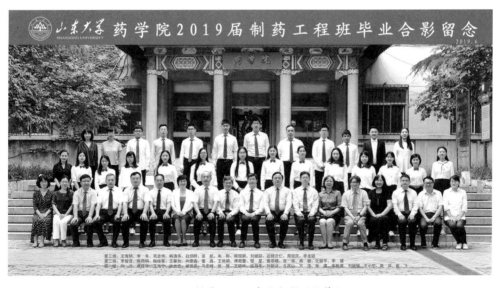

2019 届制药工程班毕业合影（便装）

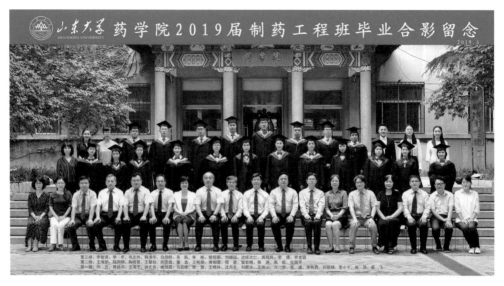

2019届制药工程班毕业合影（学位服）

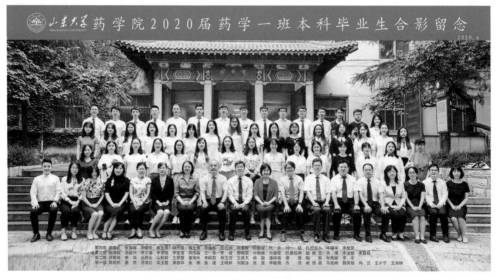

2020届药学一班本科毕业生合影（便装）

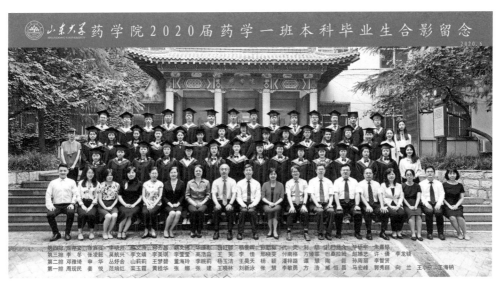

2020届药学一班本科毕业生合影（学位服）

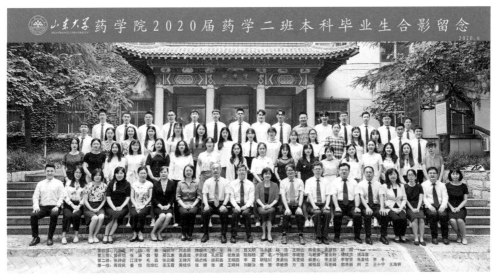

2020届药学二班本科毕业生合影（便装）

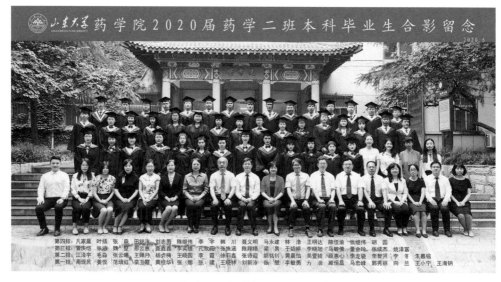

2020届药学二班本科毕业生合影（学位服）

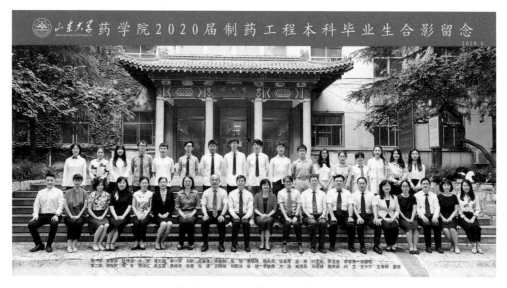

2020届制药工程本科毕业生合影（便装）

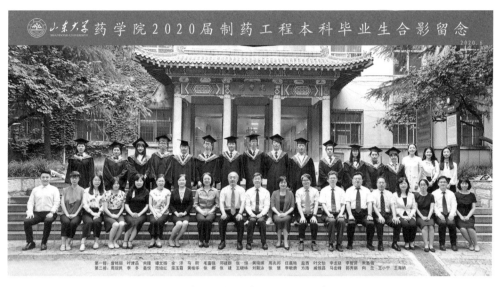

2020届制药工程本科毕业生合影（学位服）

毕业照片

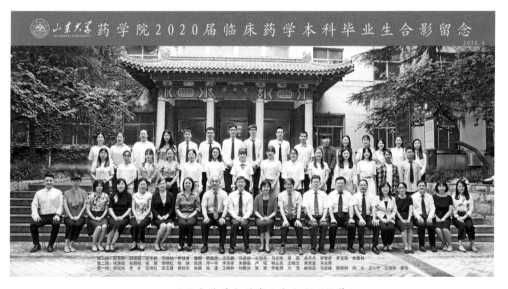

2020届临床药学本科毕业生合影（便装）

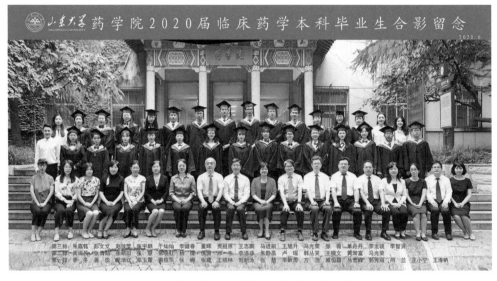

2020届临床药学本科毕业生合影（学位服）

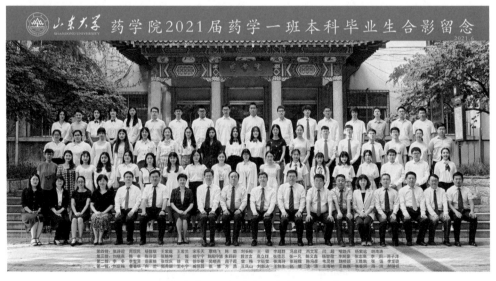

2021届药学一班本科毕业生合影（便装）

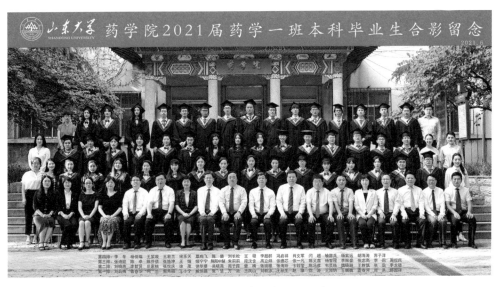

2021届药学一班本科毕业生合影（学位服）

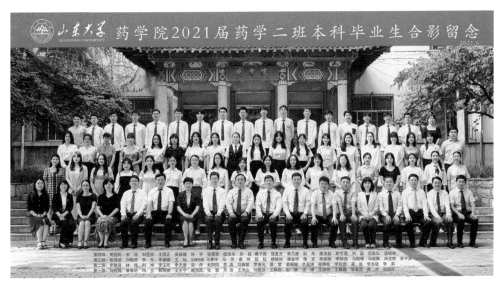

2021届药学二班本科毕业生合影（便装）

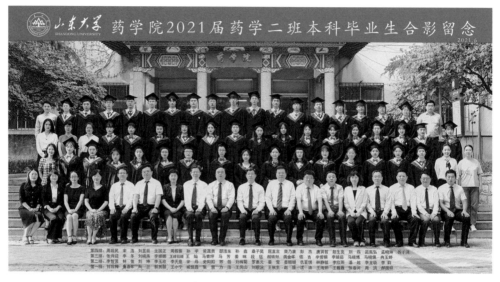

2021届药学二班本科毕业生合影（学位服）

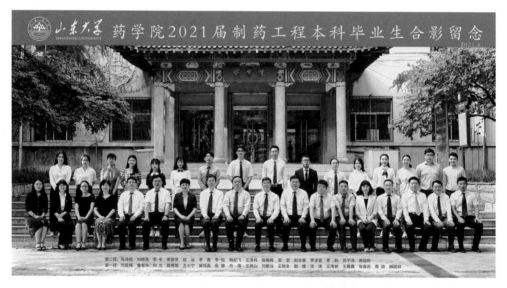

2021届制药工程本科毕业生合影（便装）

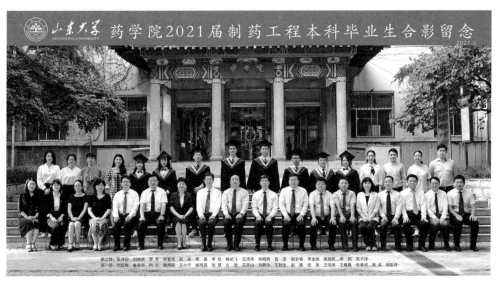

2021 届制药工程本科毕业生合影（学位服）

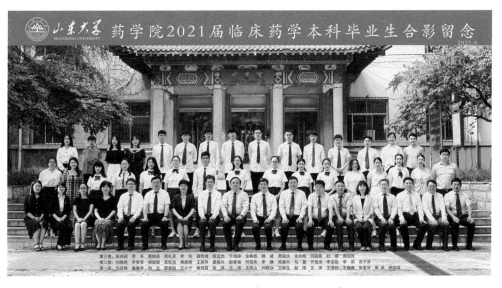

2021 届临床药学本科毕业生合影（便装）

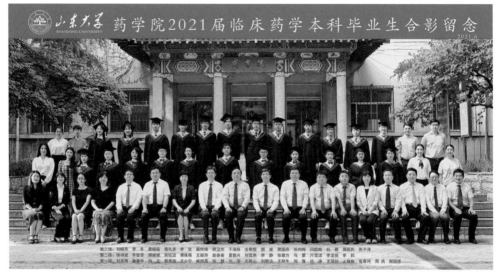

2021届临床药学本科毕业生合影（学位服）